Springer

Berlin
Heidelberg
New York
Barcelona
Hongkong
London
Mailand
Paris
Singapur
Tokio

Refresher Course

Aktuelles Wissen für Anästhesisten

Nr. 26   6.–9. Mai 2000, München

Herausgegeben von der
Deutschen Akademie für Anästhesiologische Fortbildung

Mit 43 Abbildungen und 22 Tabellen

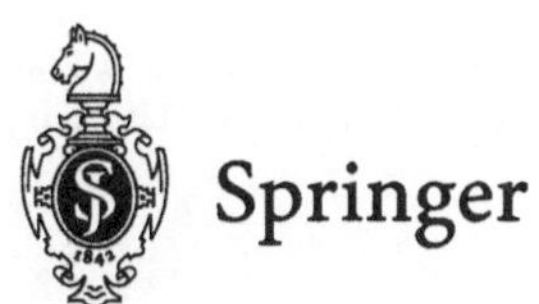

Springer

Professor Dr. R. Purschke
Abteilung für Anästhesiologie
und operative Intensivmedizin
St.-Johannes-Hospital Dortmund
Johannesstraße 11
44137 Dortmund

ISSN 1431-1437
ISBN-13:978-3-540-66777-3

Die Deutsche Bibliothek CIP-Einheitsaufnahme
Aktuelles Wissen für Anästhesisten: refresher course / hrsg. von der Deutschen Akademie für Anästhesiologische
Fortbildung. – Berlin; Heidelberg; New York; Barcelona; Hongkong; London; Mailand; Paris; Singapur; Tokio: Springer
1985 [?]-
ISSN 1431-1437
Nr. 26. Mai 2000, München. - 2000
  ISBN-13:978-3-540-66777-3   e-ISBN-13:978-3-642-59720-6
  DOI: 10.1007/978-3-642-59720-6

Geleitwort

München 2000 – Willkommen zum 26. Refresher-Course der Deutschen Akademie für anästhesiologische Fortbildung in der „Hauptstadt mit Herz".

Die DAAF hat es sich auf die Fahne geschrieben, die Fortbildung in der Anästhesie, der Intensivmedizin, der Schmerztherapie und der Notfallmedizin bundesweit zu fördern.

Dies ist auch notwendig, weil die Anforderungen an Kenntnisstand und klinische Kompetenz weiter steigen werden, sowohl berufspolitisch wie besonders auch medizinisch. Denn die Patienten im Operationssaal wie auf unseren Intensivstationen werden immer älter, die Begleiterkrankungen nehmen zu, die operativen Eingriffe werden immer ausgedehnter, die Krankheitsbilder schwieriger. Vor allem Wissen und Können – neben Empathie – sind die entscheidenden Dinge, die wir unseren Patienten schulden.

Auch in diesem Refresher-Course wird ein breites Spektrum wichtiger Themen des Fachgebietes von kompetenten Referenten angeboten, ergänzt durch die Beleuchtung rechtlicher Grenzfragen.

Mein besonderer Dank gilt erneut den Referenten für ihre Bereitschaft, die Vorträge auszuarbeiten und ausführliche Manuskripte zur Verfügung zu stellen.

Den Teilnehmern dieser Tagung wünsche ich ersprießliche Diskussionen, den Lesern dieses Buches gewinnbringende Lektüre.

Prof. Dr. REINHARD PURSCHKE
Präsident der Deutschen Akademie
für Anästhesiologische Fortbildung

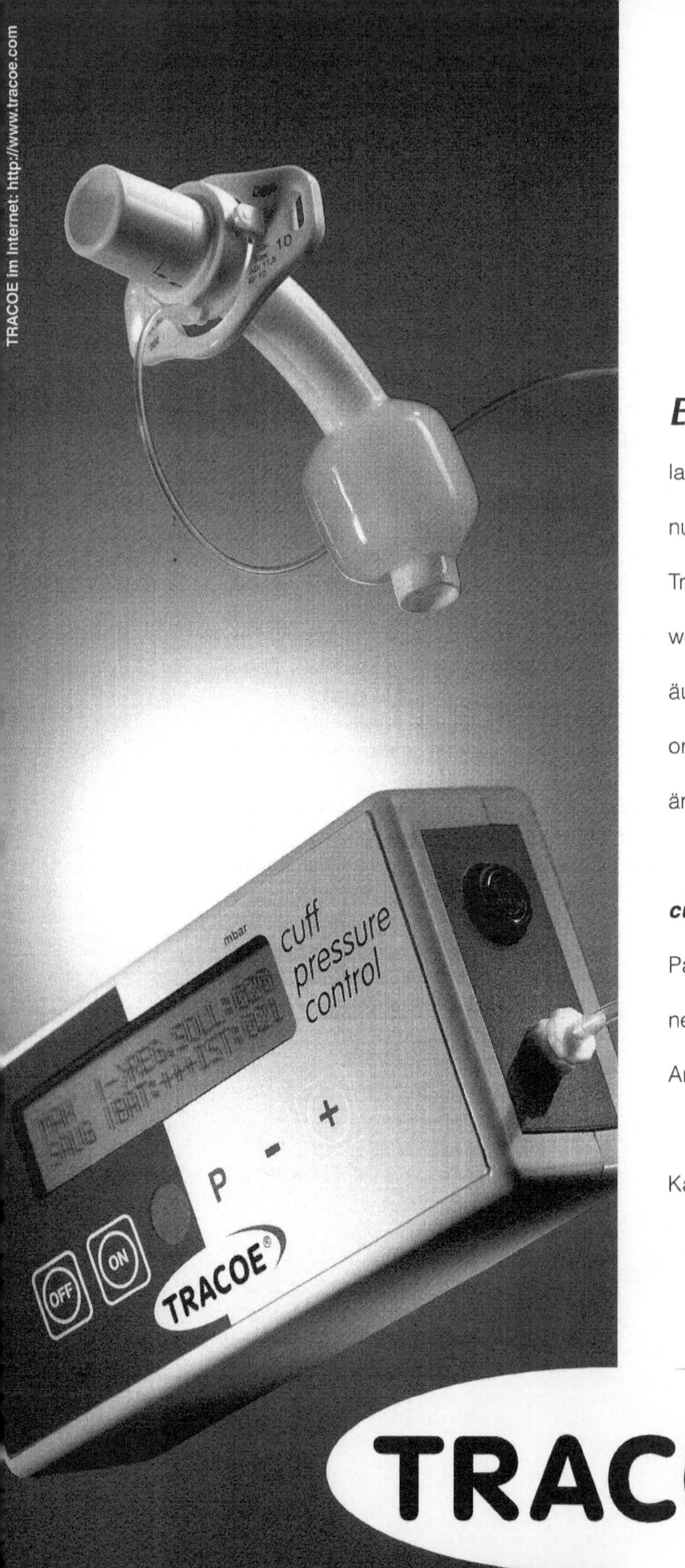

TRACOE im Internet: http://www.tracoe.com
mbar
cuff
pressure
control
P   −   +
OFF   ON
TRACOE®

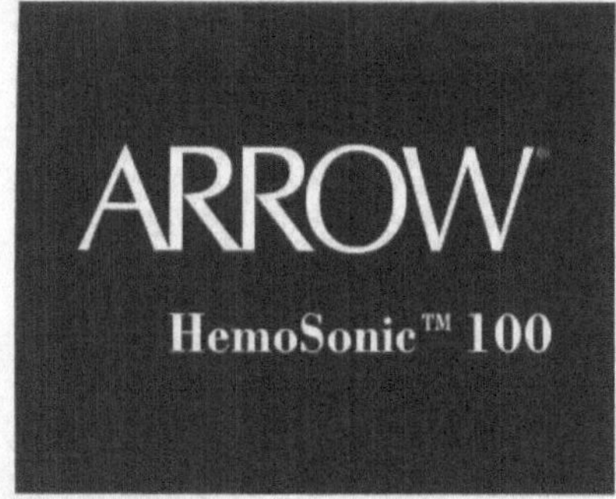

HemoSonic™ 100

Die Revolution im Bereich des nicht-invasiven Echtzeit-Monitoring

- Nicht-invasive kontinuierliche Methode zur hämodynamischen Echtzeitüberwachung

- Simultaner Einsatz von zwei Ultraschallprinzipien: Doppler- und M-Mode-Schallköpfe, die sich am distalen Ende einer tranösophagealen Sonde befinden

- Diese gewährleisten valide Messungen

- Einfach anzuwenden – ohne Ultraschallkenntnisse

- Echtzeitdaten ermöglichen frühzeitiges therapeutisches Handeln

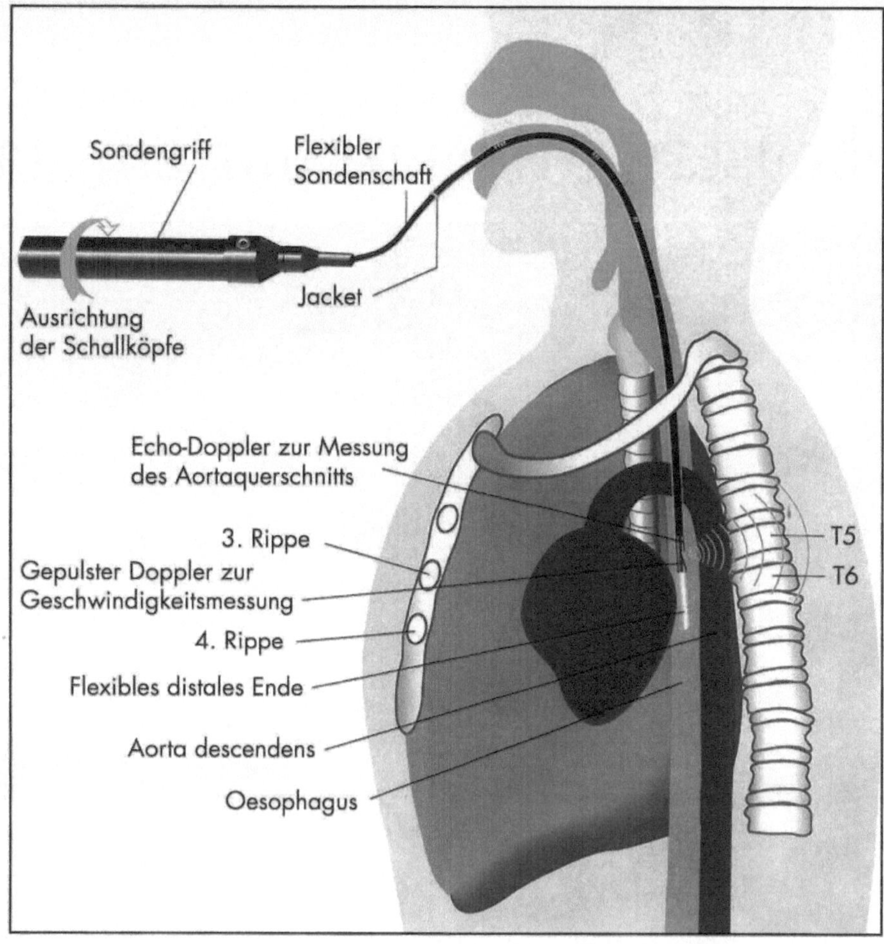

Schnelle und einfache Positionierung der Sonde

Das distale Ende der HemoSonic™ 100 Sonde weist einen Doppler- und einen M-Mode Schallkopf auf, welche problemlos zur korrekten Positionierung gedreht werden können.

- Gepulster Doppler-Schallkopf zur Messung des aortalen Blutflusses

- M-Mode Echograph zur Messung des Durchmessers der Aorta descendens

- Dadurch sind exakte Blutflußdaten gewährleistet

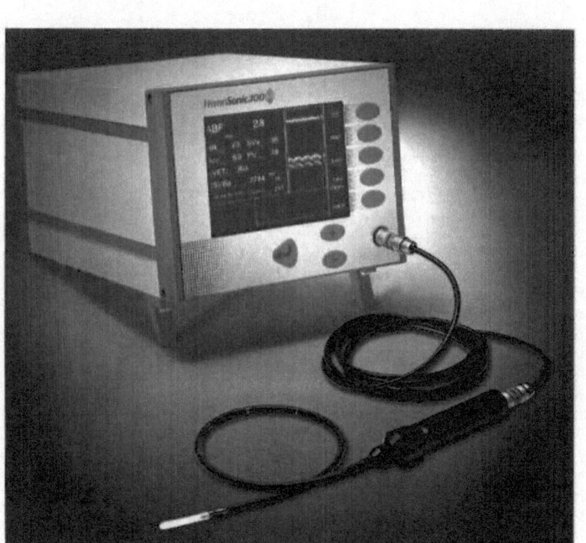

Kontinuierliches Echtzeit-Monitoring

- Sofortige Anzeige von Änderungen des aortalen Blutflusses

- Aussagen zur linksventrikulären Kontraktilität

- Frühzeitiges Erkennen von Veränderungen des systemischen Gefässwiderstandes

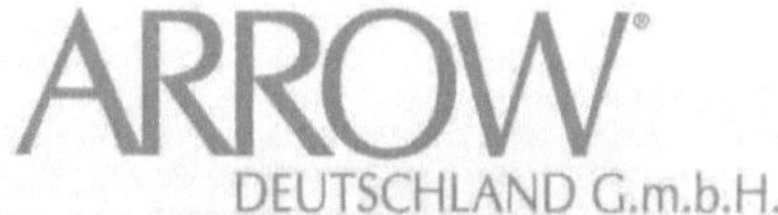

Justus-von-Liebig-Straße 2
D-85435 Erding
Telefon 0 81 22-9 82 00
Telefax 0 81 22-4 03 84
www.Arrow-Deutschland.de

Lebenserwartung ist nur ein statistischer Wert.

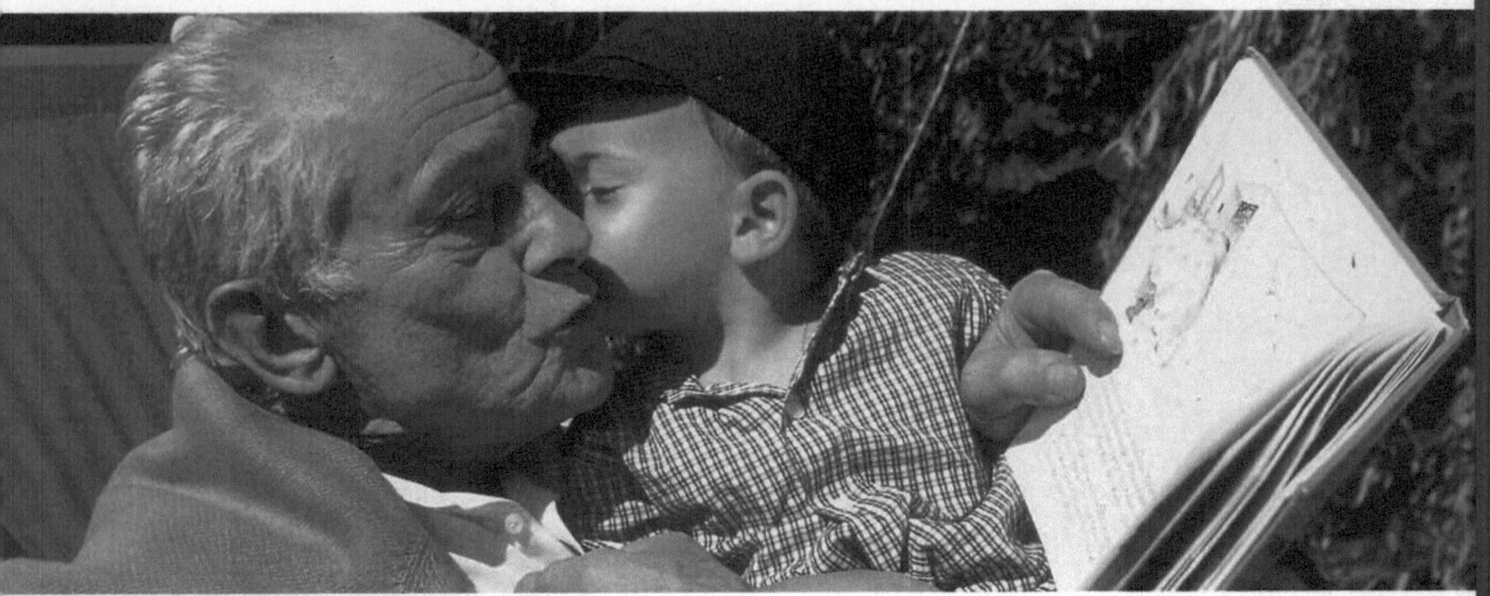

MST® Retard-Granulat ist echte Lebensqualität.

Denn Lebensqualität beginnt im Kleinen: Trinken statt schlucken, ohne Schmerzen dabeisein statt mit Schmerzen allein. MST® Retard-Granulat ist trinkbar, über Nahrung streufähig und sondengängig.

einfach

trinkbar

sondengängig

Für das Leben. Gegen den Schmerz.

Inhaltsverzeichnis

Verzeichnis der erstgenannten Autoren

Baum, J., Prof. Dr.
Krankenhaus St.-Elisabeth-Stift, Abt. Anästhesie,
Große Straße 54, 49401 Damme

Cuhls, H., Dr.
Universitätsklinikum Bonn,
Klinik für Anästhesiologie und operative Intensivmedizin,
Sigmund-Freud-Straße 25, 53105 Bonn

Erlinger, R. Dr. Dr.
Maximiliansplatz 12, 80333 München

Fischer, M., Priv.-Doz. Dr.
Universitätsklinikum Bonn,
Klinik für Anästhesiologie und operative Intensivmedizin,
Sigmund-Freud-Straße 25, 53105 Bonn

Fischer, M., Dr.
Martin-Luther-Universität, Klinik und Poliklinik für Hautkrankheiten,
Ernst-Kromayer-Straße 5–8, 06097 Halle

Frey, L., Dr.
Klinikum Großhadern,
Institut für Anästhesiologie und operative Intensivmedizin,
Marchioninistraße 15, 81377 München

Harke, H., Prof. Dr.
Städt. Krankenstalten,
Institut für Anästhesie und operative Intensivmedizin,
Lutherplatz 40, 47805 Krefeld

Heese, Frau A., Dr.
Klinikum Bayreuth, Dermatologische Klinik,
Preuschwitzer Straße 101, 95445 Bayreuth

Heim, M.U., Univ.-Prof. Dr.
Universitätsklinikum O.-v.-Guericke,
Institut für Transfusionsmedizin und Immunhämatologie,
Leipziger Straße 44, 39120 Magdeburg

HOEFT, A., PROF. DR.
Universitätsklinikum Bonn,
Klinik für Anästhesiologie und operative Intensivmedizin,
Sigmund-Freud-Straße 25, 53105 Bonn

LACHMANN, B. PROF. DR.
Erasmus-Universität, Abt. Anästhesiologie,
P.O. Box 1738, 3000 DR Rotterdam, Niederlande

LANDAUER, B., PROF. DR.
Städt. Krankenhaus Bogenhausen,
Abt. Anästhesie und operative Intensivmedizin,
Englschalkinger Straße 77, 81925 München

LARSEN, FRAU B., DR.
Universitätskliniken des Saarlandes,
Klinik für Anästhesieund operative Intensivmedizin,
Oscar-Orth-Straße, 66424 Homburg/Saar

LILIE, H., PROF. DR.
Martin-Luther-Universität, Juristische Fakultät,
Franz-von-Liszt-Haus, Universitätsplatz 6, 06099 Halle

MEHRKENS, H.-H., PROF. DR.
Rehabilitationskrankenhaus, Abt. Anästhesie,
Oberer Eselsberg 45, 89081 Ulm

PAPPERT, D. PRIV.-DOZ. DR.
Klinikum Ernst von Bergmann,
Klinik für Anästhesie und operative Intensivmedizin,
Charlottenstraße 72, 14467 Potsdam

RADKE, J., PROF. DR.
Martin-Luther-Universität, Klinik für Anästhesiologie,
Ernst-Grube-Str. 40, 06120 Halle

REINHOLD, P., PRIV.-DOZ. DR.
Kreiskrankenhaus, Abt. Anästhesie und operative Intensivmedizin,
Schwarzmoorstraße 70, 32049 Herford

SCHIPPEL, FRAU P., DR.
Universitätsklinikum Leipzig,
Klinik und Poliklinik für Anesthesie und operative Intensivmedizin,
Liebigstraße 20a, 04103 Leipzig

SCHLACK, W., PRIV.-DOZ. DR.
Med. Einrichtungen der Universität Düsseldorf, Institut für Anästhesiologie,
Moorenstraße 5, 40225 Düsseldorf

Scholz, J., Prof. Dr.
Universitätskrankenhaus Eppendorf,
Klinik für Anästhesie und operative Intensivmedizin,
Martinistraße 52, 20246 Hamburg

Weiler, T., Dr.
Dr.-Horst-Schmidt-Kliniken, Klinik für Anästhesiologie und Intensivmedizin,
Ludwig-Erhard-Straße 100, 65199 Wiesbaden

Laborparameter auf der Intensivstation:
Was, wann, wie oft? –Besonderheiten der Laboranalytik
in der Intensivmedizin

J. Radke, D. Henze

Laboranalysen in der Intensivmedizin sind ein wesentlicher Teil des intensivmedizinischen Monitorings. Abweichend orientieren sich Laboranalysen in der Intensivmedizin, neben der Notfallanalytik, vorrangig nicht an einer gezielten Fragestellung zur Untermauerung oder zum Ausschluss einer Verdachtsdiagnose, sondern dienen im Sinne eines Screenings der Überwachung verschiedener Organfunktionen des Intensivpatienten.

Erst in zweiter Linie werden speziellere Laboranalysen zur gezielten Diagnostik aufgetretener Störungen benötigt. Aus diesen Zielen lassen sich verschiedene Prioritäten hinsichtlich der zeitlichen und örtlichen Verfügbarkeit der Laborparameter herleiten.

Daraus ergibt sich die folgende graduierte Einteilung:
1. Notfallanalytik (Säure-Basen-Status, Blutgase, Hämoglobin),
2. Routineanalytik zum Screening (Elektrolyte, Gerinnung, Glukose, Lactat, Entzündungsparameter, Retentionsparameter, usw.),
3. Analytik bei gezielten Fragestellungen (Pankreatitis, Myokardinfarkt, Schilddrüsenfunktion usw.) [3].

In jedem Fall sollte es auf der Intensivstation möglich sein, patientennah (durch Point-of-care-Testing, POCT) die wesentlichen laboranalytischen Kenngrößen zu bestimmen, und zwar von:
- Homöostase,
- Gasaustausch,
- Substrat-Uptake,
- Perfusion.

Rationelle intensivmedizinische Labordiagnostik

Rationelle Diagnostik meint, mit optimalen Aufwand – d. h. unter Berücksichtigung der entstehenden Kosten bei minimalen Zeitaufwand – den Intensivpatienten labormedizinisch zu überwachen und bei spezieller Fragestellung zur Diagnose zu kommen. Dies setzt voraus, dass
- diagnostische Methoden gezielt eingesetzt (*Stufendiagnostik* mit Basisuntersuchungen und weiterführende Untersuchungen),
- alle Befunde synoptisch interpretiert und
- keine "technischen" Diagnosen vor Anamnese und Status gestellt

werden.

Unter *Basisuntersuchungen* versteht man Laboranalysen, die nach den Gesichtspunkten der Wahrscheinlichkeit einer Differentialdiagnose ausgewählt werden und geringe Kosten verursachen.

Weiterführende Untersuchungen dienen zum Plazet einer Diagnose aus vorangegangenen Basisuntersuchungen oder zur weiteren Eingrenzung von verbliebenen Differentialdiagnosen. Diese Analysen führen zu einem höheren Aufwand mit möglicher Belastung des Patienten und steigenden Kosten.

Die Stufendiagnostik ist zweischneidig; dem Vorteil der Kosteneinsparung durch den gezielten Einsatz von Laboranalysen steht der mögliche Nachteil einer Verzögerung der Diagnosefindung gegenüber.

Im speziellen Umfeld der Intensivmedizin ist weiterhin zwischen der schnellen Verfügbarkeit ("turn-around time", TAT) von essentiellen Laborbefunden und der Präzision und Richtigkeit dieser Werte abzuwägen. In den letzten Jahren wurden eine große Zahl von Testverfahren entwickelt, die es in miniaturisierter standardisierter Form (sog. Trockenchemie) ermöglichen, Blutanalysen immer näher am Patienten durchzuführen und damit die TAT zu verkürzen. Eine Entwicklung die von verschiedenen Labormedizinern kontrovers beurteilt wird [4].

Phasen der Laboranalyse

Bei der Erstellung von Laborbefunden wird zwischen einer präanalytischen, analytischen und postanalytischen Phase unterschieden. Grundlage ist die richtige Testauswahl. Für die Intensivmedizin können nur schwer allgemein gültige Empfehlungen gegeben werden. Offizielle Strategien für intensivmedizinische Screeninguntersuchungen gibt es nicht. Die individuelle Wissensbasis und Erfahrung spielt eine große Rolle.

Präanalytische Phase

Die präanalytische Phase umfaßt alle Einflüsse die vor dem eigentlichen Analysevorgang auf Spezimen einwirken können. Um Fehler in der pränalytischen Phase zu vermeiden, ist zu achten auf
- die richtige Auswahl und Handhabung der Probenarten,
- die fachgerechte Vorbereitung des Patienten,
- die korrekte Indikationsstellung für die Laboruntersuchung.

Zu Recht wird vom Intensivmediziner ein Laborwert erwartet, welcher messtechnisch ein korrektes Resultat widerspiegelt. Zahlreiche Einflussgrößen und Störfaktoren können das messtechnisch richtige Ergebnis hinsichtlich der klinischen Fragestellung und in Bezug auf den Patienten als "falsch" erscheinen lassen. Die Kenntnis von präanalytischen Einflussgrößen und Störfaktoren kann für eine richtige Interpretation der Laborergebnisse entscheidend sein.

Zudem hilft die Kenntnis von Einflussgrößen präanalytische Fehlerquellen zu meiden. Häufige in der Intensivmedizin gefundene präanalytische Fehler sind:

- Fehler bei der Patientenvorbereitung:
  - Nichtbeachtung der Tagesrhythmik-z. B. bei Kortisolbestimmungen,
  - Krankheitsverlauf – z. B. CK-Aktivität erst nach 4–6 h,

- unzureichende Adaptierung an die Ruhelage – Konzentrationen von Blutbestandteilen sind abhängig von der Körperlage (*Cave:* Rotationsbett).

- *Artifizielle Hämolyse:*
  - Blutentnahme durch ein zu dünnes Lumen (Kanüle),
  - Ausübung eines zu starker Kolbenzuges (nicht nur Hämolyse, sondern auch "Ent-
    gasung" einer Blutprobe – verfälschte Blutgasanalyse),
  - zu heftiges Mischen der Blutprobe,
  - fälschlich eingefrorene Probe.

- *Stoffwechsel in vitro:*
  - im Blut z. B. Glukose falsch-niedrig,
  - Alkohol falsch-niedrig,
  - Lactat falsch-hoch.

- *Ungenügendes Mischen:*
  - Gerinselbildung z. B. bei Zitrat-, EDTA- und Heparinblut,
  - abgesetzte korpuskuläre Blutbestandteile, dadurch falsch-hohe oder -niedrige Hb-
    /Hkt-Werte etc.

- *Einschleppung:*
  - Infusionszusätze dadurch verfälschte Analysen v. a. von Glukose und Elektrolyten,
  - Denaturierung durch alkoholische Hautdesinfizienzien,
  - mikrobielle Kontamination durch unsauberes Arbeiten.

- *Verdünnung:*
  - laufende Infusionen, dadurch "kryptogene Anämien",
  - Quetschen der Einstichstelle bei Kapillarblutentnahmen.

- *Verlust:*
  - z. B. Proteinabsorbtion an ungeeigneten Plastikmaterialien.

- *Lichtempfindlichkeit:*
  - z. B. Bilirubin oder manche Vitamine.

- *Medikamente:*
  - z. B. führt die Gabe von Hydroxyethylstärke zu falsch-hohen Amylasewerten.

Analytische Phase

Die analytische Phase ist der eigentliche Messvorgang der Probe und beinhaltet die
Bewertung der Messergebnisse nach *Präzision* und *Richtigkeit*.

Richtigkeit ist ein methodischer Parameter und bedeutet die statistisch bestmögliche
Konformität zwischen dem Messergebnis und der tatsächlichen Analytkonzentration. Es
ist weiterhin zu unterscheiden zwischen:

- absoluter Richtigkeit (liegt vor, wenn es für die Analyse einer bestimmten Substanz
  eine definierte Methode gibt, an der sich auch alle anderen "Routinemethoden"
  orientieren müssen,
- vergleichbarer Richtigkeit (beruht auf nationalen oder internationalen Konventionen
  zum Vergleich von Analyten, für die es keine definierten Analysemethoden gibt),

- methodenbeschränkter Richtigkeit (prinzipiell bei fehlender Standardisierung verschiedener Tests, wie Immunoassays und Gerinnungstests – so entstehen "hauseigene" Referenzwerte).

Für den Intensivmediziner ist in diesem Kontext von praktischer Bedeutung, dass Beurteilungsprobleme auftreten können, wenn verschiedene Labors zur Untersuchung eines Analyten genutzt werden.

Die Präzision ist ein Maß der Reproduzierbarkeit von Messwerten, d. h. die Streuung der Werte, die bei Mehrfachanalyse einer einzelnen Probe mit der gleichen Messmethode auftritt. Die Präzision wird mathematisch durch die Standardabweichung und den Variationskoeffizienten beschrieben.

Die analytische Phase liegt in der Verantwortung des Labormediziners. Ein wesentlicher Teil seiner Bemühungen in dieser Phase muss er auf die Qualitätssicherung seiner Arbeit (wie in anderen Fachgebieten auch) ausrichten.

Dazu zählen:
- moderne Labororganisation (eindeutige Probendeklaration mittels Barcode, automatisierte Analysegeräte, elektronische Datenmanagement zur Übertragung der Messwerte),
- interne Qualitätskontrolle (Präzision und Richtigkeit der Analysesysteme wird laborintern nach bestimmten Regeln kontrolliert),
- externe Qualitätskontrolle (Analyse von Kontrollproben externer Institute zum Vergleich der Labore untereinander, diese Analysen werden zentral ausgewertet = Ringversuche).

Postanalytische Phase

In der postanalytischen Phase sind der Labormediziner und der am Patienten tätige Arzt im weitesten Sinne mit der Befundinterpretation befasst.

Von klinisch praktischer Bedeutung sind für die Befundinterpretation die Kenntnisse der allgemeinen und für das jeweilige Labor spezifischen *Referenzbereiche*. Referenzbereiche geben die zu erwartenden Analytkonzentrationen bei einem Vergleichskollektiv gesunder "Normalpersonen" an.

Zu bedenken ist, dass zwischen Gesunden und Kranken keine scharfe Grenze besteht. Da ein Referenzbereich nur eine statistische Größe ist (nicht alle Gesunden können untersucht werden, sondern nur eine kleine Auswahl), umfasst er daher nur 95% (Vertrauensbereich) des statistisch ermittelten Konzentrationsbereiches. Für die Praxis bedeutet dies, dass ein einzelner pathologischer Laborwert nicht sofort und bedingungslos eine Erkrankung beweist (prädiktiver Wert). Darüber hinaus werden Referenzbereiche durch Regionen, Rassen, Alter, Geschlecht, Sozialstatus usw. beeinflusst.

Bezogen auf das Patientenkollektiv ist zwischen *Sensitivität* und *Spezifität* eines Tests zu unterscheiden. Die diagnostische Sensitivität eines Tests zeigt, wieviel Prozent der Kranken ein entsprechendes pathologisches Testergebnis haben.

Die diagnostische Spezifität eines Tests zeigt, wieviel Prozent der Gesunden ein entsprechend normales Testergebnis haben.

Beide Testeigenschaften sind miteinander verbunden und verhalten sich in ihrer Ausprägung gegenläufig, d. h. wird die Sensitivität eines Tests erhöht, verringert sich seine Spezifität und umgekehrt.

Da in der Intensivmedizin in der täglichen Laborroutine v. a. Screeninguntersuchungen durchgeführt werden, müssen diese Analyseverfahren eine hohe Sensitivität besitzen, denn es sollen viele tatsächliche pathologische Veränderungen erkannt werden. Überdies sind die Screeninguntersuchungen der täglichen Laborroutine auch Tendenzanalysen; durch sie kann die diagnostische Sensitivität ohne Spezifitätsverlust gesteigert werden.

Bezogen auf das Testergebnis ist zwischen einem *positiven* und *negativen prädiktiven Wert* zu differenzieren. Wie bereits erwähnt ist, auf der Basis eines Testergebnisses, nicht immer eine scharfe Unterscheidung zwischen pathologisch und nichtpathologischem Wert möglich. Ein pathologisches Testergebnis spricht also nur mit einer gewissen statistischen Wahrscheinlichkeit dafür, dass eine bestimmte Erkrankung oder Störung vorliegt. Diese Wahrscheinlichkeit wird durch den positiven prädiktiven Wert, also den Anteil der richtig-positiven Testergebnisse an allen positiven Testergebnissen, ausgedrückt. Entsprechend zum positiven prädiktiven Wert, gibt der negative prädiktive Wert die Wahrscheinlichkeit an, mit der ein negatives Testergebnis das Vorliegen einer bestimmten Krankheit ausschließt, also der Anteil der richtig-negativen Testergebnisse an allen negativen Testergebnissen.

Ferner ist für die Befundinterpretation und die davon abzuleitenden Folgeuntersuchungen die Kenntnis der *Krankheitsprävalenz* wichtig. Bei seltenen Krankheiten (geringe Prävalenz) ist der positive prädiktive Wert immer gering, auch wenn die verwendete Laboruntersuchung eine hohe Sensitivität und Spezifität hat. Aus diesem Grund ist die sog. "Schrotschusstaktik" zur Suche nach einer bestimmten Krankheitsentität wenig erfolgreich.

In der Intensivmedizin werden bestimmte Laboranalysen nicht nur einmalig durchgeführt, sondern sogar mehrfach am Tage. Diese Mehrfachanalysen erlauben, eine für therapeutische Entscheidungen, wichtige Verlaufskontrollen der Krankheit oder bestimmter Körperfunktionen. So stellt sich in diesem Zusammenhang immer die Frage, wie groß die Differenz zwischen zwei Testergebnissen sein muss, damit eine wirkliche Änderung des Krankheitsverlaufs angenommen werden kann. Diese *kritische Differenz* ist für eine Verlaufsbeurteilung von großer Bedeutung und kann berechnet werden [2].

Die intensivmedizinische Befundinterpretation muss auch immer eine Plausibilitätsprüfung einschließen. Diese Plausibilitätsprüfung sollte folgende Fragen beantworten:

- Passt der ermittelte Laborwert in die Befundkonstellation?
- Ist ein vorliegender Extremwert glaubhaft oder handelt es sich um einen präanalytischen oder analytischen Fehler?
- Wie sieht der Vorwertvergleich aus?
- Ist eine weitere Verlaufskontrolle zur Krankheitsbeurteilung oder Bestätigung notwendig?
- Konnte ich das Testergebnis in Bezug auf die klinische Fragestellung erwarten?

Kostenfaktoren

Gegenwärtig ist die Diskussionen über Kosten der medizinischen Versorgung wieder permanent in den Mittelpunkt des Interesses der Gesellschaft gerückt. Insbesondere in der Intensivmedizin als kostenintensiver Teil der Krankenversorgung sollten alle medizinischen Maßnahmen auch unter dem Kostenaspekt beleuchtet werden. Die Kosten der Laboranalysen dürfen allerdings nicht isoliert betrachtet werden, denn möglicherweise sind die Folgekosten durch eine nicht durchgeführte Untersuchung und damit die Verzögerung der korrekten Diagnosestellung um ein Vielfaches höher als die Kosten der Analyse.

Daher gilt:

1. Kosten müssen dem Nutzen für Diagnostik und Therapie gegenübergestellt werden (sinnvolle Screeningverfahren in der täglichen Laborroutine der Intensivstation einsetzen, weiterreichende Diagnostik als Stufendiagnostik betreiben, Doppelbestimmungen durch POCT und Analysen im Zentrallabor vermeiden).
2. Nicht indizierte Untersuchungen vermeiden, da daraus für den Patienten kein Nachteil entsteht (die bereits zitierte "Schrotschusstaktik" bei der Suche nach seltenen Erkrankungen sollte unterbleiben).
3. Zeitfaktoren sind Kostenfaktoren (es kann für die Therapieentscheidung wichtig sein, einen bestimmten Laborwert sehr schnell zur Verfügung zu haben, sodass hier nicht nur rein medizinisch Gutes getan werden kann, sondern auch Folgekosten gespart werden können) [5].

Praktische Aspekte der Organisation der intensivmedizinischen Labordiagnostik

Die Organisation der Labordiagnostik auf der Intensivstation muss sich an den dort herrschenden Spezifika orientieren. Regelhaft werden seit Jahren mindestens die Blutgasanalysen auf den Intensivstationen und nicht in einem zentralen Labor durchgeführt. Diese Form der patientennahen Diagnostik ist bereits zur Selbstverständlichkeit geworden, die eigentlich nicht besonders zu erwähnen wäre.

Die Labormedizin erfährt jedoch seit einigen Jahren relativ unbemerkt einen Strukturwandel. Vor ca. 30 Jahren führten ökonomische Zwänge zur Bildung von großen Zentrallabors ("stat testing", ST) [6]. Diese Entwicklung kehrt sich in bestimmten klinischen Bereichen wieder um. Mit der rasanten technischen Entwicklung immer kleinerer Analyseapparate ist es möglich geworden, wesentliche Laborparameter patientennah ("point-of-care testing", POCT), unabhängig von einem Labor mit hinreichender Präzision und Richtigkeit, zu bestimmen. Dies geht in manchen Bereichen (Operationssaal, Intensivstation, Notfallaufnahme, Rettungsdienst) überdies soweit, dass bestimmte Blutanalysen (Elektrolyte, kleines Blutbild, Blutgase, Säure-Basen-Status usw.) nicht mehr in einem Zentrallabor durchgeführt werden, u. a. auch, um teure Doppelbestimmungen zu vermeiden.

Dieser Entwicklung Rechnung tragend, haben die beiden Fachgesellschaften (DGLM, DGKC) durch ihre Arbeitsgemeinschaft Medizinische Laboratoriumsdiagnostik (AML) eine Empfehlung zu POCT erarbeitet.

In diesen Empfehlungen [1] wird u. a. gefordert:

POCT muss als Teil einer effektiven labormedizinischen Versorgung des Krankenhauses verstanden werden. Labormedizinische Daten eines Patienten werden dabei sowohl vom Laboratorium als auch durch "Point-of-care"-Testverfahren erstellt ,und beide gehen in die Krankenakte des Patienten ein. Es ist von entscheidender Bedeutung, dass die Ergebnisse hinsichtlich Präzision und Richtigkeit vergleichbar sind. In der Krankenakte muss die Herkunft aller Laborwerte ersichtlich sein. Notwendig ist ferner, dass die mittels POCT gemessenen Werte auch der Labor-EDV bekannt sind und in den Kumulativbericht des Labors eingehen, sodass sie nicht nur dem Kliniker, sondern auch dem Laborarzt für die Plausibilitätsprüfung und Interpretation aller Werte zur Verfügung stehen. Darüber hinaus ist die lückenlose Dokumentation aller Werte auch für die Leistungserfassung erforderlich.

Mit diesem Passus aus den oben genannten Empfehlungen wird deutlich, welche organisatorischen Probleme bei einer Zunahme von patientennahen Laboranalysen auf den Intensivstationen zu lösen sein werden. Es ist sicher unstrittig, dass nur durch entsprechende vernetzte Patientendaten-Managementsysteme auf den Intensivstationen einerseits und Labor-Informationssystemen andererseits, ein Kumulativbericht, die Plausibilitätsprüfung, die medikolegale Dokumentation und Leistungserfassung vernünftig zu realisieren sind.

Solche Systeme müssen durch ihre Interaktion
- die gemeinsame Darstellung von ST und POCT Ergebnissen zur Qualitätskontrolle und Leistungserfassung in der labormedizinischen Versorgung ermöglichen,
- die "turn-around time" verkürzen und somit zu einer schnelleren therapeutischen Entscheidung beitragen,
- den Informationsgewinn durch ein komfortables Postprocessing der Daten erhöhen,
- die medikolegale Dokumentation erleichtern,
- kumulative Labordaten für wissenschaftliche Untersuchungen bereitstellen.

Wesentliche Voraussetzung zur Verflechtung der ST- und POCT-Informationen ist die Möglichkeit von beiden Systemen strukturierte Daten in einer Netzwerkplattform zur Verfügung zu stellen und zu verarbeiten. Dazu wird es in Zukunft nötig sein, HL7-Nachrichten nach apodiktischen Kriterien "ein-eindeutig" zu definieren, damit Subsysteme in einem Klinikinformationssystem (KIS) besser kommunizieren können.

Von praktischer Bedeutung ist, dass Labor und Intensivstation gemeinsam festlegen sollten,
- welche Laborparameter wo und wie oft bestimmt werden,
- welche Geräte für die POCT-Analysen angeschafft werden,
- wie das Datenmanagement realisiert werden kann.

Aus Erfahrung hat es sich bewährt, einen Analyseplan für das labormedizinische Monitoring auf der Intensivstation zu erstellen, der allen Mitarbeitern bekannt ist und nach dem solange verfahren wird, bis für den individuellen Patienten ggf. ergänzende Untersuchungen angeordnet werden.

Solch ein Routinenalyseplan könnte folgende Form haben:

| Wochentag | Montag/Donnerstag | | | | | | | | | | | | Dienstag/Mittwoch/Freitag/Samstag/Sonntag | | | | | | | | | | | |
| Uhrzeit | 6:00 | | 10:00 | | 14:00 | | 18:00 | | 22:00 | | 2:00 | | 6:00 | | 10:00 | | 14:00 | | 18:00 | | 22:00 | | 2:00 | |
Analyseort	ST	POCT	ST	POCT	ST	POCT	ST	POCT	ST	POCT	ST	POCT	ST	POCT	ST	POCT	ST	POCT	ST	POCT	ST	POCT	ST	POCT
Hb		X				X				X				X				X				X		
Hk		X				X				X				X				X				X		
Leuco	X												X											
Thrombo	X												X											
Ery	X												X											
Astrup		X		X		X		X		X		X		X		X		X		X		X		X
Gluc		X				X				X				X				X				X		
Na+		X				X				X				X				X				X		
K+		X				X				X				X				X				X		
Ca++		X												X										
Cl-		X																						
Mg++	X																							
Fe	X																							
Quick	X												X											
PTT	X												X											
TZ	X												X											
ACT																								
Fibrg	X												X											
AT III																								
D-Dimere																								
ASAT	X																							
ALAT	X																							
GGTP	X																							
GLDH																								
LDH																								
CK																								
CK-MB																								
Troponin-T																								
Troponin-I																								
Krea		X																						
HST		X																						
Amylase																								
Lipase	X																							
CRP	X												X											
Ges. Eiweiß	X																							
Albumin	X																							
Triglyc																								
Ammoniak																								
ChE																								
Bili ges.	X																							
Bili dir.	X																							
Osmol																								
Lactat																								
Urinstatus	X																							

Neben diesem Routineanalyseplan empfiehlt es sich für einige häufige Standardfragestellungen, wie Herzinfarkt, Leberzellschaden, Schilddrüsendiagnostik – die Liste ist beliebig erweiterbar – sogenannte "Laborstandards" zu erarbeiten. An diese Vorgaben können sich dann zunächst alle halten und es kommt weder beim ärztlichen noch beim pflegerischen Personal zu Unsicherheiten. Die Laborkosten werden dadurch auch z. T. vorab kalkulierbar.

Einige bewährte Laborstandards sind in den folgenden Tabellen aufgelistet.

Myokardinfarkt (Z1)

	Analyseintervall	*Entnahmeröhrchen/ Monovetten*	*Labor*
ASAT	– Bestimmung aller Werte unmittelbar nach Krankheitsbeginn – Nochmals nach 6 h – Weiter dann täglich	1× weiß	ST
ALAT			
CK			
CK-MB			
Troponin I			
Myoglobin			
HBDH		1× weiß	ST

Entzündung (Z2)

	Analyseintervall	*Entnahmeröhrchen/ Monovetten*	*Labor*
CRP	24-stündlich	1× weiß	ST
Elektrophorese	4-täglich	1× weiß	
Diff-BB		1× rot	
Lactat	24-stündlich	1× gelb	
IgG	nach Fragestellung	1× weiß	MiBi
IgA			
IgM			

Leberzellnekrose (Z3)

	Analyseintervall	*Entnahmeröhrchen/ Monovetten*	*Labor*
ASAT	24-stündlich	1× weiß	ST
ALAT			
GGT			
g-Globuline		1× weiß	
Ammoniak		1× orange (gekühlt)	
GLDH		1× weiß	ST

Cholestase (Z4)

	Analyseintervall	Entnahmeröhrchen/ Monovetten	Labor
GGT	24-stündlich	1× weiß	ST
AP			
LAP			
Bilirubin			

Lebersynthesestörung (Z5)

	Analyseintervall	Entnahmeröhrchen/ Monovetten	Labor
CHE	24-stündlich	1× weiß	ST
Albumin			
Transferin			
Cholesterin			
g-Globuline			
Lactat		1× gelb	
Faktor II, V, VII		1× grün	ST

Hepatitis (Z6)

	Analyseintervall	Entnahmeröhrchen/ Monovetten	Labor
ASAT	Wiederholte Bestimmungen werden entsprechend dem Krankheitsverlauf angepasst	1× weiß	ST
ALAT			
GGT			
GLDH		1× weiß	ST
Hepatitisserologie		2× weiß	MiBi
Programm Z2		Siehe dort	Siehe dort

Gerinnungsstörung (Z7)

	Analyseintervall	Entnahmeröhrchen/ Monovetten	Labor
AT III	Wiederholte Kontrollen müssen der Schwere der Gerinnungsstörung angepasst werden	1× grün	ST
D-Dimere			
PFA		1× grün 4,4 ml gepuffert	
Einzelfaktorenbestimmung		1× grün	ST
Protein C und S			
Blutungszeit		Cut-Test	POCT
ACT		Kaolinröhrchen	

Schilddrüse (Z8)

	Analyseintervall	Entnahmeröhrchen/ Monovetten	Labor
TSH	Zum Screening einmalig, erst wenn TSH pathologisch verändert ist, werden die restlichen Parameter bestimmt	1× weiß	ST
TSH	– Bei thyreotoxischer Krise oder hypothyreoten Koma 24-stündlich – Zur oralen medikamentösen Einstellung 4-täglich	1× weiß	ST
T3			
T4			
fT3			
fT4			
TBG	Bei Verdacht auf sekundäre Hypothyreose zusätzlich einmalig bestimmen	1× weiß	
TRH			

Langlieger ab 21.Tag (Z9)

	Analyseintervall	Entnahmeröhrchen/ Monovetten	Labor
Mg++	4-täglich	1× weiß	ST
anorg. Phosphat			
Ferritin	7-täglich	1× weiß	ST
Transferin			
Diff-BB		1× rot	ST
Kreatinin-Clearance		1× weiß (Blut)	
		1× gelb (Probe aus 24-h-Sammelurin)	ST
Candida-Titer		1× weiß	MiBi

Intrakranielle Läsion (Z10)

	Analyseintervall	Entnahmeröhrchen/ Monovetten	Labor
CVO-BGA	8-stündlich	Kartusche	POCT
Lactat art./cv.	8-stündlich	Kartusche	POCT
Osmolalität Blut und Urin	24-stündlich	1× weiß (Blut)	
mes./calc.		1× gelb (Urin)	ST
Blood osmolality gap (BOG)	24-stündlich (berechnen)		
cv. Lactat-Oxygenierungs-Index	8-stündlich (berechnen)		
AJDO$_2$	8-stündlich (berechnen)		

Liquorstatus, (Zellen, Eiweiß, Glukose, Lactat)	24-stündlich	1× weiß	ST
Liquor – Erreger/Resistenz	Screening Mo/Do; bei pos. Befund 24-stündlich	1× gelb	MiBi
Albumin im Sinne	24-stündlich (wenn KOD-Messung möglich, ist Albuminbestimmung nicht notwendig)	1× weiß	ST
KOD	12-stündlich (wenn verfügbar)		POCT

Organspende (Z11)

	Analyseintervall	Entnahmeröhrchen/ Monovetten	Labor
Phosphat	Zusätzlich zur *großen Laborroutine* als einmalige Bestimmung	1× weiß	ST
Alkalische Phosphatase			
LDH			
α-Amylase			
CK, CK-MB		1× weiß	ST
AT III		1× grün	ST
Serologie für CMV		2× weiß	MiBi
Serologie für Hepatitis			
HLA-Typisierung		1× weiß	HLA-Labor

Nierenersatztherapie (Z12)

	Analyseintervall	Entnahmeröhrchen/ Monovetten	Labor
PTT	8-stündlich	1× grün	ST
Hb, Hkt, Leuko, Thrombo	12-stündlich	1× rot	ST
Hrst, Krea	24-stündlich	Kartusche	POCT
Lactat		1× orange	ST
ASAT, ALAT, GGT, GesEW	3-täglich	1× weiß	ST
Mg^{2+}, anorg. Phosphat			

Die in den Tabellen angegebenen Empfehlungen sind auch nur als solche zu verstehen. Es ist völlig klar, dass entsprechend den individuellen Erfahrungen, den örtlichen Gegebenheiten und gemäß einem sich jederzeit erneuernden Wissenstand die Inhalte dieser Tabellen veränderlich sind.

Es war unser Anliegen, beim Leser den Blick für Sinn und Unsinn von Laboranalysen in der Intensivmedizin zu schärfen. Dabei scheint es dringend erforderlich den Kostenaspekt zukünftig auch in diesem Kontext stärker zu beachten.

Literatur

1. Briedigkeit L, Müller-Plathe O, Schlebusch H, Ziems J (1998) Patientennahe Laboratoriumsdiagnostik (Point-of-Care Testing): 1. Empfehlung der Arbeitsgemeinschaft Medizinische Laboratoriumsdiagnostik (AML) zur Einführung und Qualitätssicherung von Verfahren der patientennahen Laboratoriumsdiagnostik (POCT). DG Klinische Chemie Mitteilungen 29: 129–137
2. Greiling H, Gressner AM (1985) Lehrbuch der klinischen Chemie und Pathobiochemie. Schattauer, Stuttgart
3. Henkel E (1985) Das Notfalllabor. GIT
4. Hoffmann G (1998) Kleine Analyzer – große Herausforderungen. LaborManagement aktuell (Nov 98)
5. Kendall J, Reeves B, Clancy M (1998) Point-of-care testing: randomised controlled trial of clinical outcome. BMJ 316: 1052–1057
6. Müller MM, Hackl W, Griesmacher A (1999) Point-of-care-Testing – das Intensivlaboratorium. Anästhesist 48: 3–8

Anästhesie für nichtherzchirurgische Eingriffe bei Patienten mit Herzklappenfehlern

Wolfgang Schlack

Eine interessante Herausforderung, etwas abseits der täglichen Routine, ist die anästhesiologische Versorgung von Patienten mit Herzklappenerkrankung. Es gibt nur wenige Daten zum perioperativen Risiko dieser Patienten. Die generelle Prognose der Patienten und vermutlich auch das perioperative Risiko hängt einerseits vom Typ der Läsion ab und andererseits davon, wie weit die Erkrankung fortgeschritten ist.

Ein ganz entscheidender Faktor für die perioperative Phase ist sicherlich auch das anästhesiologische „Management", wobei versucht wird, das erkrankte Herz im Bereich seiner „optimalen Arbeitsbedingungen" zu halten. Dabei sind jedoch die „hämodynamischen Zielvorstellungen" bei verschiedenen Erkrankungen ziemlich unterschiedlich und z. B. für die stenotischen Vitien geradezu entgegengesetzt zu den hämodynamischen Zielen bei den Klappeninsuffizienzen.

Der vorliegende Refresher-Beitrag behandelt zunächst die Pathophysiologie des jeweiligen Vitiums und leitet daraus die wichtigsten hämodynamischen Ziele und möglichen perioperativen therapeutischen Optionen ab. Es wird außerdem eingegangen auf die präoperative Evaluation des Patienten und die Optionen zur perioperativen Endokarditisprophylaxe.

Pathophysiologie

Die Druck-Volumen-Beziehung am normalen Herzen zeigt Abb.1. Das Verhältnis vom linksventrikulären Druck und Volumen kann dabei für jeden Herzschlag durch eine Schleife beschrieben werden, die entgegen dem Uhrzeigersinn durchlaufen wird.

Zum Zeitpunkt A öffnet sich die Mitralklappe und der Ventrikel wird gefüllt. Dabei steigt der Druck im linken Ventrikel mit zunehmendem Volumen an (Strecke A/B). Dies erfolgt entlang der Ruhe-Dehnungs-Kurve des Ventrikels, die als Linie verlängert durchgezeichnet ist.

Zum Zeitpunkt B beginnt sich der Ventrikel zu kontrahieren und die Mitralklappe schließt. Es kommt zunächst zu einem isovolumetrischen Druckanstieg (B/C), bis zum Zeitpunkt C der Druck im Ventrikel den Aortendruck übersteigt und die Aortenklappe sich öffnet. Es folgt die Auswurfphase (C–D). Dabei steigt der Druck weiter an und das Ventrikelvolumen verringert sich gleichzeitig um das ausgeworfene Schlagvolumen.

Zum Zeitpunkt D schließt sich die Aortenklappe und es beginnt die isovolumetrische Relaxation (D/A), d. h. bei gleichbleibendem Ventrikelvolumen kommt es zu einer raschen Abnahme des linksventrikulären Druckes. Die Fläche dieser Schleife entspricht der vom Herzen bei einem Herzschlag geleisteten Arbeit (Druck-Volumen-Arbeit).

Bei der positiv-inotropen Intervention (Abb. 2) kommt es zu einer Zunahme der Herzarbeit: Bei gleichem enddiastolischen Volumen (Volumen zum Zeitpunkt B) wird ein höherer Druck aufgebaut und ein höheres Schlagvolumen ausgeworfen.

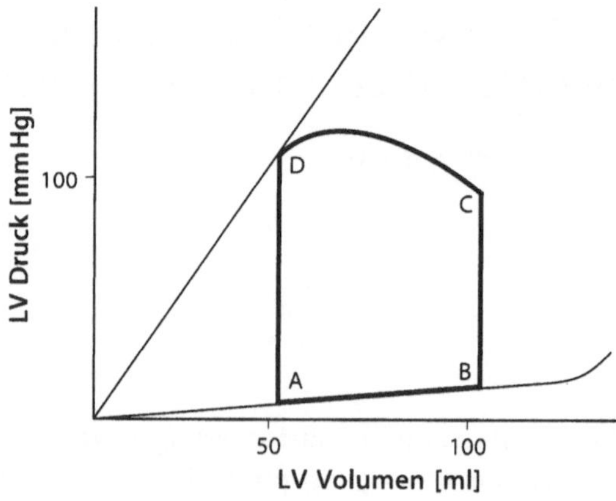

Abb. 1. Normale Druck-
Volumen-Schleife

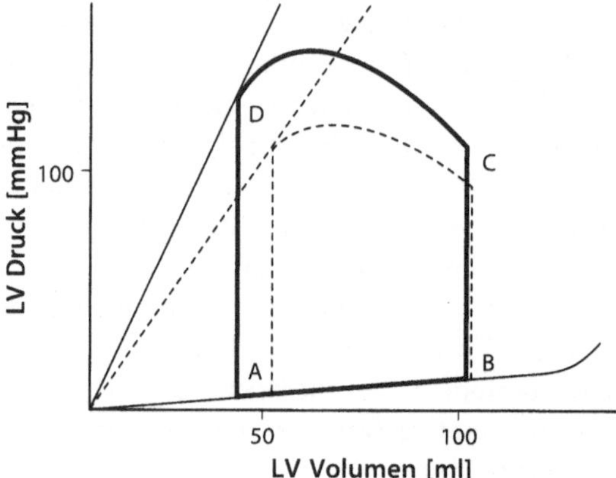

Abb. 2. Effekt einer inotropen
Intervention auf die Druck-
Volumen-Schleife

Im Folgenden werden die linksventrikulären normalen Druck-Volumen-Schleifen (als gepunktete Linie) mit den pathologischen Druck-Volumen-Schleifen verglichen, wie sie bei den einzelnen Herzerkrankungen auftreten. Das Verständnis der Druck-Volumen-Schleifen soll dabei das Verständnis für die hämodynamischen Zielvorstellungen erleichtern.

Aortenstenose

Die Aortenstenose ist als eine linksventrikuläre Ausflussbehinderung auf Ebene der Aortenklappe definiert. Die normale Aortenklappe hat eine Klappenöffnungsfläche von $2-3$ cm^2. Erst bei einer Klappenöffnungsfläche unter 1 cm^2 spricht man von einer hämodynamisch relevanten Stenose und bei einer Klappenöffnungsfläche unter 0,4 cm^2 oder einem Druckgradienten über der Klappe von mehr als 50 mmHg von einer kritischen Stenose.

Die drei wichtigsten Ursachen für eine Aortenstenose sind angeborene Fehlbildungen (z. B. zweizipflige Klappe), senile Kalzifizierung und rheumatische Herzerkrankung. Im Zeitalter der Antibiotikatherapie sieht man eher selten rheumatische Herzerkrankungen, und die meisten Aortenstenosen sind durch eine Kalzifizierung einer zweizipfligen Aortenklappe bedingt, wie sie bei 2% der Bevölkerung vorliegt.

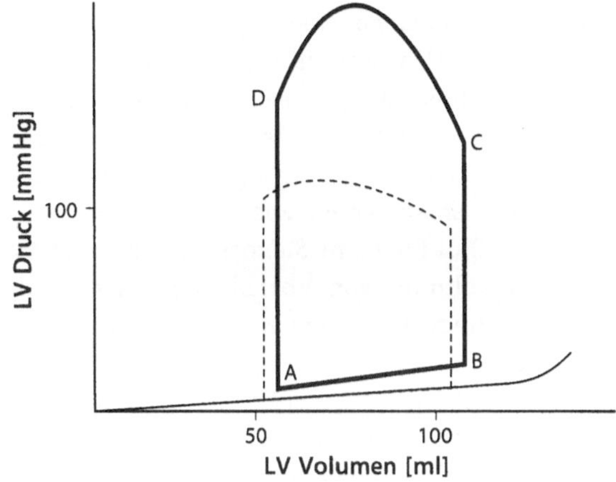

Abb. 3. Druck-Volumen-Schleife bei Aortenstenose im Vergleich zur normalen Druck-Volumen-Schleife (punktiert)

Abbildung 3 zeigt eine typische Druck-Volumen-Schleife des linken Ventrikels bei Aortenstenose. Aufgrund der Ausflussbehinderungen und des Druckgradienten zur Aorta ist ein sehr hoher linksventrikulärer Druck erforderlich, und die Herzarbeit nimmt deutlich zu, was an der Vergrößerung der Fläche Leber Druck-Volumen-Schleife erkennbar ist.

Die Anpassung des Herzens geschieht durch eine konzentrische Hypertrophie, d. h. durch eine Vermehrung der Muskelmasse bei gleichbleibendem linksventrikulären Volumen. Die Muskelhypertrophie führt über eine parallel angeordnete Vermehrung der Myofibrillen zu einer Verdickung der Ventrikelwand, wodurch trotz des höheren Ventrikeldruckes die Wandspannung normal gehalten wird. Bei der Zunahme der Muskelmasse kommt es jedoch nicht zu einer gleichzeitigen Zunahme der Kapillaranzahl, und es kann zu belastungsinduzierter Myokardischämie kommen. Entsprechend tritt bei 50% der Patienten auch ohne Anhalt für eine koronare Herzerkrankung im Spätstadium Angina pectoris auf. An der Druck-Volumen-Schleife läßt sich auch sehr gut die durch die Wandhypertrophie verschlechterte Ventrikelcompliance erkennen (Strecke A/B); d. h. für ein vergleichbares enddiastolisches Volumen sind deutlich höhere Füllungsdrücke erforderlich.

Aufgrund der erforderlichen hohen enddiastolischen Drücke steigt die Gefahr einer Innenschichtischämie weiter, dies wiederum verstärkt die Relaxationsstörung noch mehr. Bei der schlechten Ventrikelcompliance („steifer Ventrikel") ist die Vorhofaktion besonders wichtig für die Ventrikelfüllung. Während beim normalen Herzen die Vorhoffüllung zu etwa 15–20% der Ventrikelfüllung beiträgt, ist der Anteil des Vorhofs an der Herzfüllung – und damit auch am Herzzeitvolumen – bei der Aortenstenose auf bis zu 40% gesteigert. Ein Verlust des Sinusrhythmus kann entsprechend katastrophale Folgen haben. Im Gegensatz zu anderen Vitien wird die Herzinsuffizienz bei der Aortenstenose meist nicht durch ein irreversibles Pumpversagen ausgelöst, sondern durch die Erschöpfung der Vorlastreserve. Das heißt, es kommt trotz erhaltener Kontraktilität zum Herzversagen, weil der „steife" Ventrikel nicht mehr ausreichend gefüllt werden kann.

Klinische Symptome der Aortenstenose sind:
- Angina pectoris,
- Herzinsuffizienz,
- Synkope,
- plötzlicher Herztod.

Ist eine Aortenstenose symptomatisch, ist die Lebenserwartung ohne operative Therapie mit nur 2–5 Jahren sehr gering. Umgekehrt haben aber nicht alle Patienten mit einer schweren Aortenstenose auch Symptome. Wenn sich bei der präoperativen körperlichen Untersuchung Hinweise auf eine Aortenstenose finden (typisches systolisches Geräusch) sollte eine Echokardiographie zur Abschätzung des Schweregrades erwogen werden.

Das Ziel während der Anästhesie ist es, den geschädigten linken Ventrikel im Bereich seiner optimalen Lastbedingungen arbeiten zu lassen. Die Medikamente und Maßnahmen müssen entsprechend auswählt werden.

Um das Blut über eine Stenose zu pumpen, ist eine niedrige Frequenz und ein hohes Herzschlagvolumen von Vorteil. Eine Tachykardie (etwa durch Intubationsstress) ist dabei unbedingt zu vermeiden, z. B. durch eine ausreichend tiefe Anästhesie oder ausreichende Opiatgabe. Gleichzeitig ist der hypertrophierte Ventrikel auf eine gute Füllung angewiesen. Die wichtigsten Maßnahmen hierfür sind an erster Stelle die Aufrechterhaltung des Sinusrhythmus und eine ausreichende Volumengabe.

Eine Besonderheit bei der Aortenstenose ist, dass ein Abfall des Blutdrucks nicht zu einer Verringerung der Ventrikelarbeit führt, da die Stenose – und nicht der periphere Widerstand – der bestimmende Faktor für den aufzubauenden Druck ist. Ein niedriger Blutdruck vermindert aber den koronaren Perfusionsdruck da die Koronararterien erst hinter der Stenose aus der Aorta entspringen. Da im Ventrikel weiterhin hohe Drücke herrschen, kann ein starker Blutdruckabfall zur Myokardischämie führen und muss daher unbedingt, auch kurzzeitig, vermieden werden.

Dies bedeutet, dass man z. B. einen Vasopressor bereithalten sollte, um Druckabfällen auch kurzfristig zu begegnen. Eine Spinalanästhesie kann daher wegen der unerwünschten akuten Senkung von Vorlast (Ventrikelfüllung) und Nachlast (Koronarperfusion) beim Vorliegen einer schweren Aortenstenose als relativ kontraindiziert betrachtet werden.

Die Indikation für einen Pulmonalarterienkatheter sollte ebenfalls sehr sorgfältig abgewogen werden, da die Gefahr von Herzrhythmusstörungen besteht und der Reanimationserfolg bei Kammerflimmern bei Patienten mit Aortenstenose deutlich vermindert ist. Einige Anästhesisten betrachten aus diesem Grund einen Pulmonalarterienkatheter bei Vorliegen einer Aortenstenose als relativ kontraindiziert.

> **Hämodynamische Ziele bei Aortenstenose**
> - Niedrignormale Herzfrequenz
> - Sinusrhythmus
> - Adäquater Volumenstatus
> - Hochnormaler systemischer Gefäßwiderstand

Hypertrophe obstruktive Kardiomyopathie

Die hypertrophe obstruktive Kardiomyopathie (HOCM; *Synonym:* idiopathische hypertrophe Subaortenstenose) ist keine Klappenerkrankung im eigentlichen Sinn, erfordert aber ähnlich gezielte Steuerung der Hämodynamik wie bei Patienten mit Herzklappenerkrankungen. Die HOCM führt zu einer dynamischen Ausflussbehinderung des linken Ventrikels in der Systole (Abb. 4). Dabei spielt die überproportionale Verdickung des intraventrikulären Septums, das den Ausflusstrakt einengt, eine entscheidende Rolle. Durch den Venturi-Effekt wird das vordere Mitralsegel auf das Septum zugezogen („SAM", s. Abb. 4) und der Ausflusstrakt weiter eingeengt. Bei einem Teil der Patienten kommt es hierdurch zu einer relativen Mitralinsuffizienz mit Regurgitation in linken

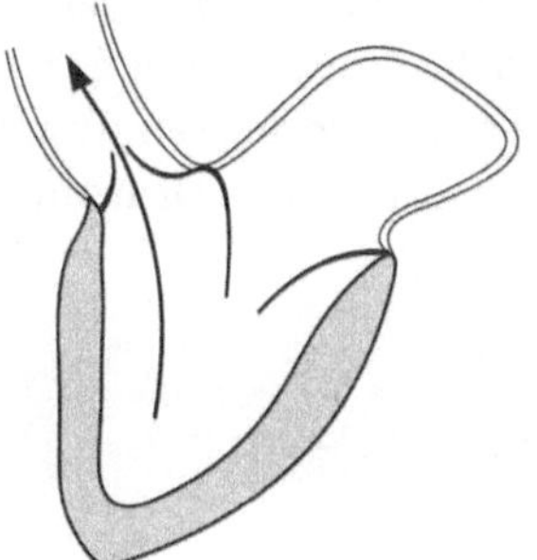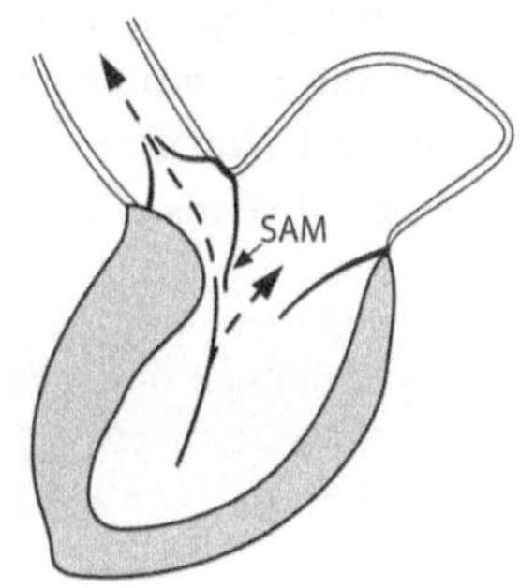

Abb. 4. Hämodynamik bei der HOCM. *SAM* systolic anterior motion des vorderen Mitralsegels. [Mod. nach Wigle ED et al. (1985) Hypertrophic cardiomyopathy. Prog Cardiovasc Dis 28: 1]

Vorhof. Ähnlich wie bei der Aortenstenose kommt es auch hier zu einer Druckbelastung des linken Ventrikels.

Die Ätiologie ist unbekannt, aber vermutlich ist die Erkrankung bei mehr als 50% der Patienten autosomal-dominant vererbt. Die Klinik ist variabel, die Symptome entsprechen meist denen einer Aortenstenose:

- Angina pectoris,
- Herzinsuffizienz,
- Synkope,
- plötzlicher Herztod und
- Herzrhythmusstörungen:
    - ventrikuläre Arrhythmien bei 75% der Patienten,
    - supraventrikuläre Tachykardien bei 25%,
    - Vorhofflimmern bei 10% der Patienten.

Zur präoperativen Evaluation gehört immer eine Echokardiographie, bei der das Ausmaß der hämodynamischen Veränderung in Ruhe und unter ungünstigen Voraussetzungen eines verkleinerten Ventrikelvolumens getestet wird (Vasodilatator oder Valsalva-Manöver).

Ähnlich der Klinik sind auch die hämodynamischen Zielvorstellungen weitgehend ähnlich wie bei der Aortenstenose (mit Ausnahme des Ziels: erniedrigte Kontraktilität). Das übergeordnete Ziel ist ein „großer Ventrikel". Bei einem großen Ventrikelvolumen spielt die dynamische Obstruktion eine geringere Rolle, während sie – je nach Schweregrad – bei einer akuten Abnahme des Ventrikelvolumens ganz akut lebensbedrohlich werden kann. Entsprechend muss alles vermieden werden, was zu einer Verkleinerung des Ventrikelvolumens führt:

- Tachykardie,
- Hypovolämie,
- hohe intrathorakale Drucke (Beatmungseinstellung) sowie
- Abfall des systemischen Gefäßwiderstands
  verursacht durch:
- anästhesiologische Maßnahmen (vasodilatierende Anästhetika) oder
- chirurgische Intervention (Schmerzreiz, Tachykardie und Kontraktilitätszunahme oder akute Blutungen).

Gerade dann, wenn es im Zusammenhang mit einer akuten Blutung zu einem Blutdruckabfall kommt, muss man daran denken, dass eine positiv-inotrope Substanz [z. B. Theoadrenalin (Akrinor), Etilefrin (Effortil) oder Adrenalin] über die Kontraktilitätszunahme die Obstruktion verschlimmert und damit das HZV weiter verringern kann. Hier muss ein ausreichender, schneller und zeitiger Volumenersatz erfolgen.

Kurzzeitig kann in Ausnahmefällen ein reiner Vasokonstriktor zur Anhebung des Blutdrucks eingesetzt werden [z. B. das Alphasympathomimetikum Norfenefrin (Nova-

19

dral)]. In der Regel ist eine tiefe Allgemeinanästhesie mit erweitertem hämodynamischen Monitoring zu empfehlen (arterielle Druckmessung, zentraler Venenkatheter, ggf. Pulmonalarterienkatheter). Volumenverluste müssen simultan ersetzt werden können, d. h. ausreichend venöse Zugänge und vorbereitete Druckinfusionen sollten vorhanden sein.

Hämodynamische Ziele bei HOCM
- *Hauptziel: „großer Ventrikel"*
- Eher bradykarder Sinusrhythmus
- Adäquater Volumenstatus
- Hochnormaler systemischer Gefäßwiederstand
- Niedrige LV Kontraktilität

Aorteninsuffizienz

Die Aorteninsuffizienz ist als die Regurgitation von Blut durch eine inkompetente Aortenklappe während der Diastole definiert. Dabei kommt es zu einer Volumenüberladung des linken Ventrikels. Ausschlaggebend hierfür ist nicht nur die Größe der Aortenöffnung, sondern auch der Druckgradient zwischen Aorta und linkem Ventrikel und die Regurgitationszeit, die von der Diastolendauer bestimmt wird.

Abbildung 5 zeigt die Druck-Volumen-Schleifen bei der Aorteninsuffizienz. Das Regurgitationsvolumen addiert sich zu dem normalen Füllungsvolumen. Entsprechend ist die Druck-Volumen-Schleife stark nach rechts verschoben mit einer Zunahme sowohl des endsystolischen als auch des enddiastolischen Volumens. Diese Volumenbelastung führt zu einer exzentrischen Hypertrophie mit einer Zunahme von Wanddicke und Ventrikelgröße.

Ein charakteristisches Merkmal der chronischen Aorteninsuffizienz sind die niedrigen Füllungsdrücke bei einem hohen enddiastolischen Volumen (B). Dies entspricht einer hohen Compliance des linken Ventrikels. Die Volumenüberladung wird viel besser toleriert als z. B. die Druckbelastung einer Aortenstenose, da der Energieverbrauch für Volumenarbeit viel niedriger ist als der für Druckarbeit. Die Patienten haben in der Regel auch eine Abnahme des systemischen Gefäßwiderstandes, sodass das Volumen leichter ausgeworfen werden kann.

Früher war die Aorteninsuffizienz meist durch rheumatisches Fieber und Syphilis bedingt. Im Zeitalter der Antibiotika sehen wir heute meist häufiger Patienten mit angeborenen anatomischen Fehlbildungen oder mit Bindegewebserkrankungen (Marfan-Syndrom, zystische Medianekrose).

Traumatische oder degenerative Aortendissektionen können auch zu einer Dilatation der Aortenwurzel und damit sekundär durch Auseinanderdrängen der Segel zu einer Aorteninsuffizienz führen. Bei der akuten Aorteninsuffizienz hat das Herz keine Zeit, sich an Volumenbelastung anzupassen und es kommt frühzeitig zum Herzversagen. Eine akute Aortendissektion mit Klappenbeteiligung muss in der Regel zügig kardiochirurgisch versorgt werden, und das hämodynamische Management soll hier nicht näher besprochen werden.

Bei der chronischen Aorteninsuffizienz ist ein sehr langes symptomfreies Intervall typisch. Dabei sind die Patienten gut körperlich belastbar und können durchaus intensiv Sport treiben. Erst nach Jahren kommt es langsam zu Symptomen der Herzinsuffizienz:

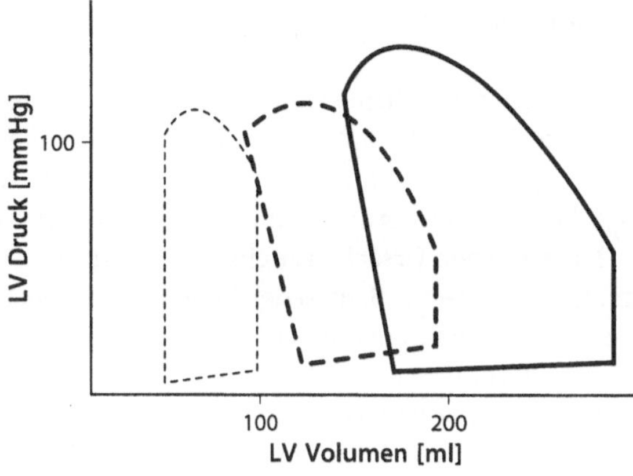

Abb. 5. Druck-Volumen-Schleife bei Aorteninsuffizienz (AI). [*gestrichelt:* akute AI; *durchgezogene Linie:* chronische AI]

– Abgeschlagenheit,
– Ödemen,
– Luftnot.

Die Schwere des Vitiums ist aber nur schlecht mit der Schwere der Symptome korreliert.

Patienten mit einer chronischen Aorteninsuffizienz sind intraoperativ meist relativ problemlos zu führen. Auch hier sollte man darauf achten, dass der Ventrikel im Bereich seiner „optimalen Lastbedingungen" arbeiten kann. Eine eher hohe Herzfrequenz führt zu einer Verkürzung der absoluten Diastolendauer und verringert so die Regurgitationszeit. Zum anderen ist ein niedriger peripherer Widerstand, um das Regurgitationsvolumen klein zu halten, wichtig. Entsprechend können stressbedingte Druckanstiege, z. B. bei der Intubation, zur Dekompensation führen und sind deshalb unbedingt zu vermeiden. Gleichzeitig sollte man berücksichtigen, dass der Ventrikel auf seine Kontraktilität angewiesen ist, um die Volumenarbeit zu leisten (cave: sehr hohe Dosen volatiler Anästhetika). Gegebenenfalls sollten kurzzeitige Druckanstiege durch Vasodilatoren (wie z. B. Natriumnitroprussid) aufgefangen werden.

Der Einsatz von Vasodilatoren oder volatilen Anästhetika hat jedoch nicht nur den gewünschten Effekt auf den systemischen Gefäßwiderstand, sondern vermindert auch den venösen Rückstrom. Hier muss unbedingt auf eine ausreichende Volumengabe geachtet werden. Für das Management der Aorteninsuffizienz gilt der Merksatz: „Schneller, voller, vasodilatiert". Wenn in Ausnahmefällen bei bereits präoperativ dekompensierten Patienten trotz einer Therapie mit Vasodilatoren kein ausreichendes Herzzeitvolumen erreicht werden kann, ist bisweilen eine positiv-inotrope Therapie erforderlich. Hierbei ist Dobutamin (evtl. auch ein Phosphodiesterasehemmer) als inotrope Substanz günstig, da gleichzeitig der periphere Gefäßwiderstand gesenkt wird.

Hämodynamische Ziele bei Aorteninsuffizienz
– Hochnormale Herzfrequenz
– Niedriger systemischer Gefäßwiederstand
– Adäquate Vorlast
– Kontraktilität erhalten

Mitralinsuffizienz

Bei der Mitralinsuffizienz kommt es zu einer systolischen Regurgitation aus dem linken Ventrikel in den linken Vorhof durch die inkompetente Mitralklappe. Dies kann bedingt sein durch eine Funktionsstörung aller Anteile des Klappenapparates (Klappensegel, Papillarmuskel, Chordaefäden, Ausdehnung des Klappenringes).

Die häufigste Ursache für eine akute Mitralinsuffizienz sind Myokardischämie oder Infarkt. So haben z. B. 40% der Patienten mit posteroseptalen Infarkten eine nachweisbare Mitralklappeninsuffizienz. Die Insuffizienz kann dabei sowohl durch Dysfunktionen der Papillarmuskeln, durch Papillarmuskelruptur oder eine Dilatation des Klappenrings im Gefolge einer linksventrikulären Dilatation ausgelöst werden.

Eine chronische Mitralinsuffizienz ist häufig durch Mitralklappenprolaps oder eine rheumatische Erkrankung bedingt. Eine funktionelle Insuffizienz kann bei allen Dilatationen des linken Ventrikels auftreten. Seltene Ursachen sind infektiöse Endokarditis oder angeborene Klappenfehler. Ein Regurgitationsvolumen von 30% wird als geringe, bis 60% als mittelgradige und über 60% als hochgradige Mitralinsuffizienz bezeichnet. Auch hier ist die Echokardiographie heute die zentrale diagnostische Methode in der präoperativen Phase.

Bei der Mitralinsuffizienz kommt es zu einer Volumenbelastung des linken Ventrikels (Abb. 6). Ein ganz wichtiger Aspekt der chronischen Mitralinsuffizienz ist dabei der „Puffereffekt" des massiv dilatierten linken Vorhofs. Dies schützt einerseits das pulmonale Kapillarbett vor den erhöhten Drücken, sodass es erst sehr spät zur Ausbildung eines „Rückstaus" mit einer Rechtsherzbelastung kommt. Andererseits wird auch die Wandspannung des linken Ventrikels stark vermindert: Wenn man die Druck-Volumen-Schleife betrachtet, so sieht man das Fehlen der isovolumetrischen Phase und direkt mit Beginn der Kontraktion (Strecke B–C) kommt es zu einem (energiesparenden) Auswurf von Volumen in den linken Vorhof. Mehr als die Hälfte des Ventrikelvolumens wird dabei in den Vorhof regurgitiert, bevor die Aortenklappe öffnet. Dies führt zu einer sehr effektiven Reduktion der linksventrikären Nachlast, sodass sich nur eine mäßige linksventrikuläre Hypertrophie ausbildet.

Entsprechend dauert es auch nach der Diagnosestellung meist noch viele Jahre, bis sich klinische Symptome der Herzinsuffizienz manifestieren:
- Müdigkeit und
- Abgeschlagenheit.

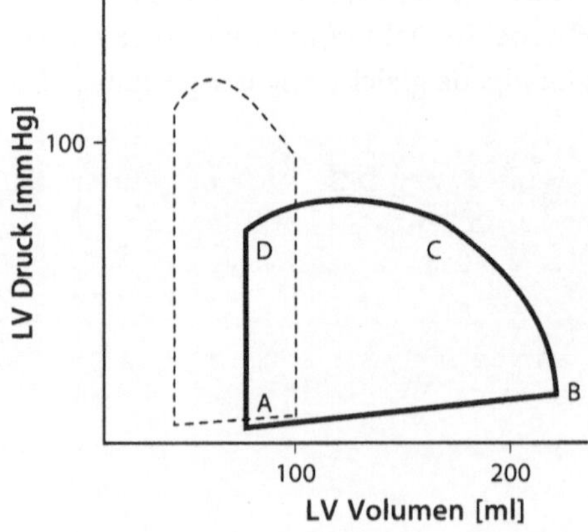

Abb. 6. Druck-Volumen-Schleife bei Mitralinsuffizienz

Im scharfen Kontrast dazu steht das akute biventrikuläre Pumpversagen, das bei einer akuten Mitralinsuffizienz (Chordaeabriß oder Papillarmuskelnekrose) auftritt. Diese Patienten müssen meist sofort kardiochirurgisch versorgt werden und sollen hier nicht näher besprochen werden.

Die hämodynamischen Ziele bei der chronischen Mitralinsuffizienz sind ähnlich denen bei der Aorteninsuffizienz. Auch hier gilt: „Schneller, voller, vasodilatiert". Ziel der peripheren Vasodilatation und der erhöhten Vorlast ist es, den effektiven Anteil des Schlagvolumens (d. h. den Anteil, der durch die Aorta ausgeworfen wird) möglichst groß und das Regurgitationsvolumen möglichst klein zu halten.

Die Vorlast ist aber bei diesen Patienten z. T. sehr schwer abzuschätzen, da auch immer bei fortgeschrittenem Krankheitsbild die Gefahr einer Lungenstauung besteht. Bei schwerkranken Patienten, die sich Eingriffen mit großen Flüssigkeitsverschiebungen unterziehen, ist deshalb ein pulmonalarterieller Katheter zum „Monitoring" der Füllungsdrücke zu empfehlen. Die Höhe der v-Welle korreliert dabei nur schlecht mit dem Regurgitationsvolumen. Wegen des im Spätstadium auftretenden pulmonalarteriellen Hypertonus sollten Maßnahmen, die den Pulmonalarteriendruck steigern, vermieden werden (Hypoxie, Hyperkapnie, hohe Beatmungsdrücke, Azidose, Lachgas ...).

Mitralstenose

Bei der Mitralstenose führt eine Einengung der Mitralklappenöffnung meist durch einen narbigen Prozess zu einer Behinderung der Ventrikelfüllung. Eine Mitralstenose ist fast immer durch ein rheumatisches Fieber bedingt. Sie tritt bei 25% der Patienten mit rheumatischer Herzerkrankung isoliert auf und bei weiteren 40% als kombiniertes Vitium, d. h. als Stenose mit begleitender Insuffizienz. Erst bei Einengung der normalen Klappenöffnungsfläche von 4–6 cm^2 auf weniger als die Hälfte (Abb. 7) kommt es unter Belastung zu einem Anstieg des linken Vorhofdrucks und nachfolgend des pulmonalarteriellen Drucks. Das Herzzeitvolumen (HZV) kann jedoch auch unter Belastung noch gesteigert werden.

Erst bei einer Einengung unter 1,5 cm^2 sind auch in Ruhe erhöhte Vorhofdrücke und pulmonalarterielle Drücke nachweisbar. Auch hier ist unter Belastung noch eine Zunahme des HZV möglich. Erst wenn die Klappenöffnungsfläche auf weniger als 1 cm^2 eingeschränkt ist, kann man einen signifikanten Druckgradienten über der Klappe nachweisen und Vorhof und pulmonalarterieller Druck sind deutlich gesteigert. Bei diesen schweren Stenosen kommt es dann bereits in Ruhe zu einem reduzierten HZV. Die Druck-Volumen-Schleife (Abb. 8) zeigt lediglich ein verringertes linksventrikuläres Volumen.

Zusammenfassend wird die Hämodynamik bestimmt durch eine Abnahme der Vorlastreserve durch die Einflussbehinderung, was zu einem kleinen schlecht gefüllten Ventrikel führt. Im Spätstadium führt die Dilatation des Vorhofs durch Verlängerung der Leitungszeiten zu Vorhofflimmern. Das Einsetzen von Vorhofflimmern führt meist zu

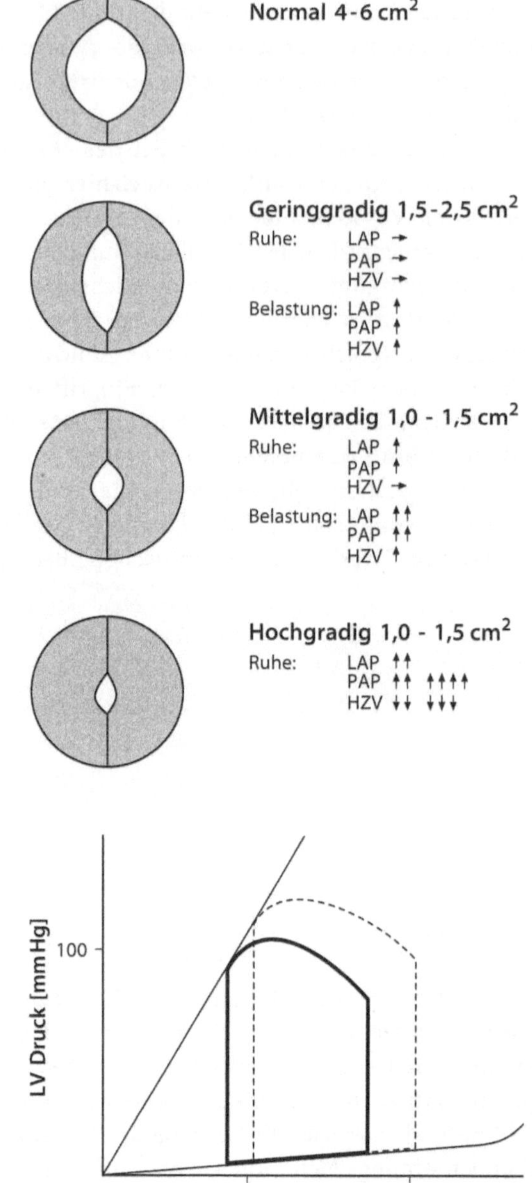

Abb. 7. Klappenöffnungsfläche und Hämodynamik der Mitralstenose. [Mod. nach Kaplan (1993) Cardiac Anesthesia, 3rd edn. Saunders, Philadelphia]

Abb. 8. Druck-Volumen-Schleifen bei Mitralstenose

einer akuten weiteren Abnahme des HZV, weil einerseits die Vorhofaktion zur Ventrikelfüllung wegfällt und andererseits eine Tachykardie auftritt, die die diastolische Füllungszeit des Ventrikels vermindert.

Oft vergeht eine lange Latenzperiode (20–30 Jahre) von der rheumatischen Erkrankung bis zum Beginn erster Symptome. Meist tritt zunächst Dyspnoe bei einer Belastung auf, die eine länger anhaltende Steigung des Herzzeitvolumens erforderlich macht, wie z. B. Schwangerschaft oder Anämie. Die Einjahresüberlebensrate nach Auftreten von Symptomen ist nur 80%, sodass meist die Indikation zum Klappenersatz gestellt wird. Selten treten Thoraxschmerzen auf und sind dann meist ein Hinweis auf eine begleitende koronare Herzerkrankung.

Die anästhesiologischen Ziele für die Mitralstenose haben Ähnlichkeiten mit denen bei anderen stenotischen Vitien. Im Vordergrund steht die Kontrolle der Herzfrequenz (um eine ausreichende Füllungszeit zu haben) und soweit möglich die Aufrechterhaltung des Sinusrhythmus. Intraoperativ muss eine auftretende Tachykardie sofort kurzfristig in der Regel durch den Einsatz von β-Blockern (evtl. alternativ durch Gabe von Verapamil) kontrolliert werden. Bei plötzlich einsetzendem Vorhofflimmern ist ggf. eine Kardioversion erforderlich. Optimale Lastbedingungen für den linken Ventrikel hat man bei einer eher hochnormalen Vor- und Nachlast. Volumenverlust müssen daher sofort ausgeglichen werden, und starke systemische Vasodilatation ist zu vermeiden.

Im fortgeschrittenen Stadium kann die Funktion des rechten Ventrikels eine wichtige Rolle spielen. Daher sollten der zentrale Venendruck und der pulmonalarterielle Druck bei diesen Patienten für größere Eingriffe überwacht werden. Maßnahmen, die zu einer pulmonalarteriellen Druckerhöhung führen, wie Hypoxie, Hyperkapnie, Lachgas, Azidose, hohe Beatmungsdrücke ..., sollten vermieden werden.

> **Hämodynamische Ziele bei Mitralstenose**
> - Niedrignormale Herzfrequenz
> - Sinusrhythmus erhalen
> - Eher hoher systemischer Gefäßwiderstand
> - Adäquate Vorlast

Umgang mit dem Patienten

Präoperative Einschätzung

Für die präoperative Risikoeinschätzung liegt der Schwerpunkt auf einer sorgfältigen Anamneseerhebung und körperlichen Untersuchung. Wichtige Daten über das Ausmaß des Vitiums und die Ventrikelfunktion lassen sich aus der Echokardiographie gewinnen. Ein Elektrokardiogramm (Rhythmus, Hypertrophiezeichen) und Röntgenaufnahme des Thorax (Herzgröße, Form, Gefäßzeichnung, Lungenstauung?) werden meist ebenfalls durchgeführt.

Bei der Anamneseerhebung ist für die kardiale Risikoeinschätzung die funktionelle Belastbarkeit des Patienten zu erfragen. Die American Heart Association empfiehlt dazu, den Patienten nach typischen Belastungen zu befragen, die in MET- („Metabolic-equivalent"-)Stufen eingeteilt sind (Tabelle 1). Ein erhöhtes Risiko findet sich unterhalb von 4 MET. In der Praxis bedeutet dies, dass z. B. der Patient, der problemlos Treppen steigen kann, perioperativ kein wesentlich erhöhtes kardiales Risiko hat.

Neben dem Zustand des Patienten ist das Letalitätsisiko des operativen Eingriffs ein wichtiger Faktor im präoperativen Entscheidungsprozess (Tabelle 2). Bei „großen" Eingriffen ist das Risiko für herzkranke Patienten deutlich erhöht. Diese Risikoeinteilung beruht ursprünglich auf Untersuchungen an meist koronarkranken Patienten kann aber vermutlich für Patienten mit Herzklappenerkrankungen in ähnlicher Weise verwendet werden.

Für den Entscheidungsprozess wäre es auch wichtig zu wissen, welches zusätzliche Risiko der Patient aufgrund seines Vitiums hat. Leider gibt es hierzu kaum gesicherte Daten. Das „gefürchtetste" Vitium ist sicherlich die Aortenstenose. Die American Heart Association stellt dazu fest:

Tabelle 1. Einschätzung der funktionellen Belastbarkeit (Energiebedarf für verschiedene Aktivitäten; MET = „metabolic equivalent"). Entsprechend den AHA Exercise Standards mod. nach dem Duke Activity Status Index

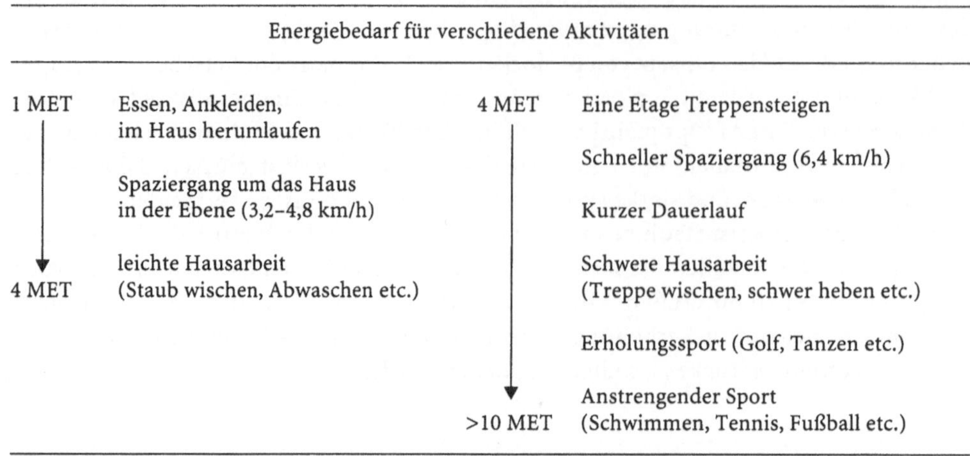

Energiebedarf für verschiedene Aktivitäten			
1 MET	Essen, Ankleiden, im Haus herumlaufen	4 MET	Eine Etage Treppensteigen
			Schneller Spaziergang (6,4 km/h)
	Spaziergang um das Haus in der Ebene (3,2–4,8 km/h)		Kurzer Dauerlauf
4 MET	leichte Hausarbeit (Staub wischen, Abwaschen etc.)		Schwere Hausarbeit (Treppe wischen, schwer heben etc.)
			Erholungssport (Golf, Tanzen etc.)
		>10 MET	Anstrengender Sport (Schwimmen, Tennis, Fußball etc.)

Tabelle 2. Kardiale Risikoeinschätzung für nicht herzchirurgische Eingriffe. (Mod. nach den Richtlinien der American Heart Association)

Hohes Risiko (z. T. >5%)	Mittleres Risiko (meist <5%)	Niedriges Risiko (<1%)
Größere Notfalleingriffe, besonders bei älteren Patienten	Karotisendarterektomie	Endoskopische Eingriffe
Chirurgie der Aorta und der großen Gefäße	Eingriffe im Kopf- und Halsbereich	Oberflächliche Eingriffe
Periphere Gefäßchirurgie	Abdominal- und Thoraxeingriffe	Kataraktchirurgie
Lange Eingriffe mit hohen Blutverlusten oder Flüssigkeitsverschiebungen	Orthopädische Eingriffe	Mammachirurgie
	Prostatachirurgie	

Detection of significant aortic stenosis is of particular interest because this lesion poses a high risk for noncardiac surgery. [12]... If the aortic stenosis is severe and symptomatic, elective noncardiac surgery should generally be postponed or cancelled. Such patients require aortic valve replacement before elective but necessary surgery. In rare instances, percutaneous balloon aortic valvuloplasty may be justified when the patient is not a candidate for valve replacement [[12]Goldman L et al. (1977) N Engl J Med 297: 845–850].

Auffällig ist, dass in diesen aktuellen Empfehlungen eine Arbeit von 1977 zitiert wird. Bei Durchsicht der Originalarbeit (Tabelle 3) stellt man fest, dass diese Empfehlungen letztlich auf einer Untersuchung an 23 Patienten beruhen. Bei 4 dieser Patienten trat eine Komplikation auf. Aortenstenosen wurden dabei anhand der Karotispulskurve und der klinischen Symptomatik erfaßt. Retrospektiv muss man sagen, dass diese Arbeit vermutlich das Risiko der Patienten mit einer Aortenstenose überschätzt, da weitere 248 Patien-

Tabelle 3. Aortenstenose und perioperatives Risiko. Die bisherigen Untersuchungen (s. Anmerkungen) erlauben nur sehr begrenzte Aussagen über das perioperative Risiko von Patienten mit einer Aortenstenose

Studie	Schweregrad	Design	n	Kompli-kationen	Tod	Bemerkung
Goldman 1977	Schwer (Karotispuls-kurve, Klinik)	Prospektiv	23	4 (17%)	3 (13%) 1,6% bei Pat. ohne AS	Evtl. Überschätzung des Risikos; 248 weitere Patienten hatten ein nicht abgeklärtes Systolikum
O'Keefe 1988	Schwer, KOF <1cm2	Retro-spektiv	48	0 ernste K 4 RR-Abfall 1 VT	0	25 kleine Eingriffe unter LA, keine Kontrollgruppe
Raymer 1998	Schwer, KOF <1 cm^2	Case control	55	5 vs. 6 Kontrollen	0 vs. 0	Nicht prospektiv, begrenzte Power (könnte maximal eine Vervierfachung des Risikos nachweisen)

Goldmann L et al (1977) Multifactoral index of cardiac risk in noncardiac surgical procedures. N Engl J Med 291: 845–850

Detski AS et al. (1986) Predicting cardiac complications in paitents undergoing non-cardiac surgery. J Gen Intern Med 1: 211–219

OKeefe JH et al. (1989) Risk of noncardiac surgical procedures in patients with aortic stenosis. Mayo Clin Proc 64: 400–405

Raymer K (1998) Patients with aortic stenosis: cardiac complications in non-cardiac surgery. Can J Anaesth 45: 855–859

ten ein nicht abgeklärtes Systolikum hatten und bei diesen keine Komplikationen auftraten.

Zwei neuere Arbeiten von O'Keefe 1988 und von Raymer 1998 zeigen keine erhöhte Komplikationsrate bei Patienten mit Aortenstenosen, obwohl nur Patienten mit schweren Aortenstenosen mit einer gesicherten Klappenöffnungsfläche kleiner als 1 cm^2 in die Studien eingeschlossen wurden. Diese beiden Arbeiten haben aufgrund ihrer Fallzahlen jedoch nur eine begrenzte statistische „Power".

Zusammenfassend kann man sagen, dass vermutlich für Patienten mit einer Klappenerkrankung das Risiko aufgrund des Vitiums erhöht ist, wobei aber das genaue Risiko nicht bekannt ist und in älteren Untersuchungen vermutlich deutlich überschätzt wurde. Es ist anzunehmen, dass aufgrund moderner Anästhesieverfahren, erweiterten Monitorings und dem verbesserten Verständnis der Hämodynamik der Vitien das Risiko in der letzten Zeit weiter gesenkt werden konnte. Allerdings liegen hierzu zur Zeit keine Studiendaten vor.

Perioperatives Management

Für den präoperativen Entscheidungsprozess, in dem Chirurg, behandelnder Kardiologe und Anästhesist gemeinsam das Vorgehen festlegen, sind deshalb das Risiko der Operation, der Zustand des Patienten und die Dringlichkeit der Operation die entscheidenden Faktoren (Abb. 9). Für die meisten Patienten wird man feststellen, dass das perioperative Risiko erhöht ist und der Eingriff deshalb unter besonderen anästhesiologischen Vorsichtsmaßnahmen durchgeführt werden sollte.

Für Patienten mit einem sehr hohen Risiko, z. B. bei einem Eingriff mit starken hämodynamischen Veränderungen, Vorliegen eines dekompensierten Vitiums oder ei-

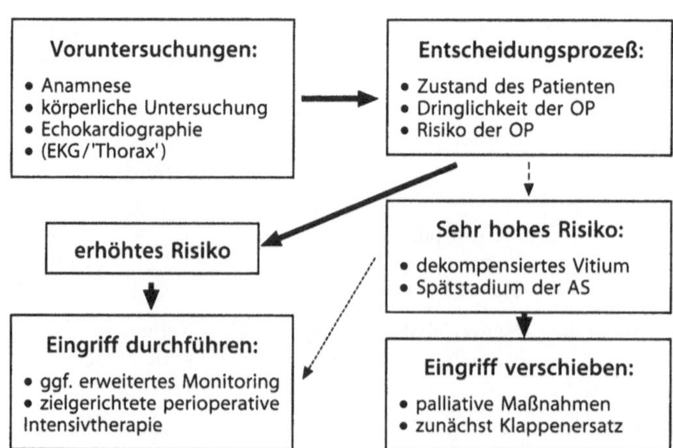

Abb. 9. Perioperatives Management

ner hochgradigen (kompensierten) Aortenstenose ist bei elektiven Eingriffen zu überlegen, ob der Eingriff verschoben werden sollte, um zunächst einen Klappenersatz durchzuführen. Bei dringlichen oder Notfalleingriffen und dem Vorliegen einer schweren Aorten- oder Mitralstenose kann die Option einer präoperativen Ballonvalvuloplastie erwogen werden, um die Stenose in eine hämodynamisch günstigere Insuffizienz umzuwandeln.

Zusammenfassend kann man sagen, dass das anästhesiologische Management ein ganz entscheidender Faktor für das perioperative Risiko des Patienten ist. Dabei ist das Ziel, den erkrankten Ventrikel im Bereich seiner „optimalen Lastbedingungen" arbeiten zu lassen. In Tabelle 4 ist dies noch einmal zusammengefaßt. Bei allen Vitien ist auf eine gute Ventrikelfüllung zu achten. Den Stenosen ist gemeinsam, dass eine niedrignormale Herzfrequenz und ein normaler oder hochnormaler systemischer Gefäßwiderstand sinnvoll sind. Bei den Insuffizienzen ist eher eine schnelle Herzfrequenz und ein niedriger systemischer Gefäßwiderstand hilfreich. Die Mitralvitien profitieren von einer Senkung des pulmonalvaskulären Widerstands.

Tabelle 4. Übersicht über die „hämodynamischen Ziele" bei den verschiednen Vitien (*HF* Herzfrequenz, *SVR* systemischer Gefäßwiderstand, *PVR* pulmonaler Gefäßwiderstand).

	Vitium	Vorlast	HF	SVR	PVR	Kontraktilität
Stenosen	Aortenstenose	↑	↓	↑	→	→
	HOCM	↑	↓	↑	→	↓
	Mitralstenose	↑	↓	→(↑)	↓	→
Insuffizienz	Mitralinsuffizienz	↑↓	↑	↓	↓	→
	Aorteninsuffizienz	↑	↑	↓	→	→

Anhang:
Endokarditisprophylaxe

Bei allen Patienten mit Herzklappenerkrankungen ist perioperativ an eine Endokarditisprophylaxe zu denken. Das Problem ist, dass die Effektivität einer Endokarditisprophylaxe bisher durch Studien nicht untersucht ist. Eine Antibiotikagabe orientiert sich daher nur an theoretischen Überlegungen. Jeweils sind 3 Fragen zu beantworten:

- Welche Patienten haben ein hohes Risiko?
- Welche Eingriffe führen zu einer Bakteriämie?
- Welche Antibiotika sind dabei sinnvoll?

Auf diesen theoretischen Überlegungen beruhen die Richtlinien der American Heart Association (JAMA 1997, 227: 1794–1801 oder Circulation 1997, 96: 358–366) und die fast identischen Richtlinien der Deutschen Gesellschaft für Kardiologie (Z Kardiol 1998, 87: 663–666). Jeweils aktualisierte Informationen dazu lassen sich im Internet finden unter:

http://www.amhrt.org/scientific/statements bzw. unter http://www.dgkardiol.de.

Im Vergleich zu früheren Empfehlungen werden die Indikationen zu einer Endokarditisprophylaxe heute eher enger gestellt (Tabellen 5–6). Dabei wird bei Zuständen mit nur geringem Endokarditisrisiko und bei Eingriffen mit nicht signifikanter Bakteriämie eine Endokarditisprophylaxe heute eher nicht mehr durchgeführt. Tabelle 7 faßt die empfohlenen Antibiotikatherapien zusammen. Standard ist die orale Gabe von Amoxicillin mit der Prämedikation bzw. die intravenöse Gabe von Ampicillin. Bei Patienten mit sehr hohen Risiko bei Eingriffen im Gastrointestinal- oder Urogenitalbereich sollte zusätzlich zur intravenösen Amphicillingabe einmalig Gentamicin gegeben werden.

Tabelle 5. Empfehlungen zur Endokarditisprophylaxe. (Mod. nach den Richtlinien der American Heart Association).

Prophylaxe empfohlen		Prophylaxe nicht empfohlen
Hohes Risiko	Mittleres Risiko	Geringes Risiko
künstliche Herzklappe (auch Bioprothesen)	erworbene Klappenerkrankungen	Vorhofseptumdefekt (II) oder Zustand nach OP eines ASD/VSD
Endokarditis in der Anamnese	hypertrophe Kardiomyopathie	Zustand nach Bypasschirurgie
komplexe kongenitale Vitien (z. B. Fallot, TGA, SV)	Mitralklappenprolaps mit Regurgitation oder verdickten Klappensegeln	Mitralklappenprolaps ohne Regurgitation
		Zustand nach Schrittmacher implantation

Tabelle 6. Empfehlungen zur Endokarditisprophylaxe. (Mod. nach den Richtlinien der American Heart Association).

	Prophylaxe empfohlen	Prophylaxe nicht empfohlen
Zahnärztliche Eingriffe	Mit Schleimhautblutung	Ohne Schleimhautblutung
Atemwege	Tonsillektomie/Adenektomie	Endotracheale Intubation Fiberbronchoskopie
Gastrointestinaltrakt	Verletzung der intestinalen Mukosa Chirurgie und Endoskopie der Gallenwege Sklerosierung von Ösophagusvarizen	Endoskopien
Urogenitaltrakt	Operation der Prostata Zystoskopie Dilatation der Urethra	Hysterektomie[a] Entbindung[a], Kaiserschnitt Blasenkatheterisierung (wenn keine Infektion vorliegt)

[a] Evtl. Prophylaxe bei Hochrisikopatienten.

Tabelle 7. Empfehlungen zur Endokarditisprophylaxe. Die alternativen Regime sind v. a. für Patienten mit einer Penicillinallergie gedacht. (Mod. nach den Richtlinien der American Heart Association).

1. Zahn-, Mund-, Atemwegs-, Ösophaguseingriff

Standard:	Amoxicillin 2,0 (Kind 50 mg/kg) p.o. 1 h präop. Ampicillin 2,0 (Kind 50 mg/kg) i.v. 30 min präop.
Alternativ:	Clindamycin 600 mg (Kind 20 mg/kg) p.o. oder i.v. oder Cefalexin p.o. bzw Cefazolin i.v. oder Erythromycin p.o.

2. Eingriffe im Gastrointestinal- und Urogenitaltrakt

Patient mit hohem Risiko:

Standard:	Ampicillin + Gentamicin (2,0+1,5 mg/kg) i.v., nach 6 h Ampicillin 1,0 i.v. oder Amoxicillin 1,0 p.o.
Alternativ:	Vancomycin + Gentamicin (1,0+1,5 mg/kg, über 1–2 h möglichst präop. infundieren, Kinder: 20mg/kg+1,5 mg/kg)

Patient mit mittlerem Risiko:

Standard:	Amoxicillin p.o oder Ampicillin i.v.
Alternativ:	Vancomycin (1,0) i.v. über 1–2 h möglichst präop. infundieren

Anästhesiologische und intensivmedizinische Aspekte bei Patientinnen mit Gestose

Lorenz Frey

Bei Komplikationen während einer Schwangerschaft sind Mutter und Kind gefährdet. Die Gestose und das HELLP-Syndrom sind auch nach neueren epidemiologischen Untersuchungen die häufigsten Todesursachen von Schwangeren. Die vielgestaltige Symptomatik der Erkrankung und die teilweise dramatische Progredienz erfordern eine hohe Fachkompetenz aller an der Behandlung beteiligten Ärzte. Die Kenntnisse der pathophysiologischen Veränderungen sowie deren Zusammenhänge sind die beste Voraussetzung für eine optimale Versorgung von Patientinnen mit Gestose. Dies gilt für die Anästhesiologie und für die Intensivmedizin.

Die Ätiologie der Gestose ist bisher nicht bekannt. Die Therapie ist symptomatisch. Die Geburt des Kindes mit der Entfernung der Plazenta wird als kausale Behandlung der Gestose bezeichnet, da damit der krankheitauslösende Faktor entfernt wird. Allerdings muss darauf hingewiesen werden, dass die Erkrankung auch nach Beendigung der Schwangerschaft fortschreiten kann.

Nomenklatur

Es existieren zahlreiche Synonyma (z. B. Schwangerschaftstoxikose, EPH-Gestose, Pfropfgestose, Präeklampsie, Schwangerschaftshochdruck, Eklampsie usw.) die im klinischen Alltag und in der internationalen Literatur für den Symptomenkomplex "Hypertonie, Proteinurie und Ödeme" verwendet werden. Diese unheitliche Terminologie ist Ausdruck der weitgehend ungeklärten Ätiologie der Erkrankung.

Die Krankheitsbezeichnung wurde in den letzten 30 Jahren mehrfach geändert. Nach der von der International Society for Study of Hypertension in Pregnancy (ISSHP) 1986 vorgeschlagenen Klassifikation werden die während einer Schwangerschaft nach der 20. SSW *neu* diagnostizierten Symptome wie folgt bezeichnet:

- *Bei monosymptomatischen Formen (Hypertonie oder Proteinurie):*
  „schwangerschaftsbedingte Hypertonie" bzw. „schwangerschaftsbedingte Proteinurie".
- *Bei Kombination von Hypertonie und Proteinurie:*
  „schwangerschaftsbedingte proteinurische Hypertonie" oder auch „Präeklampsie".

Der Begriff „Eklampsie" wird nur dann verwendet, wenn zusätzlich zu mindestens einem der Symptome ein generalisierter Krampfanfall aufgetreten ist. Die nationalen Fachgesellschaften für Gynäkologie und Geburtshilfe orientieren sich heute mit mehr oder weniger weitreichenden Abänderungen an der von der ISSH vorgeschlagenen Nomenklatur [1]. Allerdings sind die Grenzwerte der einzelnen Kriterien und die Messbedingungen zur Erfassung der Symptome nicht allgemeingültig definiert. Ein gravierender Nachteil der aktuellen Nomenklatur ist auch, dass beim Auftreten eines neuen Symptoms, das dem gleichen Krankheitskomplex zuzuordnen ist, die Krankheitsbezeichnung geändert werden muss. Als besonders verwirrend wird dies empfunden, wenn ein Symptom (z. B. Proteinurie) nur passager auftritt.

Obgleich die Mehrzahl der gynäkologischen und geburtshilflichen Fachgesellschaften die Verwendung der Bezeichnung „Gestose" nicht mehr empfiehlt und diese auch in der neuen Klassifikation nicht mehr aufgeführt ist, wird im folgenden der Begriff „Gestose" gewissermassen als Überbegriff für alle oben genannten Symptome gebraucht.

Die unterschiedlichen Benennungen erschweren auch den Vergleich verschiedener Studien, da die jeweilige Patientengruppe, die unter einem bestimmten Krankheitsbegriff zusammengefasst wird, nicht hinreichend definiert ist.

Inzidenz und Prognose

Eine Gestose wird in Mitteleuropa bei 5–10% aller Schwangerschaften diagnostiziert, wobei in der Häufigkeit erhebliche regionale Unterschiede bestehen. Ein erhöhtes individuelles Gestoserisiko besteht bei Mehrlingsschwangerschaften sowie bei vorbestehender Hypertonie, Niereninsuffizienz, Diabetes mellitus und bei Kollagenosen. Auch eine Gestose im Verlauf einer früheren Schwangerschaft zeigt ein erhöhtes Gestoserisiko für die Folgeschwangerschaften an. Hierbei besteht ein besonders hohes Wiedererkrankungsrisiko, wenn:
- sich die Gestose vor der 30. Schwangerschaftswoche (SSW) manifestiert hatte (bis zu 25%),
- die Zeichen eines HELLP-Syndroms beobachtet worden waren (bis zu 24%),
- es zu einem Krampfanfall gekommen war (bis zu 45%).

Die Gestose mit den entsprechenden Komplikationen gilt heute trotz der intensiven Schwangerenbetreuung als die häufigste Ursache der maternalen und der perinatalen Mortalität und Morbidität [2, 3]. Die Aussagekraft der absoluten Zahl ist aber wegen der unterschiedlichen Behandlungsbedingungen, uneinheitlichen Diagnose- und Zuweisungskriterien und der Abhängigkeit vom Gestationsalter sehr begrenzt. Allerdings werden für Patientinnen mit Eklampsie, der schwersten Ausprägung der Erkrankung, eine mütterliche Letalitätsrate bis zu 10% und eine neonatale Letalitätsrate bis zu 59% angegeben [3].

Wichtig ist festzuhalten, dass die Gestose eine schwere Komplikation der Schwangerschaft darstellt, durch die die Mutter und das ungeborene Kind erheblich gefährdet sind. Für die behandelnden Ärzte ist ferner bedeutsam, dass bei jeder Erscheinungsform der Gestose die Prognose und der Verlauf der Erkrankung für den Einzelfall nicht vorhersehbar sind. Es gibt keine „Kreszendosymptomatik" vom peripheren Ödem bis zum generalisierten Krampfanfall. Eine Progredienz der Erkrankung manifestiert sich häufig erst durch das plötzliche Auftreten neuer Symptome.

Diagnose

Das Leitsymptom der Gestose ist der arterielle Hypertonus. Bei einem normalen Schwangerschaftsverlauf nimmt der Blutdruck bereits während des ersten Trimenons ab; v. a. der diastolische Druck wird niedriger gemessen als unter nichtschwangeren Bedingungen. Entsprechend kommt auch dem diastolischen Blutdruck bei der Diagnosestellung „Gestose" eine überragende Bedeutung zu.

Nach der ISSHP-Klassifikation liegt bei einer Schwangeren ein Hypertonus vor, wenn zweimal ein diastolischer Blutdruckwert von 90 mmHg oder darüber gemessen wird, bzw. der systolische Blutdruck über 140 mmHg liegt. Andere Klassifikationen enthalten nur noch den Grenzwert (90 mmHg) für den diastolischen Blutdruck. Die korrekte Bestimmung des diastolischen Blutdrucks ist bei Schwangeren – wie auch bei anderen hyperdynamen Kreislaufsituationen (Sepsis, Hyperthyreose) - schwierig. Bei der Messung des Blutdrucks nach Riva-Rocci bei Schwangeren ist zu beachten, dass der diastolische Blutdruckwert in der Phase IV der Korotkoff-Geräusche (deutliches Leiserwerden der Korotkoff-Geräusche) festgelegt wird und nicht in der Phase V (Verschwinden der Korotkoff-Geräusche) wie unter Normalbedingungen [4, 5].

Neben dem Leitsymptom „Hypertonie" sind „Proteinurie" und „pathologische Ödeme" die häufigsten Krankheitszeichen. Während für die Proteinurie ein Eiweißverlust von >300 mg pro Tag als Grenzwert gilt, gibt es für das Symptom „Ödeme" keine quantifizierbaren Grenzwerte. Dies ist auch nicht verwunderlich, da die Ödemneigung im Gegensatz zur Hypertonie und zur Proteinurie keinerlei prognostische Bedeutung hat. Die Ausprägung der genannten diagnostischen Kriterien kann sehr unterschiedlich sein, und nicht selten werden die Patientinnen mit Gestose erstmals durch neurologische Ausfallerscheinungen klinisch auffällig. Alle Symptome (Hypertonie, Proteinurie, Ödeme) sind Krankheitszeichen der Gestose und nicht die Ursache. In der Regel werden die Krankheitszeichen frühestens nach der 20. SSW festgestellt, das pathophysiologische Geschehen ist aber schon Tage oder Wochen vor der Diagnosestellung aktiv [4].

Weinstein stellte im Jahr 1982 den Verlauf von 29 Patientinnen, bei denen es neben der Gestose zur Hämolyse, erhöhten Leberenzymwerten im Serum und verminderter Thrombozytenzahl gekommen war, zusammen und prägte für diesen Symptomenkomplex den Begriff

„HELLP"-Syndrom (Abk. von engl.: *h*emolysis, *e*levated *l*iver enzymes, *l*ow *p*latelet count; dt.: Hämolyse, erhöhte Leberenzymwerte, erniedrigte Thrombozytenzahl).

Das häufigste klinische Zeichen des HELLP-Syndroms sind Oberbauchschmerzen, die nicht selten in die rechte Schulter ausstrahlen. Es können allerdings auch epigastrische Schmerzen angegeben werden. Bei klinischen Hinweisen auf ein HELLP-Syndrom sind repetitive Laboruntersuchungen erforderlich, da sich die Laborzeichen innerhalb kurzer Zeit dramatisch verändern können. Es sind auch monosymptomatische Formen des HELLP-Syndroms beschrieben. Mit der Diagnosestellung eines „HELLP-Syndroms" steigt die Wahrscheinlichkeit für lebensbedrohliche Komplikationen für Mutter und Kind dramatisch an [6].

Die Einteilung der Gestose in Schweregrade ist nicht unumstritten und hat auch praktische Nachteile: Obgleich für ein Kollektiv bei Vorliegen einer bestimmten Ausprägung z. B. der Hypertonie auch eine Zuordnung zu einer Risikogruppe erfolgen kann, ist für die Betreuung einer individuellen Patientin relevant, dass sich die Prognose der Patientin schlagartig durch das Auftreten neuer Symptome ändern kann.

Ätiologie und Pathophysiologie

Die Ätiologie der Erkrankung ist noch nicht geklärt; diskutiert werden verschiedene mögliche Ursachen, eine immunologische Genese, eine verminderte Plazentaperfusion, eine Störung der Prostacyclin- bzw. Thromboxansynthese, eine Beeinträchtigung der Endothelin- bzw. der NO-Freisetzung sowie die Beteiligung von Sauerstoffradikalen. Es gibt auch Hinweise, dass es eine genetische Disposition gibt an Gestose zu erkranken. Die Tatsache, dass die Inzidenz der Gestose bei den weiblichen Familienangehörigen (Schwestern oder Töchter) einer Gestosepatientin höher ist als in einem Normalkollektiv, spricht für eine genetische Disposition, wenngleich von einer *Vererbbarkeit* der Erkrankung nach dem heutigen Kenntnisstand nicht gesprochen werden kann.

Bei der Gestose besteht eine Imbalanz endogener vasoregulatorischer Substanzen. Es wurde in verschiedenen Untersuchungen ein Überwiegen der Vasokonstriktoren (Noradrenalin, Thromboxan, Endothelin) gegenüber den Vasodilatatoren (Prostazyklin, NO) gefunden. Der Beweis dafür, dass diese Imbalanz ursächlich an der Gestoseentstehung beteiligt ist, konnte aber bisher nicht geführt werden [7].

Die Gestose ist eine systemische Erkrankung, die während der Schwangerschaft auftritt und die zu einer Funktionsbeeinträchtigung praktisch aller Organsysteme der Mutter führen kann. Meist sind die Nieren, das ZNS, die Leber, der Kreislauf und das Gerinnungssystem betroffen. Gleichzeitig zu den mütterlichen Organmanifestationen besteht eine Plazentainsuffizienz; deshalb ist mit einer fetalen Retardierung und Reifeverzögerung zu rechnen.

Unerklärt ist, warum sich die Organmanifestation bei einer Patientin z. B. primär in den Nieren zeigt, während bei einer anderen Patientin mit vergleichbarer Hypertonie die Leberbeteiligung dominiert. Das Verteilungsmuster der Organmanifestation kann sich bei einer Zweiterkrankung in einer Folgeschwangerschaft auch völlig anders darstellen als bei der Ersterkrankung. Die Organmanifestationen bei Gestose sind allesamt vereinbar mit einer protrahierten Minderperfusion der Organe. In den betroffenen Organen wird eine Schädigung der Endothelzellen gefunden. Die Vorstellung, dass bei Gestosepatientinnen ein aus der Plazenta freigesetzter zirkulierender Faktor die Struktur und/oder die Funktion von Endothelzellen beeinträchtigt und somit Vasokonstriktion, Permeabilitätssteigerung der Kapillaren und intravaskuläre Gerinnung verursacht, ist attraktiv und wird durch verschiedene Untersuchungen gestützt. Ein direkter zytotoxischer Faktor konnte jedoch im Serum von Gestosepatientinnen bisher nicht nachgewiesen werden [8, 9].

Bei Patientinnen mit Gestose besteht immer ein *erhöhter peripherer Gefäßwiderstand*. Der erhöhte Blutdruck ist Folge der Vasokonstriktion. Während einer normalen Schwangerschaft nimmt der periphere Widerstand im Vergleich zu den Bedingungen vor der Schwangerschaft bereits während des ersten Trimenons ab. Bei Gestosepatientinnen ist die Gefäßantwort auf die Vasokonstriktoren Angiotensin II, Noradrenalin und Vasopressin gesteigert. Entsprechend sind die Blutdruckanstiege auf einen Stimulus (Intubation, Operation, psychische Streßsituation) wesentlich stärker ausgeprägt als unter Normalbedingungen.

Es ist nicht geklärt, ob dies einer erhöhten Konzentration von Vasokonstriktoren oder einem bestehendem Defizit an gegenregulierenden Vasodilatatoren zuzuschreiben ist. Es gibt auch Hinweise dafür, dass die verschiedenen vasokonstriktorischen und vasodilatierenden Substanzen Angiotensin II, Prostazyklin, Enthothelin, NO und ANP bei der Verteilung des Herzzeitvolumens auf die verschiedenen Organe und auch bei der Verteilung der Perfusion innerhalb der Organe unterschiedlich stark zum Tragen kommen.

Nieren, Leber, ZNS und Plazenta sind bei Gestose am häufigsten betroffen, während beispielsweise die Darmdurchblutung nicht beeinträchtigt wird.

Das *Herzzeitvolumen* ist bei Patientinnen mit Gestose im Vergleich mit Normalschwangeren normal oder vermindert (abhängig von der Therapie bzw. Volumenstatus). Bei Patientinnen mit Gestose ist das Plasmavolumen vermindert und es besteht eine Natriumretention. Während einer normal verlaufenden Schwangerschaft nimmt das Blutvolumen zu, das Herzzeitvolumen ist gesteigert und der periphere Gefäßwiderstand sinkt. Die Blutvolumenzunahme (30–40%) ist v. a. durch eine Steigerung des Plasmavolumens (42%) bedingt, das Erythrozytenvolumen nimmt nur um etwa 250 ml zu. Dies ist erkenntlich an dem Abfall der Hämoglobinkonzentration (oder Hämatokritwert) während der Schwangerschaft.

Bei Gestosepatientinnen findet dagegen keine adäquate Steigerung des Plasmavolumens statt, der Hämoglobinwert ist wegen der daraus resultierenden relativen *Hämokonzentration* bei diesen Patientinenen erhöht (>13 g/dl). Die Hämokonzentration ist besonders nachteilig für den Blutfluß in der Plazenta. Aktuelle Untersuchungen haben gezeigt, dass das extrazelluläre Flüssigkeitsvolumen (ECFV) von Patientinnen mit Gestose mit dem von Normalschwangeren vergleichbar ist. Es liegt lediglich eine Fehlverteilung des ECFV´s zu ungunsten des Intravasalraumes vor [10]. Diese Fehlverteilung des ECFV wird vermutlich durch die bei Gestose vorliegende *gesteigerte Kapillarpermeabilität* verursacht. Bedeutsam ist in diesem Zusammenhang die Beobachtung, dass eine Fehlverteilung des ECFV´s und eine gesteigerte Kapillarpermeabilität nicht immer durch klinisch auffällige Ödeme imponieren.

Ein *verminderter onkotischer Druck* im Plasma, z. B. aufgrund von Albuminverlusten über die Nieren, kann die Volumenverschiebungen aus dem Intravasalraum in das Interstitium noch aggravieren.

Die zerebralen Veränderungen bei Gestose sind morphologisch denen bei hypertensiver Enzephalopathie ähnlich. Es finden sich diffuse Mikroinfarkte, fibrinoide Nekrosen in den zerebralen Arteriolen, petechiale Blutungen und fokale bzw. generalisierte Ödeme. Es spielen aber auch von der hypertensiven Enzephalopathie abweichende pathophysiologische Mechanismen eine Rolle.

Die EEG-Veränderungen bei schwerer Gestose waren beispielsweise unabhängig vom Ausmaß der Hypertonie (bei [11]). Die Analyse der klinischen Symptome von 254 Patientinnen mit Eklampsie ergab nur bei 45% der Fälle eine als „schwer" klassifizierte Hypertonie vor dem Krampfanfall [12]. Außer den neurologischen Prodromi gibt es keine verläßlichen Hinweise, bei welchen Patientinnen tatsächlichen ein Krampfanfall droht.

Laborchemische Zeichen einer *Gerinnungsaktivierung* werden häufig mit der Gestose in Verbindung gebracht. Tatsächlich kommt es auch bei unkomplizierter Schwangerschaft im dritten Trimenon zur Gerinnungsaktivierung v. a. durch die lokalen Veränderungen in der Spiralarterienwand, wo die Endothelauskleidung der Gefäße teilweise verloren geht und dadurch eine lokale Aktivierung der Gerinnung erfolgt. Der hyperzirkulatorische Kreislauf, die physiologische Hämodilution während der Schwangerschaft und die lokale Freisetzung von Prostazyklin verhindern eine Gefäßokklusion in der Plazenta. Bei Gestose ist dieses empfindliche Gleichgewicht zwischen Gerinnungsaktivierung einerseits und zirkulatorischen und hämorheologischen Veränderungen andererseits auf vielfältige Weise beeinträchtigt und Infarzierungen der Plazenta sind nicht selten.

Die Veränderungen der laborchemischen Parameter sind bei Patientinnen mit unkomplizierter Gestose nicht sehr ausgeprägt: Geringgradige Verminderung der Thrombozytenzahl und der AT-III-Aktivität sowie eine mäßiggradige Erhöhung der D-Dimer-Konzentration bzw. des Fibrinogens sind beschrieben. Bei dramatischen Veränderungen der Gerinnung sind deshalb auch andere Komplikationen als Ursache in Betracht zu ziehen (Plazentalösung, Fruchtwasserembolie, Sepsis, Blutung).

Ausgeprägte Verminderung der AT-III-Aktivität, der Thrombozytenzahl, sowie der Fibrinogenkonzentration und stark erhöhte Konzentration der D-Dimere werden regelhaft bei Patientinnen mit *HELLP-Syndrom* gefunden. Beim HELLP-Syndrom werden ausgeprägte Vasospamen in parenchymatösen Organen (v. a. der Leber) beobachtet. Es wird vermutet, dass es z. B. bei einer metabolisch induzierten reaktiven Vasodilatation zu Einrissen im Gefäßendothel mit nachfolgender Gerinnungsaktivierung und Ablagerung von Fibrin sowie Adhäsion von Thrombozyten an den Endothelläsionen kommt. Die daraus resultierenden Unregelmässigkeiten in der Gefässwand können die vorbeiströmenden Erythrozyten mechanisch schädigen oder gar zerstören (Hämolyse). Die Ursachen für die Schwellung der Leber, die Ausbildung von intrahepatischen oder subkapsulären Leberhämatomen bis hin zur spontanen Leberruptur werden diesem pathophysiologischen Geschehen zugeordnet.

Die verminderte Thrombozytenzahl im Blut ist Ausdruck des hohen Verbrauchs an Plättchen in der Peripherie und nicht einer insuffizienten Plättchenbildung. Im Gegenteil: Aus Untersuchungen von Knochenmarkspunktaten von Patientinnen mit HELLP-Syndrom ist bekannt, dass das Knochenmark überwiegend auf die Bildung von Thrombozyten adaptiert ist (massenhaft Megakaryozyten; [13]). Die Thrombozytenfunktion ist beim HELLP-Syndrom kaum beeinträchtigt. Anhand wiederholter Bestimmungen der Gerinnungsparameter kann beim HELLP-Syndrom auch die Dynamik des oftmals sehr rasant verlaufenden Krankheitsprozesses erfasst werden.

Vor allem wenn isoliert eine Lebererkrankung auffällt oder keine anderen Zeichen der Gestose oder eines HELLP-Syndroms nachweisbar sind, müssen andere, ebenfalls akut verlaufende, Lebererkrankungen während der Schwangerschaft ausgeschlossen werden[14].

Monitoring

Gestosepatientinnen sind – so weit wie möglich – von äußeren Reizen abzuschirmen; darauf müssen insbesondere die Monitorfunktionen abgestimmt werden. Die Patientin soll nicht durch akustischen Alarme zusätzlichem Stress ausgesetzt werden.

Die Überwachung von Gestosepatientinnen auf der Intensivstation beinhaltet die allgemeine Kreislaufüberwachung mit Monitor-EKG und arterieller Druckmessung. Die Bestimmung des *arteriellen Drucks* sollte zumindest bei den Gestosepatientinnen, die eine intravenöse antihypertensive Therapie erhalten, kontinuierlich mittels eines intravasalen arteriellen Verweilkatheters erfolgen. Bei der Messung nach Riva-Rocci und bei der oszillometrischen Messung wird der diastolische Blutdruckwert relativ ungenau bestimmt und häufig falsch niedrig gemessen. Zudem kann alleine die automatisch ausgelöste Erhöhung des Manschettendrucks als äußerer Reiz für eine sympathikotone Reaktion ausreichen und damit den Blutdruck während der Messphase erhöhen.

Bei schwerem Krankheitsverlauf kann ein *zentralvenöser Venenkatheter* notwendig sein. Ein erweitertes Kreislaufmonitoring mit einem Pulmonaliskatheter zur Bestimmung des pulmonalkapillären Verschlussdruckes und des Herzzeitvolumens bleibt speziellen Indikationen (z. B. Lungenödem, Low output) vorbehalten und ist relativ selten erforderlich. Bei Verdacht auf Perikarderguss kann auch eine echokardiographische Untersuchung hilfreich sein. Zur Erfassung einer Beeinträchtigung der Nieren- und der Leberfunktion sowie der Gerinnung sind regelmäßige Laborkontrollen angezeigt. Bei intensivbehandlungspflichtigen Patientinnen sind neben der stündlichen Urinausscheidung täglich die endogene Kreatinin-Clearance und zusätzlich Parameter zur Abschätzung der tubulären Funktion (Osmolalität, fraktionelle Natriumexkretion, freie Wasserclearance) zu bestimmen.

Bei Hinweisen auf eine Leberbeteiligung oder bei Verdacht auf ein Leberhämatom sollten Ultraschalluntersuchungen der Leber vorgenommen werden, um das Ausmaß und u. U. eine Progredienz zu erfassen. Subkapsuläre Leberhämatome können bereits bei nur geringfügig erhöhten Leberenzymwerten gefunden werden.

Bei zerebralen Symptomen wie z. B. Hyperreflexie, Kopfschmerzen, Sehstörungen, neurologische Defizite wird wiederholt der *neurologische Status* bestimmt; bei Verdacht auf erhöhten intrazerebralen Druck, zerebraler Blutung, generalisiertem oder fokalem Ödem ist die Indikation zur kranialen CT- oder NMR-Untersuchung zu stellen. Gegebenenfalls ist die Indikation zur Anlage einer intrakraniellen Druckmessung (ICP) zu prüfen. Die Messung der *Leberenzymaktivitäten* im Serum erfolgt täglich oder bei akuten Oberbauchschmerzen auch kurzfristiger. Der *Gerinnungsstatus* (inkl. Thrombozytenzahl) wird mindestens täglich einmal erhoben. In Abhängigkeit von der Symptomatik sollten die Serumkonzentrationen von Glukose (bes. beim HELLP-Syndrom) bestimmt und arterielle Blutgasanalysen durchgeführt werden.

Die *fetale Überwachung* ist die Domäne des Geburtshelfers; die Überwachung erfolgt mittels Kardiotokographie (CTG) und bei speziellen Fragestellungen durch Ultraschall- bzw. Dopplerflussuntersuchungen.

Therapie

Die Therapie der Gestose ist symptomatisch. Die bisherigen Versuche, eine medikamentöse Prophylaxe der Gestose an einem größeren Krankengut durchzuführen, zeigten keinen durchschlagenden Erfolg. Nach dem heutigen Kenntnisstand ist eine Prophylaxe mit ASS nur in ausgewählten Fällen zu vertreten [7].

Die Geburt des Kindes und die Entfernung der Plazenta aus dem Uterus sind die kausale Therapie der Gestose. Die Symptome der Erkrankung können allerdings auch postpartum noch Fortschreiten, oder neue Symptome können sich manifestieren. Die Auswahl des optimalen Geburtsverfahrens oder des geeigneten Geburtstermins trifft der Geburtshelfer in enger Kooperation mit den an der Behandlung beteiligten Fachkollegen. Neben der Befindlichkeit von Mutter und Kind sind, besonders bei einem Gestationsalter unterhalb der 34. SSW, auch Reifekriterien des Kindes von Bedeutung. Bei einem Gestationsalter über der 34. SSW wird bei Progredienz der Gestosesymptomatik häufig die Entbindung angestrebt. Vor der 34. SSW kann aber die Prolongation der Schwangerschaft unter konsequenter Therapie der Gestosesymptome das kindliche Outcome verbessern [15]. Bei allen Therapieinterventionen sind die Auswirkungen auf Mutter und Kind – und postpartum auch auf die Muttermilchproduktion bzw. die Milchzusammensetzung – zu berücksichtigen.

Antihypertensive Therapie

Eine *antihypertensive Therapie* ist bei nahezu alle Patientinnen mit schwerer Gestose erforderlich. Das Ziel der antihypertensiven Therapie sind die Prävention kardiovaskulärer Komplikationen und die Vermeidung einer Frühgeburt sowie eine Reduktion der

Gestosesymptomatik. Zerebrale Blutungen infolge hypertensiver Krisen sind die häufigsten mütterlichen Todesursachen bei Gestose.

Bei diastolischen Blutdruckwerten über 110 mmHg sind Frühgeburts- sowie kindliche Todesrate deutlich erhöht. Es gibt Berichte, dass die über den Urin ausgeschiedene Proteinmenge bei konsequenter antihypertensiver Therapie abnimmt. Es existieren divergierende Empfehlungen für den optimalen Zielblutdruckwert bei Gestose. Einigkeit besteht darüber, dass ein diastolischer Blutdruck über 110 mmHg nicht toleriert werden sollte. Blutdruckwerte von 140 mmHg systolisch und 90 mmHg diastolisch können als optimale Zielgrößen für den Blutdruck angesehen werden. Rasche Blutdrucksenkungen, v. a. aber Blutdruckabfälle unter einen diastolischen Druck von 60 mmHg sollten unter der antihypertensiven Therapie vermieden werden. Bei Blutdruckwerten unter 60 mmHg droht eine akute Reduktion der uteroplazentaren Perfusion (Autoregulationslimit?) mit nachteiligen Folgen für den Fetus.

Volumensubstitution und *Vasodilatation* sind die beiden prinzipiellen Strategien der Hypertoniebehandlung bei Gestose. Es gibt Belege dafür, dass der Blutdruck (besonders der diastolische Druckwert) bei Gestosepatientinnen alleine durch Volumensubstitution (mit Albumin bzw. mit Dextran) gesenkt werden kann. Dies wird einer Verbesserung der hämorheologischen Eigenschaften und einer Verringerung des Vasospasmus zugeschrieben.

Zur Volumensubstitution stehen im Prinzip alle kolloidalen Volumenersatzmittel in Kombination mit kristalloiden Lösungen zur Verfügung. Die Volumengabe sollte der Verabreichung von Vasodilatatoren vorausgehen. Desgleichen sollte bei Patientinnen mit Gestose immer vor der Narkoseeinleitung oder der Anlage einer rückenmarknahen Anästhesie ausreichend Volumen substituiert werden.

Als Vasodilatatoren werden Dihydralazin, Diazoxid und Calcium-Antagonisten (Nifedipin) sowie Urapidil am häufigsten angewandt. Nitrogylcerin oder Nitroprussidnatrium müssen bei Gestose meist relativ hoch dosiert werden, um Therapieeffekte zu erzielen. Daraus resultiert eine zu hohe Rate an unerwünschten Nebenwirkungen. Es gibt auch Berichte über direkte negative Wirkungen von Antihypertensiva auf den uteroplazentaren Blutfluß, allerdings sind die Untersuchungsbedingungen (Volumenstatus) häufig nicht ausreichend definiert.

Dihydralazin ist das am häufigsten angewandte und am Besten untersuchte Antihypertensivum bei Gestose. Dihydralazin senkt den Blutdruck effektiv ohne Beeinflussung der Plazentaperfusion über eine direkte relaxierende Wirkung auf die glatten Muskelzellen in den Arteriolen. Der verzögerte Wirkungseintritt (maximale Wirkung nach ca. 20 min) muss beachtet werden, außerdem kann Dihydralazin wegen der langen Halbwertszeit (ca. 4 h) bei kontinuierlicher Infusion kumulieren. Nebenwirkungen sind neben der Reflextachykardie, Kopfschmerzen und dosisabhängig das sogenannte „Lupus-like-Syndrome".

Diazoxid hat ebenfalls direkt vasodilatierende Wirkung und senkt den Blutdruck äußerst effektiv. Bei Kombination mit anderen Antihypertensiva oder bei mit Magnesium vorbehandelten Patientinnen sind ausgeprägte Hypotonien beschrieben worden.

Von den *Ca-Antagonisten* ist Nifedipin bei Gestose erfolgreich angewandt worden mit günstigen Auswirkungen auf Blutdruck und Nierenfunktion. Für die intravenöse Anwendung steht allerdings nur eine alkoholische Lösung zur Verfügung; dies führt in der bei Gestosepatientinnen notwendigen Dosierung oft zu einer intolerabel hohen Alkoholzufuhr.

Urapidil, ein a_1-Rezeptorenantagonist und 5-HT_{1A}-Agonist, eignet sich gut zur Drucksenkung bei Gestose. Sympathische Gegenregulationen sind nach Urapidil selten und der intrazerebrale Druck wird nicht beeinflußt. Bei schweren Verlaufsformen sind aber häufig hohe Dosierungen von Urapidil erforderlich, um eine suffiziente Drucksenkung zu erzielen.

Die Drucksenkung mit zentral wirksamen Sympatholytika wie Clonidin oder Methyldopa ist bei Gestose in Kombination mit Vasodilatatoren möglich.

ACE-Hemmer sind während der Schwangerschaft und der Stillzeit kontraindiziert. Fetotoxische Wirkungen sind für Captopril im Tierversuch nachgewiesen und scheinen mit der Substanzklasse zusammenzuhängen. Kinder von Müttern, die mit ACE-Hemmern therapiert wurden, hatten eine hohe Inzidenz an akutem Nierenversagen [16].

Renale Therapie

Mit einer schweren Beeinträchtigung der *Nierenfunktion* ist bei über der Hälfte der Patientinnen mit Gestose zu rechnen. Nach einer Untersuchung aus Großbritannien Ende der 70er Jahre war die Gestose die häufigste Ursache für die Dauerdialysepflicht bei Frauen unter 28 Jahren. In einer Fallkohortenstudie wurde für die Gestosepatientinnen, bei denen es zu einer akuten Niereninsuffizienz gekommen war, eine Letalitätsrate von 10% ermittelt [17, 18].

Eine spezifische Therapie der Niereninsuffizienz gibt es nicht. Die bis vor wenigen Jahren noch praktizierte hochdosierte Therapie mit Schleifendiuretika gilt heute als obsolet. Die Vermeidung eines intravasalen Volumenmangels hat oberste Prioriät. Deshalb sind eine großzügige Volumentherapie und die konsequente antihypertensive Therapie die geeigneten therapeutischen Maßnahmen. An einer geringen Patientenzahl konnte mit Dopamininfusion (2µg/kgKG/min) die renale Perfusion bei Gestosepatientinnen verbessert werden. Besteht eine Indikation zu Nierenersatzverfahren, so sind die kontinuierlichen Verfahren möglichst vorzuziehen.

Die funktionellen Veränderungen der Nieren bilden sich meist innerhalb weniger Wochen nach der Entbindung wieder komplett zurück. In extrem seltenen Fällen persistiert die Funktionseinschränkung der Nieren auch noch nach Monaten; die histologischen Veränderungen sind dann der proliferativen Glomerulonephritis sehr ähnlich.

Antikonvulsive Therapie

Alle neurologischen Symptome und Sehstörungen (s. Abschn. „Monitoring") sind als Prodromi eines Krampfanfalls zu werten und es sind entsprechende Maßnahmen zur Verhinderung des Anfalls zu treffen. Eine wesentliche Voraussetzung für eine effektive Prophylaxe neurologischer Komplikationen ist die suffiziente antihypertensive Therapie. Von den *antikonvulsiven Medikamenten* werden unter intensivmedizinischen Bedingungen meist *Benzodiazepine* und *Phenytoin* angewandt.

In den USA wird seit Jahrzehnten bei Gestose *Magnesium* zur Prophylaxe und zur Therapie von Krampfanfällen verabreicht [16]. Die Wirksamkeit der Magnesiumtherapie zur Anfallstherapie wurde heftig diskutiert [5]. Nachteilig ist der niedrige therapeutische Index von Magnesium. Die erwünschte Wirkung wird bei einer Plasmakonzentration zwischen 2 und 4 mmol/l erreicht. Die Therapie wird nicht nach Plasmakonzentrationen gesteuert, sondern die Mg^{2+}-Behandlung bei Gestose erfolgt nach Therapieschemata (s. auch bei [19, 20]). Teilweise werden dabei intramuskuläre Injektionen von Magnesium vorgeschlagen, was jedoch unbedingt unterbleiben sollte, da i.m.-Injektionen von Magnesiumsulfat sehr schmerzhaft sind. Die intravenöse Magnesiumgabe wird mit einer

„Aufsättigungsdosis" von 4 g i.v. über 20 min begonnen und danach mit einer Dauerinfusion von 0,5–1 g/h für die nächsten 24 h fortgesetzt.

Magnesium sollte nur angewandt werden, wenn die Atemfrequenz >12/min beträgt, die Urinausscheidung über 100 ml/h ist und die Patellarsehnenreflexe vorhanden sind. Magnesium hemmt die neuromuskuläre Übertragung und bei Plasmakonzentrationen von über 5 mmol/l verschwinden die tiefen Muskeleigenreflexe. Mit einer Atemlähmung sowie mit höhergradigen AV-Blockierungen ist bei Plasmakonzentrationen ab 7,5 mmol/l zu rechnen. In Untersuchungen zum Einfluss einer Magnesiumtherapie auf die Atemmuskulatur wurde bei Gestosepatientinnen aber bereits im therapeutischen Bereich eine Beeinträchtigung der Atemmechanik gefunden. Das Problem des niedrigen therapeutischen Index von Magnesium wird dadurch verschärft, dass Magnesium über die Nieren eliminiert wird und bei schwerer Gestose in der Mehrzahl der Fälle mit einer Reduktion der glomerulären Filtrationsrate unter 50% des erwarteten Normalwerts vorliegt.

In 2 aktuellen Studien wurde die Überlegenheit der Magnesiumgabe im Vergleich zu den antikonvulsiv wirksamen Substanzen Diazepam und Phenytoin gezeigt. In einer Untersuchung wurde bei Patientinnen mit Eklampsie das Auftreten rekurrenter Konvulsionen als Zielparameter analysiert [19, 20]. Dabei war die Magnesiumtherapie sowohl der Diazepam- als auch Phenytoingabe überlegen. Diese Studie wurde in Ländern der Dritten Welt durchgeführt und teilweise erfolgt die Diagnose und Theapie durch die anwesenden Hebammen.

Die Wirksamkeit von Magnesium in der Prävention von Krampfanfällen wurde in der zweiten Studie im Vergleich zu Phenytoin untersucht und auch dabei war Magnesium der Phenytoingabe überlegen [20]. Die Phenytoingabe wurde niedrig dosiert und bei 10 Patientinnen kam es schließlich zu Konvulsionen. Bei 8 dieser Patientinnen waren die Phenytoinkonzentrationen unterhalb des empfohlenen Therapiebereichs. Bedauerlicherweise wurde die Magnesiumtherapie mittels i.m.-Injektionen (alle 4 h) durchgeführt, was nicht empfehlenswert erscheint. Die Wirksamkeit von Magnesium bei Gestose ist erstmals durch prospektive Studien belegt, allerdings gibt es bisher keine Untersuchung bei schwerstkranken Gestosepatientinnen, die auf einer Intensivstation behandelt werden.

Ein Krampfanfall ist meist durch i.v.-Injektion einer geringen Menge von Diazepam (5–10 mg) oder Midazolam (2,5–5 mg) zu beenden. Benzodiazepine können die sedierende Wirkung von Magnesium (und umgekehrt) verstärken. Vor der Entbindung sollte in jedem Fall der Neonatologe über Zeitpunkt und Menge einer Benzodiazepingabe informiert werden.

Therapie pulmonaler Komplikationen

Pulmonale Komplikationen (Dystelektase, Atelektase, Pleuraerguss) sind bei Gestosepatientinnen nicht selten, dennoch sind sie meist konservativ zu beherrschen. Eine maschinelle Beatmung ist nur bei etwa 10% der intensivbehandlungspflichtigen Gestosepatientinnen erforderlich. Die eingeschränkten Zwerchfellexkursionen vor der Entbindung, eine Volumenüberladung oder die Magnesiumtherapie können Risikofaktoren sein. Die Inzidenz eines Lungenödems ist bei Patientinnen unter Tokolyse mit a_2-Agonisten oder nach hochdosierter Gabe von Dexamethason (z. B. zur forcierten Lungenreifung) erhöht. Bei Hinweisen auf eine verminderte myokardiale Pumpfunktion und hohen rechtsventrikulären Füllungsdrucken ist bei Gestosepatientinnen auch an einen Perikarderguss zu denken.

Therapie von Gerinnungsstörungen

Klinisch bedeutsame, interventionsbedürftige *Gerinnungsstörungen* sind bei Gestose eher selten. Meist sind Komplikationen, wie z. B. vorzeitige Plazentalösung, Sepsis, Fruchtwasserembolie dafür verantwortlich. Beim *HELLP-Syndrom* werden in 20–40% der Fälle neben der Thrombozytopenie pathologische laborchemische Gerinnungstests gefunden, aber auch dabei sind meist singuläre Gerinnungstests pathologisch, das Vollbild einer disssiminierten intravasalen Gerinnung ist nicht häufig. Man spricht auch von einer „low grade-DIC" oder „kontrollierter DIC" und bringt damit die Abgrenzung zur klassischen DIC zum Ausdruck.

Eine Substitution von Gerinnungsfaktoren mittels FFP ist indiziert, wenn es zu Blutungskomplikationen kommt. Die AT-III-Aktivität ist beim HELLP-Syndrom regelmäßig vermindert. Es gibt bisher keine kontrollierte Studie, in der ein positiver Effekt einer AT-III-Substitution auf den Krankheitsverlauf oder das Outcome bei HELLP-Syndrom gezeigt wurde. Die Veränderung der Gerinnungsparameter kann sich – wie alle anderen HELLP-Symptome auch – erst postpartum manifestieren. Eine Substitution von Thrombozyten ist nur bei extremer Thrombozytopenie oder bei einer chirurgisch nicht stillbaren Blutung indiziert. Prophylaktisch transfundierte Thrombozyten werden bei HELLP-Syndrom ebenfalls rasch verbraucht und stehen dann bei echtem Bedarf nicht mehr zur Verfügung.

Bei sorgfältiger Blutstillung können Sectiones caesareae auch bei Patientinnen mit einer Thrombozytenzahl unter 50.000/µl ohne relevant erhöhtes Nachblutungsrisiko durchgeführt werden. Die Thrombozytenzahl steigt bei Patientinnnen mit HELLP-Syndrom meist nach der Entbindung spontan innerhalb von 3–4 Tagen an. Bleibt der spontane Anstieg der Thrombozyten aus oder wird ein sekundärer Abfall registriert, so sind Komplikationen (z. B. Sepsis) auszuschließen.

Therapie hepatogener Komplikationen

Beim *HELLP-Syndrom* ist die *spontane Leberruptur* die schwerwiegendste Komplikation und die Empfehlung, die sofortige Entbindung (Reifezustand) nach Diagnosestellung anzustreben, ist der hohen Letalität (>60%) dieser Komplikation zuzuschreiben. Subkapsuläre Leberhämatome oder intrahepatische Leberhämatome gehen der Spontanruptur oft voraus. Die Labordiagnostik läßt keine Rückschlüsse auf die Leberbeteiligung zu. Während bei ausgedehnten subkapsulären Hämatomen die Transaminasenaktivität im Serum nur um das 3- bis 10-fache erhöht sein kann, sind bei intrahepatischen Leberhämatomen die Aktivitäten auch bei geringer Hämatomausdehnung stark erhöht.

Subkapsuläre Hämatome sind mittels sonographischer Untersuchung mit hoher Treffsicherheit nachzuweisen, dagegen ist die Darstellung intrahepatischer Hämatome oft schwierig (ggf. CT mit Kontrastmittel, MRI). Die Diagnosestellung ist von Bedeutung, da bei fortschreitenden intrahepatischen Hämatomen u. U. die Indikation für eine angiographisch kontrollierte Embolisation der zuführenden Arterie besteht.

Eine Spontanruptur kann bei beiden Hämatomlokalisationen vorkommen. Klinische Hinweise sind akut auftretende Oberbauchschmerzen, die in die rechte Schulter ausstrahlen, ein Abfall des Blutdrucks und ein Anstieg der Herzfrequenz. Bei Verdacht auf Ruptur ist sofortiges Handeln notwendig. Das diagnostische Vorgehen und die Therapie sind nach Kreislaufsituation und Geburtsstatus unterschiedlich.

Bei Verdacht auf eine *Leberruptur ante partum* ist die sofortige Schnittentbindung über eine mediane Laparotomie angezeigt. Bei rupturierter Leber ist diese mittels „Packing" und Drainage primär zu versorgen und nach 24–48 h wird die geplante Revision eventuell mit Entfernen der Tücher durchgeführt. Primäre Leberteilresektionen sollten nur in äussersten Notfällen vorgenommen werden.

Besteht der Verdacht auf eine *Leberruptur post partum*, so richtet sich das Vorgehen nach der Kreislaufsituation: Bei instabilem Kreislauf sofortige notfallmäßige Operation, bei relativ stabilen Kreislaufparametern können noch weitere Maßnahmen zur Diagnosesicherung (Ultraschalluntersuchung, Peritoneallavage) durchgeführt werden. In einigen Fällen wurde auch bei HELLP-Syndrom mit Leberruptur erfolgreich eine Lebertransplantation durchgeführt.

Die Maßgabe, bei Diagnosestellung eines HELLP-Syndroms die sofortige Entbindung anzustreben, wird nunmehr in neueren Studien überprüft [21]. Nach Gabe von *Dexamethason* postpartum wurde eine kurzfristige Besserung der laborchemischen Veränderungen bei HELLP-Syndrom gefunden; ob dies auch eine Auswirkung auf das Outcome hat und ob auch nachteilige Wirkungen zu erwarten sind, kann nicht beantwortet werden, da der Untersuchungszeitraum relativ kurz war (48 h).

Es gibt anekdotische Berichte über den Einsatz der Plasmapherese zur Behandlung von Patientinnen mit schwerstem HELLP-Syndrom. Ergebnisse kontrollierter Studien oder auch Fallkohortenanalysen an einer größeren Patientenzahl gibt es hierzu jedoch nicht.

Spezielle anästhesiologische Aspekte

Die konsequente symptomatische Behandlung und Kenntnisse der pathophysiologischen Veränderungen sind die Voraussetzung einer optimalen anästhesiologischen Versorgung von Patientinnen mit Gestose. Die symptomatische Therapie, v. a. der Ausgleich des relativen intravasalen Volumenmangels und ggf. die Therapie des Hypertonus müssen vor Narkoseeinleitung bzw. vor Anlage einer rückenmarknahen Anästhesie erfolgen. Nur in extremen Notfallsituationen kann davon abgewichen werden.

Bei der Auswahl des Anästhesieverfahrens ist zu bedenken, dass die *Periduralanästhesie* günstige Auswirkungen auf den arteriellen Hypertonus hat. Dies wird der Reduktion des Sympathikotonus und der Verbesserung des intervillösen Blutflusses in der Plazenta zugeschrieben. Die Periduralanästhesie führt zu einem geringeren Verbrauch an Antihypertensiva und einer verbesserten hämodynamischen Stabilität. Eine Periduralanästhesie ist jedoch bei deutlich pathologischen Gerinnungsparametern kontraindiziert. Bei HELLP-Syndrom ist neben der aktuellen Thrombozytenzahl v. a. auch die Dynamik des Thrombozytenabfalls von Bedeutung. Bei rasch progredienter Verminderung der Thrombozytenzahl auf Werte unter 100.000/µl ist von einer Regionalanästhesie abzuraten, dagegen wird ein Regionalanästhesieverfahren bei einer relativ konstanten Thrombozytenzahl von über 80.000/µl für vertretbar gehalten.

Bei *Allgemeinanästhesie* ist v. a. die schwierige Intubation bei ausgedehntem Larynxödem als potentielle Gefahr zu nennen. Dies ist zwar eine seltene Komplikation, aber aus einer Untersuchung an 442 Patientinnen mit HELLP-Syndrom ist bekannt, dass von 5 Todesfällen 3 (!) auf eine schwierige bzw. unmögliche Intubation zurückzuführen waren [22].

Neben dem vorbestehendem Larynxödem ist v. a. auch auf die gesteigerte Schwellneigung nach frustranem Intubationsversuch zu nennen. Entsprechend ist auch vor der Extubation – v. a. nach erschwerter Intubation – ein obstruierendes Larynxödem auszuschließen. Aus der gesteigerten Antwort des Gefäßsystems auf Katecholamine resultieren ausgeprägte Druckanstiege bei Stimulation, die durch adäquate Anästhesieführung (kurzwirksame Opioide, Lidocain und Magnesium wurde vorgeschlagen) zu vermeiden sind.

Vorteil der Allgemeinanästhesieverfahren ist v. a. die kurze Zeitspanne von Beginn der Anästhesie bis zur Entbindung des Kindes, was besonders in Notfallsituationen bedeutsam ist. Ferner ist die Allgemeinanästhesie auch bei ausgeprägten Gerinnungsstörungen das Verfahren der Wahl.

Für die Auswahl des geeigneten Anästhesieverfahren könnte auch die Erfahrung des Anästhesisten eine Rolle spielen: In einer prospektiven Studie wurden Patientinnen mit schwerer Präeklampsie randomisiert einer Allgemeinanästhesie oder einem Regionalanästhesieverfahren zugeteilt (Peridural- oder Spinalanästhesie). Es zeigte sich kein Unterschied bei den erfassten kindlichen oder mütterlichen Outcomeparametern. Lediglich der Volumenbedarf war bei den Patientinnen mit Regionalanästhesieverfahren größer [23]. Alle Anästhesieverfahren wurden in dieser Studie von einem Anästhesisten mit langjähriger Erfahrung in der geburtshilflichen Anästhesie durchgeführt.

Unter Umständen sind bei der Narkoseführung *Interaktionen* mit den verabreichten Medikamenten zu beachten: Bei Patientinnen, die mit Magnesium vorbehandelt worden sind, ist die Wirkung von nichtdepolarisierenden Muskelrelaxanzien verstärkt. In Anwesenheit von Magnesium wird die präsynaptische Transmitterfreisetzung gehemmt. Nach Nifedipingabe muss bei Magnesium behandelten Patientinnen ebenfalls mit einer verstärkten antihypertensiven Wirkung gerechnet werden.

Literatur

1. Davey DA, MacGillivray I (1988) The classification and definition of the hypertensive disorders of pregnancy. Am J Obstet Gynecol 158: 892–898
2. Peek MJ, Horvath JS, Child AG, Henderson-Smart DJ, Peat B, Gillin A (1995) Maternal and neonatal outcome of patients classified according to the Australasian Society for the Study of Hypertension in Pregnancy Consensus Statement. Med J Aust 162: 186–189
3. Taner CE, Hakverdi AU, Aban M, Erden AC, Özelbaykal U (1996) Prevalence, management and outcome in eclampsia. Int J Gynecol Obstet 53: 11–15
4. Brown MA (1995) The physiology of pre-eclampsia. Clin Exp Pharmacol Physiol 22: 781–791
5. Gallery EDM, Brown MA, Ross MR, Reiter L (1994) Diastolic blood pressure in pregnancy: Phase IV or phase V Korotkoff sounds. Hypertens Pregnancy 13: 285–292
6. Welsch H, Krone HA (1994) Mütterliche Mortalität bei HELLP-Syndrom in Bayern 1983–1992. Zentralbl Gynäkol 116: 202–206
7. Pipkin FB, Crowther C, De Swiet M et al. (1996) Where next for prophylaxis against pre-eclampsia. Br J Obstet Gynaecol 103: 603–607
8. Dekker GA, Geijn HP (1996) Endothelial dysfunction in preeclampsia. Part II: reducing the adverse consequences of endothelial cell dysfunction in preeclampsia ; therapeutic perspectives. J Perinat Med 24: 119–139
9. Dekker GA, Geijn van HP (1996) Endothelial dysfunction in preeclampsia partI: Primary prevention. Therapeutic perspectives. J Perinat Med 24: 99–117
10. Brown M, Zammit V, Mitar DM, Whitworth JA (1992) Extracellular fluid volumes in pregnancy-induced hypertension. J Hypertens 10: 61–68
11. Mushambi MC, Halligan AW, Williamson K (1996) Recent developments in the pathophysiology and management of pre-eclampsia. Br J Anaesth 76: 133–148
12. Sibai BM (1990) Eclampsia – VI. Maternal-perinatal outcome in 254 consecutive cases. Am J Obstet Gynecol 163: 1049–1055
13. Thiagarajah S, Bourgeois FJ, Harbert GM, Caudle MR (1984) Thrombocytopenia in preeclampsia: Associated abnormalities and management principles. Am J Obstet Gynecol 150: 1–7
14. Knox TA, Olans LB (1996) Liver Disease in pregnancy. N Engl J Med 335: 569–575
15. Sibai BM, Mercer BM, Schiff E, Friedman SA (1994) Aggressive vs. expectant management of severe preeclampsia at 28 to 32 weeks gestation: A randomized controlled trial. Am J Obstet Gynecol 171: 818–822

16. Gallery EDM (1995) Hypertension in pregnancy: Practical management recommendations. Drugs 49: 555–562
17. Gärtner HJ, Friedberg V (1992) Morphologische und funktionelle Veränderungen der Nieren. Gynäkologe 25: 398–415
18. Ghosh AK, Vashisht K, Varma S, Khullar D, Sakhuja V (1994) Acute renal failure in a patient with HELLP syndrome – An unusual complication of eclampsia. Ren Fail 16: 295–298
19. Eclampsia Trial Collaborative Group (1995) Which anticonvulsant for women with eclampsia? Evidence from the Collaborative Eclampsia Trial. Lancet 345: 1455–1463
20. Lucas MJ, Leveno KJ, Cunningham FG (1995) A comparison of magnesium sulfate with phenytoin for the prevention of eclampsia. N Engl J Med 333: 201–205
21. De Vries J-PPM, Olthof CG, Visser V et al. (1992) Continuous measurement of blood volume during hemodialysis by an optical method. ASAIO 38: M181-M185
22. Sibai BM, Ramadan MK, Usta I, Salama BM, Friedman SA (1993) Maternal morbidity and mortality in 442 pregnancies with hemolysis, elevated liver enzymes, and low platelets (HELLP syndrome). Am J Obstet Gynecol 169: 1000–1006
23. Wallace DH, Leveno KJ, Cunningham FG et al. (1995) Randomized comparison of general and regional anesthesia for cesarean delivery in pregnancies complicated by severe preeclampsia. Obstet Gynecol

Blockaden des Plexus brachialis – Neue Zugangswege

H.-H. MEHRKENS

Die Vielfalt der unterschiedlichen Zugangswege für die Blockade des Plexus brachialis zeigt an, dass auch 80 Jahre nach den Erstveröffentlichungen von Hirschel [3] und Kulenkampff [5] keine einzelne Methode existiert, mit der sämtliche Belange im Rahmen einer peripheren Regionalanästhesie der oberen Extremität erfüllt werden können. Den unterschiedlichen chirurgischen und schmerztherapeutischen Anforderungen muss daher durch die gezielte Auswahl einer jeweils adäquaten Technik Rechnung getragen werden. Dabei lassen sich die bestehenden Möglichkeiten der Plexus-brachialis-Blockade in 3 Kategorien gliedern:
1. interskalenäre Blockade,
2. klavikulanahe Blockade (supra- bzw. infraklavikulär),
3. axilläre Blockade.

Anatomische Grundlagen

Die Kenntnis der topographischen Anatomie ist stets unabdingbare Voraussetzung für eine erfolgreiche Plexusanästhesie, die in diesem Sinne nichts anderes als „angewandte Anatomie" bedeutet. Der Plexus brachialis wird aus den ventralen Wurzeln C_5 bis Th_1 gebildet, wobei geringe Anteile auch aus C_4 und Th_2 stammen. Der 5. und 6. Zervikalnerv vereinigen sich zunächst zum Truncus superior, der in seinem weiteren Verlauf zum Hauptbestandteil des Fasciculus lateralis wird. Der 7. Zervikalnerv bildet zunächst den Truncus medius und formiert sich dann mit Anteilen des Truncus inferior zum Fasciculus posterior. Der 8. Zervikalnerv und der 1. Thorakalnerv vereinigen sich zunächst zum Truncus inferior, der mit Teilen des Truncus medius zum Fasciculus medialis wird (Abb. 1).

Die sich sanduhrförmig verdichtenden Trunci treten relativ oberflächennah zwischen dem M. scalenus anterior und M. scalenus medius durch die hintere Skalenuslücke und formieren sich in der supraclavikulären Region zu den drei Faszikeln: lateralis, posterior und medialis. Die 3 Faszikel des Plexus brachialis sowie die den medialen Faszikel in unmittelbarer Nachbarschaft begleitende A. axillaris (bzw. subclavia) verlaufen unterhalb der Klavikula in Richtung Axilla in einer gemeinsamen bindegewebigen Hülle. Diese Gefäßnervenscheide soll von der tiefen Halsfaszie bis zur Axilla bestehen.

Noch vor Erreichen der Axilla erfolgt die Aufteilung des Plexus in die Hauptendnerven: N. musculocutaneus (aus dem lateralen Faszikel), Nn. axillaris und radialis (aus dem posterioren Faszikel), N. medianus (aus dem lateralen und medialen Faszikel) sowie N. ulnaris (aus dem medialen Faszikel).

Eine variierende Septierung innerhalb der gemeinsamen bindegewebigen Hülle und unregelmäßige Einlagerungen von Fettgewebe sind wahrscheinlich für die unterschiedliche Erreichbarkeit der einzelnen Nerven bei der Anästhesie verantwortlich. Sowohl

Abb. 1. Anatomie des Plexus brachialis

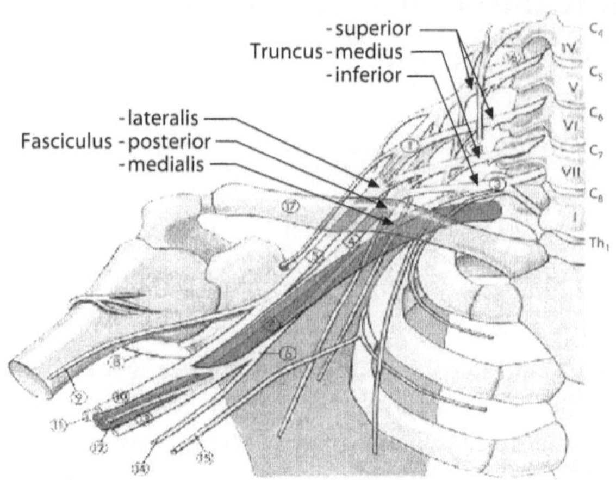

diese Septierung als auch die funktionelle Existenz der gemeinsamen Faszienhülle werden kontrovers diskutiert, doch zeigen Praxis und eine Reihe von Untersuchungen, dass es eine anatomische Basis für die Techniken mit einer Einzelinjektion geben muss [1; 7; 9]. Unsere eigenen Untersuchungen an Leichenpräparaten ließen keine sicher abgrenzbare gemeinsame „röhrenförmige" Struktur, wohl aber eine filigrane bindegewebige Umhüllung mit wabenförmigen, sicher leicht durchdringbaren Septierungen erkennen [4].

Zugangswege

Die nach der Höhe unterschiedlichen 4 Zugangsmöglichkeiten (interskalenär, supraklavikulär, infraklavikulär und axillär) wurden im Laufe der Jahrzehnte vielfach modifiziert. Die derzeit größte Einsatzfrequenz hat vermutlich die axilläre Blockade in der Modifikation nach de Jong ([2]; vgl. Abb. 2). Die klassische supraklavikuläre Blockade nach Kulenkampff ist wegen des hohen Pneumothoraxrisikos weitgehend verlassen worden; die modifizierte Technik nach Winnie und Collins („subclavian perivascular", [11]) hat in unseren Breiten keine große Popularität.

Sowohl beim interskalenären als auch beim infraklavikulären Zugang wurden in jüngerer Zeit neue Techniken beschrieben, die sich in der klinischen Praxis bereits bewährt haben und wachsenden Zuspruch erfahren.

Interskalenäre Blockade

Anteriorer Zugang (nach G. Meier [6])

Die interskalenäre Blockade stellt den kranialsten Zugangsweg zum Plexus brachialis dar. Die von Winnie 1970 beschriebene Technik [10] hat sich über viele Jahre bewährt; die Stichrichtung der Punktionsnadel („medial – dorsal – kaudal") birgt jedoch gewisse Risiken und Nachteile in sich. Um die Gefahr schwerwiegender Komplikationen wie versehentlicher Gefäßpunktionen der A. carotis bzw. A. vertebralis bis hin zu unbemerkter Epidural- oder Spinalpunktion soweit als möglich zu verringern und um günstigere

46

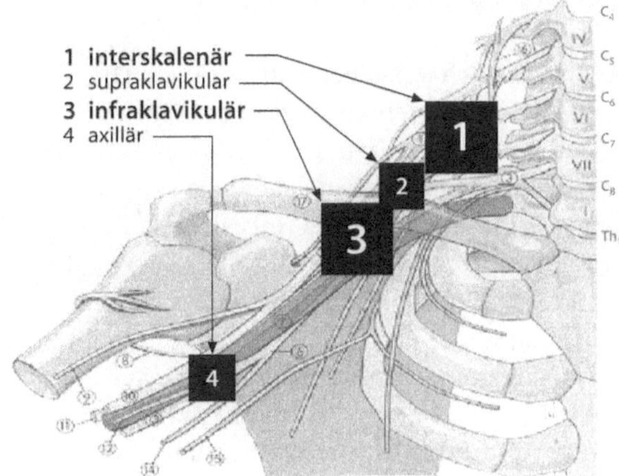

Abb. 2. Topographie der unterschiedlichen Plexus brachialis Blockaden

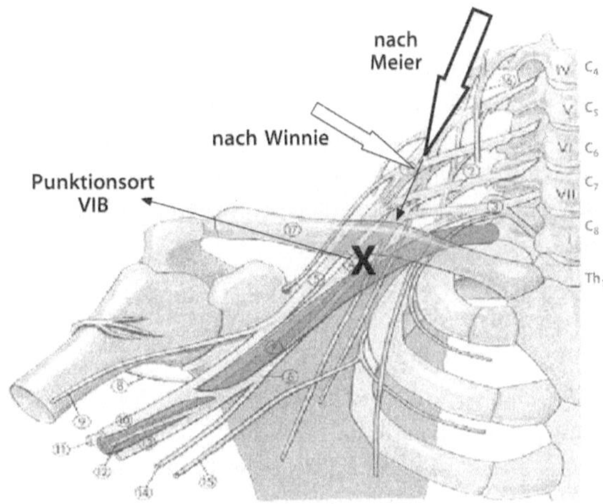

Abb. 3. Anteriore interskalenäre Blockade

Voraussetzungen zum Einführen eines Katheters für die kontinuierliche Anästhesie/Analgesie zu schaffen, hat es sich als nützlich erwiesen, die Punktionstechnik wie folgt zu modifizieren (Abb. 3):

Die unipolare Stimulationskanüle (z. B. Stimuplex D, 22 G, 15°, 50 mm, Fa. Braun/Melsungen) wird nach intrakutaner Hautinfiltration am Hinterrand des M. sternocleidomastoideus in Höhe der Incisura thyreoidea superior tangential zum Verlauf des Plexus mit Richtung auf den Punktionsort der vertikal-infraklavikulären Blockade (eigene Variante – s. unten) eingeführt. Die Nadelspitze hat den geeigneten Injektionsort in unmittelbarer Plexusnähe erreicht, wenn bei einer Schwellenreizstromstärke von 0,2–0,3 mA noch Kontraktionen des M. biceps (Fasciculus lateralis) oder des M. deltoideus (Fasciculus posterior) sichtbar sind. In der Regel empfiehlt sich die Applikation von 40–50 ml Lokalanästhetikum (z. B. 40 ml Prilocain 1% + 10 ml Bupivacain 0,5%). Eine suffiziente Blockadewirkung (chirurgische Toleranz) wird erwartungsgemäß nach ca. 10–15 min erreicht.

Bei Verwendung eines geeigneten Kathetersystems (z. B. Contiplex D 55, Fa. Braun/Melsungen) läßt sich mit gleicher Technik ein Katheter zur kontinuierlichen Schmerztherapie einführen (s. unten kontinuierliche Technik).

Posteriorer Zugang (nach P. Pippa [8])

Eine bei uns noch weitgehend ungebräuchliche alternative Technik wurde 1990 von Pippa mit einem posterioren Zugangsweg beschrieben, der eine gewisse Analogie zur paravertebralen „Psoas Compartment Blockade" aufweist (Abb. 4):

Beim sitzenden (oder in Seitenlage –zu blockierende Seite oben– befindlichen) Patienten wird in Anteflexion der Halswirbelsäule mit leicht zur kontralateralen Seite gedrehtem Kopf der Dornfortsatz von C7 (Vertebra „prominens") markiert.

In Abwandlung der von Pippa beschriebenen Technik erfolgt die Punktion unter Zuhilfenahme der elektrischen Nervstimulation: 3 cm lateral des Dornfortsatzes wird nach subkutaner Infiltration eine mindestens 8 cm lange Stimulationskanüle (z. B. Stimuplex D, 22 G, 80 mm, Fa. Braun/Melsungen) in sagittaler Richtung bis zum Kontakt mit dem Querfortsatz von C7eingeführt. Nach geringfügigem Zurückziehen wird die Nadel anschließend über die Oberkante des Querfortsatzes nach ventral vorgeschoben, bis Muskelkontraktionen (M. biceps oder M. deltoideus) bei einer Schwellenreizstromstärke von 0,3 mA erreicht werden. Nach negativem Aspirationstest erfolgt die Injektion von 40–50 ml Lokalanästhetikum (z. B. 40 ml Prilocain 1% + 10 ml Bupivacain 0,5%). Nach ersten eigenen Erfahrungen scheint der posteriore Zugangsweg für die kontinuierliche Technik mit Einführung eines Katheters weniger günstig zu sein als der anteriore.

Die interskalenäre Blockade eignet sich für alle Eingriffe im Bereich des Schultergelenks, der Klavikula und des proximalen Drittels des Humerus. Unerwünschten Nebenwirkungen können auftreten:
- Horner-Syndrom,
- Phrenikusparese und/oder
- Rekurrensparese.

Als mögliche Komplikationen sind Gefäßpunktionen (V. jugularis externa, V. jugularis interna, A. carotis communis) und Pleurapunktion (sehr selten) zu beachten. Wegen der Möglichkeit einer begleitenden Phrenikus- und/oder Rekurrensparese ist die beidseitige interskalenäre Blockade kontraindiziert. Aus dem gleichen Grund verbietet sich diese Form der Plexusanästhesie bei bestehender Phrenikus- und/oder Rekurrensparese auf der kontralateralen Seite.

Abb. 4. Posteriore interskalenäre Blockade

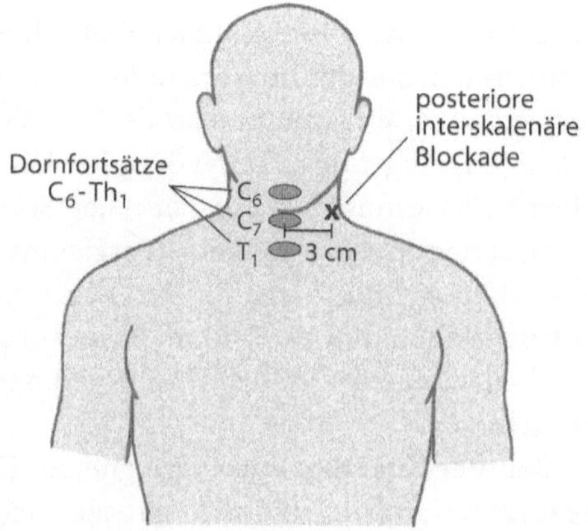

Infraklavikuläre Blockade

Vertikal-infraklavikulärer Zugang [4]

Aufgrund der anatomischen Gegebenheiten ist eine möglichst komplette Plexusblockade am ehesten zu erwarten, wenn das Lokalanästhetikum dort appliziert wird, wo die drei Faszikel in enger Lagebeziehung zueinander verlaufen und noch keine Aufteilung in periphere Einzelnerven erfolgt ist. Diese Bedingungen liegen in der retro-/subklavikulären Region vor, daher ist es naheliegend, den geeignetsten Applikationsort für das Lokalanästhetikum in diesem Bereich zu suchen. Den zahlreichen in der Literatur beschriebenen supra- und infraklavikulären Zugangswegen mangelt es ganz allgemein an eindeutigen, einfachen und jederzeit reproduzierbaren Anweisungen zur Punktionstechnik.

Auf der Basis eingehender anatomischer Studien haben wir eine praktikable, sichere Methode entwickelt, die für den Patienten schonend und für den Anästhesisten einfach durchzuführen ist (Abb. 5):

Der Patient befindet sich in bequemer, flacher Rückenlage, den Kopf zur kontralateralen Seite gedreht; der entspannt angewinkelte Arm (Hand auf dem Epigastrium) der zu blockierenden Seite stützt sich mit dem Ellbogen auf der Unterlage ab und es ist darauf zu achten, dass die Schulter nicht nach oben gezogen wird. Als Orientierungspunkte werden die Fossa jugularis des Sternums und das vordere Ende des Processus ventralis des Akromions markiert. Der Punktionsort befindet sich direkt am Unterrand der Klavikula, genau in der Mitte auf der Verbindungslinie zwischen den beiden Begrenzungspunkten (Abb. 5): Fossa jugularis (medial) und ventrales Ende des Akromions (lateral).

Nach intrakutaner Infiltration wird die Stimulationsnadel (z. B. Stimuplex D, 22 G, 50 mm, Fa. Braun/Melsungen) in exakt vertikaler Richtung (senkrecht zur Unterlage) bis maximal 5 cm (volle Länge der Kanüle) eingeführt. Periphere Muskelkontraktionen im Versorgungsgebiet des N. radialis (fasciculus posterior) oder des N. medianus bei einer Schwellenreizstromstärke von 0,2–0,3 mA signalisieren den geeigneten Injektionsort für das Lokalanästhetikum (Gesamtvolumen 40–50 ml, z. B. 40 ml Prilocain 1% + 10 ml Bupivacain 0,5%). Primär ausgelöste Kontraktionen des M. biceps (fasciculus lateralis/N. musculocutaneus) kennzeichnen noch nicht den geeigneten Injektionsort.

An unerwünschten Nebenwirkungen ist in wenigen Prozent der Fälle mit einem Horner-Syndrom zu rechnen. An möglichen Komplikationen sind Gefäßpunktionen zu

Abb. 5. Vertikal-infraklavikuläre Blockade

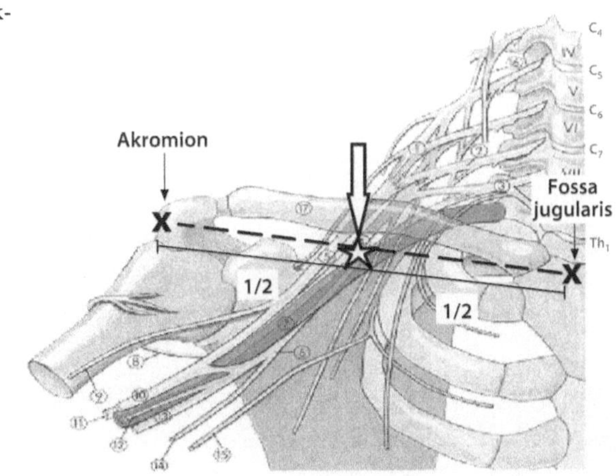

beachten, z. B. V. cephalica (bei zu großem Abstand vom Unterrand der Klavikula), A. oder V. subclavia (bei medialer Fehlpunktion).Das Pneumothoraxrisiko ist mit hoher Sicherheit zu vermeiden, wenn gewährleistet ist, dass:

keine mediale Fehlpunktion stattfindet,

eine maximale Punktionstiefe von 6 cm nicht überschritten und

von der streng vertikalen Stichrichtung nicht abgewichen wird.

Die vertikal-infraklavikuläre Plexusblockade eignet sich als Methode der Wahl für sämtliche Eingriffe an der oberen Extremität unterhalb der Schulterregion. Auch für die kontinuierliche Anästhesie/Analgesie unter Verwendung eines Katheters (z. B. Contiplex D, 22 G, 55 mm, Fa. Braun/Melsungen) hat sich diese Technik bestens bewährt.

Kontinuierliche Technik

Die kontinuierliche Plexusanästhesie/-analgesie mittels eines Verweilkatheters stellt einen der wichtigsten Aspekte und wesentlichsten Vorteile der peripheren Regionalanästhesie dar. Im Handel sind verschiedene Systeme erhältlich, bei denen der Katheter entweder direkt durch die (relativ dicke) Stimulationskanüle (z. B. Fa. Pajunk) oder sekundär durch eine Plastikhülse eingeführt wird, nachdem die zuvor enthaltene, übliche Stimulationskanüle entfernt wurde (z. B. Contiplex D, Fa. Braun/Melsungen).

Im eigenen Bereich bevorzugen wir seit Jahren das letztgenannte System. Dabei ist zu beachten, dass die Injektion des Lokalanästhetikums bereits größtenteils über den Zuspritzschlauch der Stimulationskanüle erfolgen sollte, um dadurch das nachfolgende Vorschieben des Katheters in den durch die Flüssigkeit aufgefüllten Raum zu erleichtern (Abb. 6).

Für eine korrekte Lage sollte der Katheter nicht weiter als ca. 3 cm über das distale Ende der Einführhülse hinaus vorgeschoben werden.

Unter den verschiedenen Möglichkeiten der Katheteranalgesie hat sich in unserer Klinik die kontinuierliche Zufuhr des Lokalanästhetikums (z. B. Ropivacain 0,2%) über eine Infusionspumpe (z. B. Infusomat, Fa.Braun/Melsungen) als praktikabelste Applikationsform erwiesen (Abb. 7):

Nach entsprechender Einweisung kann das Stationspersonal die Steuerung der Zufuhrrate des Lokalanästhetikums in vorgegebenen Grenzen weitgehend selbständig über-

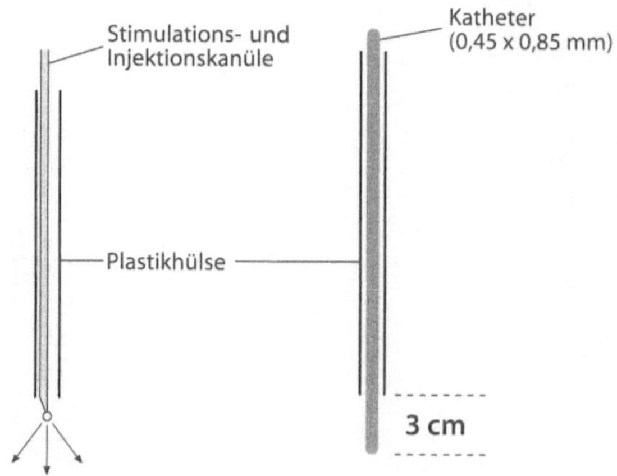

Abb. 6. Kathetertechnik/System Contiplex D

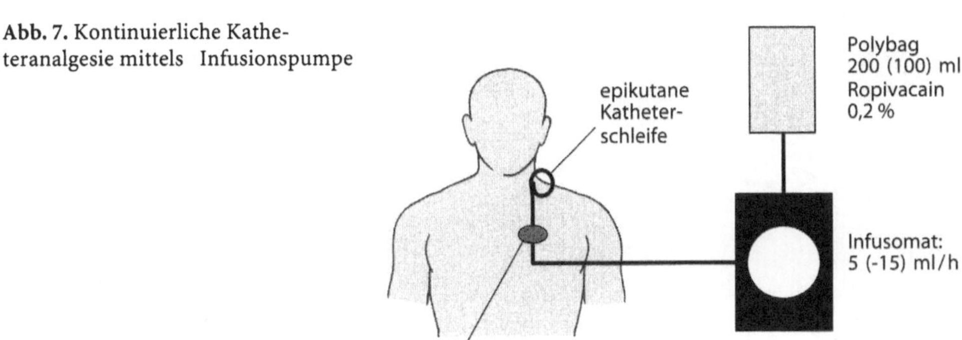

Abb. 7. Kontinuierliche Katheteranalgesie mittels   Infusionspumpe

nehmen und der anästhesiologische Dienst braucht nur noch eine intermittierende Kontrollfunktion zu erfüllen.

Zusammenfassung

Die neueren Zugangswege der Plexus-brachialis-Blockade – modifizierte anteriore und posteriore interskalenäre Blockade sowie vertikal-infraklavikuläre Blockade – bieten deutliche Vorteile gegenüber den bisherigen, herkömmlichen Methoden. Für die erfolgreiche Anwendung auch dieser Techniken sind gute Kenntnisse der topografischen Anatomie ebenso wie Verständnis und sorgsamer Einsatz der elektrischen Nervenstimulation unabdingbare Voraussetzungen.

Literatur

1. Beck H (1989) Die Blockaden des Plexus brachialis Untersuchung zur anästhesiologisch relevanten Anatomie. Med. Habilitationsschrift, Universität Hamburg
2. De Jong RH (1961) Axillary of the brachial plexus. Anesthesiology 22: 215–225
3. Hirschel G (1911) Die Anästhesierung des Plexus brachialis bei Operationen an der oberen Extremität. MMW 29: 1555–1556
4. Kilka HG, Geiger P, Mehrkens HH (1995) Die vertikale infraklavikuläre Blockade des Plexus brachialis. Anästhesist 44: 339–344
5. Kulenkampff D (1912) Die Anästhesierung des Plexus brachialis. Zentralbl Chir 38: 1337
6. Meier G, Bauereis C, Heinrich C (1997) Der interskalenäre Plexuskatheter zur Anästhesie und postoperativen Schmerztherapie. Anästhesist 46: 715–719
7. Partridge BL, Katz J, Benirschke K (1987) Functional anatomy of the brachial plexus sheaths: Implications for anesthesia. Anesthesiology 66: 743–747
8. Pippa P (1990) Brachial plexus block using the posterior approach. Eur J Anaesth 7: 411–420
9. Thompson GE, Rorie DK (1983) Functional anatomy of the brachial plexus sheaths. Anesthesiology 59: 117–122
10. Winnie AP (1970) Interscalene brachial plexus block. Anesth Analg 49: 455–466
11. Winnie AP, Collins VJ (1964) The subclavian perivascular technique of brachial plexus anesthesia. Anesthesiology 25: 353–356

Propofol in der Kinderanästhesie –
Medizinische und medikolegale Aspekte

P. REINHOLD, E. SCHLÜTER

Propofol ist seit 1989 in Deutschland zugelassen und erfreut sich im Bereich der Anästhesie und der Intensivmedizin wachsender Beliebtheit. Leider ist Propofol bei Kindern
unterhalb des 3. Lebensjahres nicht zugelassen. Propofol bietet auch in dieser Altersstufe
große Vorteile [15] und wird daher trotz fehlender Zulassung bereits zur Anästhesie und
zur Kurzzeitsedierung bei diagnostischen und therapeutischen Maßnahmen eingesetzt.

Propofol –2,6-Diisopropylphenol – ist ein Hypnotikum mit schnellem Wirkeintritt
und kurzer Wirkdauer ohne analgetische Effekte. Es wirkt über eine Beeinflussung des
GABA$_A$-Rezeptor-Chlorid-Ionophor-Komplexes. Da Propofol wasserunlöslich ist, ist die
Substanz galenisch als 1%ige und 2%ige Öl-in-Wasser-Emulsion aufbereitet. Neben
Propofol beinhaltet die Emulsion Sojaöl, Phospholipide aus Eigelb, Glycerin und Wasser.

Propofol wird zur Narkoseinduktion, zur Aufrechterhaltung von Narkosen in Kombination mit Opioiden mit und ohne Relaxanzien sowie mit und ohne Lachgas zur
Supplementation eingesetzt. Darüber hinaus wird es zur Kurzzeit-Sedierung bei Regionalanästhesien, bei diagnostischen bzw. therapeutischen Maßnahmen eingesetzt. Im
Erwachsenenalter stellt die Sedierung beatmeter Patienten auf der Intensivstation ein
weiteres Indikationsgebiet dar.

Pharmakokinetik

Die gute Akzeptanz, die Propofol seit seiner Einführung gefunden hat, begründet sich
v. a. auf seine günstigen pharmakokinetischen Eigenschaften.

Die Pharmakokinetik ist unter Zuhilfenahme eines Standard-3-Kompartiment-Mo-
dells bei Erwachsenen und Kindern mit einem Alter über 3 Jahren vielfach beschrieben
worden. Ohne auf Einzelheiten einzugehen ist summarisch festzustellen, dass das Verteilungsvolumen wie auch die Clearance bezogen auf das Körpergewicht bei Kindern eher
höher als bei Erwachsenen sind. Wie Studien zum pharmakokinetischen Profil von
Propofol bei Säuglingen zu entnehmen ist, sind die Werte für Verteilungsvolumen und
Clearance auch in dieser Altersstufe z. T. größer als die der älteren Kinder.

Die Propofolclearance bei Säuglingen mit Gallengangsatresie unterscheidet sich nicht
signifikant von der gesunder Kinder. Es ergeben sich neben der Glukuronisierung und
Sulfatierung noch andere Stoffwechselwege [20], weshalb die Leberunreife der Säuglinge
für die Clearance eine untergeordnete Rolle spielen dürfte.

Pharmokodynamik

Pharmakodynamische Untersuchungen haben die Vermutungen bestätigt, dass Kinder aufgrund des größeren zentralen Kompartiments und der höheren Clearance verglichen mit Erwachsenen einen höheren Propofolbedarf sowohl zur Narkoseeinleitung als auch zur Narkoseaufrechterhaltung haben. Primär dafür verantwortlich dürfte der relativ höhere „cardiac output" im Verhältnis zum Körpergewicht bei Säuglingen sein.

Ähnliche Verhältnisse sind für Thiopental beschrieben. Dies wurde auch bei Propofolplasmaspiegeluntersuchungen an ein- bis zwölfjährigen Kindern von Marsh [8] gefunden:
– Die Initialdosis sollte danach bei Kindern um 50%,
– die Aufrechterhaltungsdosis um 25–50% über der der Erwachsenen liegen.

Die ED 50 für Maskenakzeptanz bei 1- bis 12-jährigen Kindern wird mit 2,5 mg/kgKG,
– die ED 95 für die Maskenakzeptanz bei 3- bis 12-jährigen mit 2,3 mg/kgKG angegeben.
– Die ED 50 zur Unterdrückung des Lidreflexes beträgt bei 1- bis 6 Monate alten Säuglingen 3,0 mg/kgKG,
– versus 2,4 mg/kgKG bei 10- bis 16-jährigen Kindern.

Von Browne wurde bei 3- bis 12-jährigen Kindern die ED 95 für Propofol, um in einer Alfentanilnarkose Bewegungen zu unterdrücken, mit 8,7 mg/kgKG/h extrapoliert, die ED-95-Blutspiegel betrugen 2,1±0,9 ng/ml.

Klinische Auswirkungen

Da die Neonaten und kleinen Säuglinge ihr Herzzeitvolumen in erster Linie über die Herzfrequenz regeln und die Barorezeptorenfunktion auch in den weiteren Kinderjahren noch schwach ausgeprägt ist, ist dieses Klientel anfällig für Bradykardien. Die Bradykardierate bei Kindern unter Propofol beträgt etwa 10–20% [21]. Die eher vagotonen Effekte des Propofols sollten deshalb mittels Vagolytikavorgabe kompensiert werden, zumal bei Kleinkindern häufiger als bei älteren Kindern Bradykardien nach Propofolgabe auftreten [2] und der okulokardiale Reflex bei Schulkindern nach Propofolgabe häufiger als unter Inhalationsanästhetika zur Bradykardie führt.

Parallel dazu fanden Short [21] und Aun [2] einen Abfall des mittleren arteriellen Blutdruckes bei Kindern von 10–25% unmittelbar nach der Injektion von Propofol. Im Vergleich zu Thiopental ist der Blutdruckabfall unabhängig vom Alter unter Propofol stärker ausgeprägt Die Abnahme des systemvaskulären Widerstandes bei den Krabbelkindern ist bei Propofol und Thiopental jedoch identisch und bei den älteren Kindern unter Propofol deutlich stärker ausgeprägt. Andere Untersucher fanden ähnliche Blutdruckabfälle nach Propofolgabe, sie unterschieden sich nicht im Vergleich zu denen unter einer Halothan-Lachgas-Narkose.

Die Pharyngeal- und Laryngealreflexe werden durch Propofol deutlich besser unterdrückt als durch Thiopental, was sich vorteilhaft bei der Larynxmaskeninsertion [11] bemerkbar macht und auch Intubationen unter Verzicht auf Relaxanzien und volatile Anästhetika ermöglicht [6].

Das Atemzentrum bei Neonaten und Säuglingen ist sehr anfällig. Deshalb sind kurzfristige Apnoephasen von 20–30 s bei Patienten in diesem Alter nicht selten (ca. 20%). Vergleichsuntersuchungen zwischen Propofol und Thiopental bzw. Methohexital ergaben keine Unterschiede. Über den Einsatz von Propofol zur Sedierung unter Spontanatmung liegen eine ganze Reihe von Untersuchungen bei Säuglingen vor [17]. Abgesehen von kurzen Apnoephasen, beeinträchtigt Propofol auch bei Säuglingen und Kleinkindern die Spontanatmung bei Induktionsdosen von 3 mg/kg Körpergewicht und bis zu 175 µg/kg/min nicht. Mittels nasopharyngealer endtidaler CO_2-Messung konnte dabei die suffiziente Atmung bestätigt werden [5a].

Die Aufwachphase nach Propofol ist kürzer als nach Thiopental [11]. Es ergeben sich jedoch Altersunterschiede: Bezüglich des vollen Wachheitsgrades trifft dies nur bei über fünfjährigen Kindern zu, bei den ein- bis fünfjährigen Kindern ist nur das Augenöffnen nach Propofol schneller möglich als nach Thiopental [18]. 2–12 Jahre alte Kinder haben nach Propofol eine kürzere Aufwachphase als nach Halothaninhalation, bei 1–6 Monate alten und 7–12 Monate alten Kindern sind nach Propofol ebenbürtige Extubationserholungs- und Aufwachraumentlassungszeiten im Vergleich zu einer Thiopental- bzw. Halothaneinleitung zu beobachten [25]. Hervorzuheben ist, dass die Kinder nach Propofolgabe ruhig und wohlgestimmt aufwachen.

Propofol verursacht trotz der Emulgierung nicht selten Injektionsschmerz. Dieser beruht wahrscheinlich auf einer Aktivierung des Kinin-Kaskade-Systems und kann durch die Wahl großer Venen zur Injektion oder durch Zumischung von Lokalanästhetika deutlich vermindert werden; so hat sich die Zugabe vom 1 ml Lidocain 2% zu 200 ml Propofol bewährt.

Ein Problem der Anwendung von Propofol in der Neonaten- und Säuglingsphase könnte evtl. auch in der Fettverwertung gesehen werden, da in der Literatur über eine Leberverfettung und Fettembolie bei schwerstkranken Kindern nach langdauernder, hochdosierter Propofol-Infusion berichtet wird [12]. Propofol ist aus galenischen Gründen in Sojabohnenöl, Phospholipiden und Glyzerin emulgiert. Über die Verwertung von Intralipid®, welches die gleiche Zusammensetzung hat, liegen umfangreiche Untersuchungen im Säuglingsalter vor. So konnte während einer mehrtägigen kontinuierlichen Infusion von 2 g/kgKG/24 h und 100 E/kgKG/24 h Heparin bei sehr unreifen beatmeten Frühgeborenen eine ausreichende Fettclearance gefunden werden [13]. Auch bei hypotrophen Neugeborenen und Frühgeborenen mit Sepsis wurde von der gleichen Arbeitsgruppe bei dieser Dosierung keine Hypertriglyceridämie beobachtet.

Umgerechnet auf eine 2%ige Propofolzubereitung (20 mg Propofol und 100 mg Fett pro ml) könnten somit pro Stunde und kgKG auch beim kritisch kranken Neugeborenen 16 mg Propofol verabreicht werden, ohne eine kritische Fettklärung zu überschreiten. Zumindest einer kurzzeitigen Anwendung (z. B. im Rahmen von Sedierungen/Narkosen) dürfte somit aus diesen Gründen nichts entgegenstehen, sofern oben genannte Dosierungen nicht überschritten werden.

Anwendungsmöglichkeiten

Bei Säuglingen und Kleinkindern erfreuen sich die Inhalationsnarkotika nach wie vor insbesondere wegen der Möglichkeit der Maskeneinleitung und mangels gut steuerbarer intravenöser Verfahren einer sehr großen Beliebtheit. Propofol hat sich in den vergangenen Jahren als „das Hypnotikum" für die IVA (intravenöse Anästhesie mit Supplementierung von Lachgas) und für die TIVA (totale intravenöse Anästhesie) etabliert. Erst durch die Kombination kurzwirkender Pharmaka (Hypnotika, Analgetika und evtl. Relaxanzien) mit entsprechend kurzer „context sensitive halftime" wird die TIVA so gut steuerbar, dass sie auch in der klinischen Routine in Konkurrenz zur Narkose mit volatilen Anästhetika treten kann [5, 7, 26]. Als Indikation für die TIVA wird der Verzicht auf volatile Anästhetika angesehen, z. B. bei MH-Gefährdung.

Die maligne Hyperthermie (MH) wird durch volatile Anästhetika und Succinylcholin getriggert; die Inzidenz ist im Kindesalter deutlich höher als im Erwachsenenalter und beträg etwa 1:5.000 bis 1:15.000 Narkosen. Bei MH-Disposition aber auch schon bei Verdacht sind deshalb Succinylcholin und volatile Anästhestika kontraindiziert. Propofol ist kein MH-Trigger wie In-vitro- und In-vivo-Studien belegen [10]. Auch für den Einsatz von Propofol bei Patienten mit Porphyrie liegen positive Befunde vor, es dürfte problemlos bei Porphyrie einsetzbar sein.

Wiederholte Narkosen mit volatilen Anästhetika, insbesondere bei Verwendung von Halothan, sind mit Belastungen der Leber assoziiert. Auch den anderen volatilen Anästhetika wird eine potentielle leberschädigende Wirkung unterstellt. Ob das Compound A von Sevofluran nur tierexperimentell nephrotoxisch wirkt, ist bislang noch nicht definitiv geklärt. Für Kinder liegen zu dieser Fragestellung keine kontrollierten Studien vor. Für Propofol hingegen ist weder eine Hepato- noch eine Nephrotoxizität beschrieben.

Der Einsatz volatiler Anästhetika ist insbesondere in der Kinderanästhesie mit einer Arbeitsplatzbelastung verbunden. Dies ist zum einen durch die Maskeneinleitung und -beatmung, die Verwendung nicht-geblockter Tuben und natürlich durch die Abatmung inkorporierter volatiler Anästhetika in der postoperativen Phase bedingt. Erhöht wird die intraoperative Arbeitsplatzbelastung bei bronchoskopischen Eingriffen mit starrem Rohr zu diagnostischen oder therapeutischen Zwecken. Bei fehlender Applikationsmöglichkeit für volatile Anästhetika bietet sich bei manchen Techniken nur die Durchführung einer TIVA an, z. B. bei mikrolaryngoskopischen Eingriffen mit Jetventilation.

Die Umweltbelastung durch volatile Anästhetika – da Fluorkohlenwasserstoffe – ist ein weiteres Problem. Auch die neuen volatilen Anästhetika Sevofluran und Desfluran stellen, wenn auch zu einem deutlich geringeren Maße als Halothan, Enfluran und Isofluran, eine ökologische Belastung durch Zerstörung der Ozonschicht dar. Ökologische Probleme werden mit Propofol nicht assoziiert.

Lachgas galt lange Zeit als inertes Anästhetikum. Inzwischen wird Lachgas beschuldigt, durch seine Einwirkungen auf den Vitamin-B_{12}-Metabolismus myelodepressorisch und teratogen zu wirken. Außerdem werden Lachgas ausgeprägte emetische Nebenwirkungen zugeschrieben. Propofol hingegen wirkt eher antiemetisch, was nicht nur zum Einsatz in der Strabismuschirurgie mit erhöhter postoperativer Brechreizneigung prädestiniert [24], sondern gezielt therapeutisch genutzt wird.

Aufgrund des im Vergleich zu Stickstoff deutlich höheren Verteilungskoeffizienten tauscht sich Lachgas stöchiometrisch rasch mit diesem aus und führt wegen seiner Molekülgröße zu einer Volumen- bzw. Druckzunahme luftgefüllter Hohlräume wie Darmschlingen, Pneumothorax, Mittelohr etc.. Volatile Anästhetika heben den „ Euler-Liljestrand-Reflex “ auf. Intravenöse Narkotika und damit auch Propofol beeinflussen die hypoxische Vasokonstriktion nicht. Eine Zunahme intrapulmonaler Shunts kann somit verhindert werden. Bei Kindern liegen zu dieser Problematik keine Untersuchungsergebnisse vor. Es sind jedoch keine Gründe ersichtlich, die einen Analogieschluß nicht zulassen.

In Kombination mit Opioiden, insbesondere Alfentanil, erlaubt Propofol die Intubation ohne Relaxans [6, 23]. Dies ist insbesondere bei Kindern, die eine Intubationsnarkose für kurze Eingriffe brauchen, ein nicht zu unterschätzender Vorteil. Denn als Alternative verbleiben derzeit nur die Intubation in sehr tiefer Narkose mit volatilen Anästhetika oder die Anwendung von Succinylcholin, oder evtl. der Einsatz von Mivacurium, will man erhebliche Relaxansüberhänge vermeiden. Die gute Blockierung laryngealer Reflexe zeigt sich auch in der niedrigeren Laryngospasmusinzidenz im Vergleich zu anderen Narkoseinduktionsmedikamenten [9]. So ist es auch nicht verwunderlich, dass sich unter Propofol-Alfentanil-Einsatz die Intavent®-Larynxmaske leichter als mit anderen Hypnotika plazieren läßt. [1].

Propofol senkt sowohl den intrakraniellen Druck als auch den zerebralen Perfusionsdruck [14]. Deshalb hat sich Propofol sehr gut zur Narkoseführung bei neurochirurgischen Eingriffen etablieren können, zumal die kurze Halbwertszeit und damit das schnelle Erwachen die rasche Beurteilbarkeit der neurologischen Funktionen postoperativ ermöglicht. Auch der Anstieg des Augeninnendruckes während der Narkoseeinleitung läßt sich mit Propofol besser begrenzen als mit Thiopental.

Die Ataranalgesie mit Ketamin erfordert zur Unterdückung der psychomimetischen Nebenwirkungen den Einsatz von Benzodiazepinen, zumeist Midazolam. Die lange Halbwertszeit von Midazolam mit einer systemischen Clearance bei gesunden Kindern zwischen 8 und 13 ml/min/kgKG und kritisch kranken Neugeborenen von 2 ml/min/kgKG macht sich hier negativ bemerkbar. Als Alternative zu Midazolam in dieser Indikation wird von Schüttler Propofol propagiert, was eine etwa fünfmal höhere Clearance als Midazolam hat [19].

Neben der Propofolanwendung zur Narkose ergeben sich in der klinischen Praxis eine ganze Reihe von Indikationsfeldern, in denen Propofol in subnarkotischen Dosen zur Streßreduktion und Ruhigstellung eingesetzt wird. Das Spektrum reicht vom Transport beatmeter oder narkotisierter Patienten bis zum Einsatz zur Sedierung bei diagnostischen/therapeutischen Maßnahmen.

Hier ist Propofol bislang erfolgreich bei Kindern zur Herzkatheteruntersuchung und zur transösophagealen Echokardiographie eingesetzt worden. Dabei konnten deutlich kürzere Erholungszeiten als nach Ketamin erzielt werden. Bewährt hat sich Propofol ebenfalls bei radiologischen Maßnahmen im Kindesalter, so z. B. bei Kernspintomographieuntersuchungen in Spontanatmung; eine Loading-Dosis von 2 mg/kgKG und anschließend 100 µg/kgKG/min kontinuierlich [4] oder eine Induktionsdosis von 3 mg/kgKG und Repetitionsdosen von 1 mg/kgKG bei Bedarf [17] haben sich als ausreichend erwiesen. Hier macht sich die Möglichkeit, auf Narkosegeräte zu verzichten, positiv bemerkbar, denn das ferromagnetische Anästhesieequipement und der Kernspintomograph können sich gegenseitig bis hin zur Ineffektivität beeinflussen. Außerdem eignet sich Propofol hervorragend sowohl zur Sedierung bei Endoskopien als auch bei Lokal- und Regionalanästhesien.

Propofol ist jedoch kein Analgetikum! Da die Dosierungen und Applikationszeiten bei diesen Sedierungen der Anwendung bei Narkosen entsprechen, ist die fehlende Zulassung zur Sedierung irrelevant. Probleme traten nur nach Langzeitsedierung unter hoher Dosierung bei schwerkranken Kindern auf [12].

Medikolegale Aspekte

Die gute Akzeptanz, die Propofol auch in der Anwendung bei Säuglingen und Kleinkindern gefunden hat, ist besonders bemerkenswert, da diese Substanz eine altersbezogene Zulassungsbeschränkung zur Narkoseanwendung hat und zur Langzeitsedierung bei Kindern überhaupt nicht eingesetzt werden sollte.

Propofol ist derzeit bei Kindern unter 3 Jahren nicht zugelassen. Medizinische Gründe gibt es dafür nicht.

Aufgrund eines Mangels an geeigneten Studien ist keine Zulassung beantragt oder erteilt worden. In Österreich hingegen ist Propofol ab dem vollendeten 1. Lebensmonat

zugelassen. Wenn man in Deutschland in der Altersstufe unter 3 Jahren Propofol anwenden will, ist der Tatbestand der fehlenden Zulassung zu berücksichtigen: Die Substanz darf im Rahmen der ärztlichen Therapiefreiheit nur unter den Voraussetzungen des Heilversuchs eingesetzt werden:
- Aufklärung über den Tatbestand der fehlenden Zulassung,
- individuelle Nutzen-Risiko-Abwägung durch den Arzt sowie
- die Prüfung der Behandlungsalternativen [16].

Die fehlende Zulassung zur (Langzeit)Sedierung generell im Kindesalter ist dagegen medizinisch mit der Lipidbelastung begründet. 1 ml Propofol in 1%-iger Konzentration enthält 0,1 mg Fett; dies entspricht bei einer Doiserung von 10 mg/kgKG/h Propofol einer Fettbelastung von 2,4 g/kgKG/Tag. In der Literatur sind Todesfälle mit möglicherweise kausalem Zusammenhang mit mehrtägiger hochdosierter Propofolapplikation bei intensivpflichtigen Kindern beschrieben worden [3, 12].

Die vorteilhaften Propofoleffekte lassen sich aber nur dann realisieren, wenn die Anwendung in erfahrenen Händen liegt sowie die Risiken und Probleme personell wie apparativ beherrscht werden. Diese Implikationen haben – unabhängig von den verwendeten Pharmaka – ihren Niederschlag in den „Guidelines for the Monitoring and Management of Pediatric Patients During and After Sedation for Diagnostic and Therapeutic Procedures" der American Academy of Pediatrics gefunden [22]. Da die Übergänge zwischen den einzelnen Sedierungsstufen fließend sind, muss man sich im Zweifelsfalle wie bei einer Allgemeinanästhesie verhalten. Deshalb gehört Propofol nur in die Hand des Anästhesisten oder des erfahrenen Intensivmediziners.

Literatur

1. Allsop F, Innes P, Jackson M, Cunliffe M (1995) Dose of propofol required to insert the laryngeal mask in children. Paediatr Anaesth 5: 47–51
2. Aun CST, Sung RYT, OMeara ME, Short TG, Oh TE (1993) Cardiovascular effects of i.v. induction in children: comparison between propofol and thiopentone. Br J Anaesth 70: 647–653
3. Bray RJ (1998) Propofol infusion syndrom in children. Paed Anaesth 8: 491–499
3a. Browne BL, Wolf AR, Prys-Roberts C (1990) Dose requirements for propofol in children during total i.v. anasthesia. Br. J Anaesth 64:396–397
4. Frankville DD, Spear RR, Dyck JB (1993) The dose of propofol required to prevent children from moving during magnetic resonance imaging. Anesthesiology 79: 959–958
5. Grundmann U, Uth M, Eichner A, Wilhelm W, Larson R (1998) Total intravenous anaesthesia with propofol and remifentanil in paediatric patients: A comparison with a desflurane nitrous oxide inhalation anaesthesia. Acta Anaesthesiol Scand 42: 845–850
5a. Hannallah RS, Baker SB, Casey W, McGill WA, Broadman LM (1991) Propofol: effective dose and induction characteristic. Anesthesiology 74: 217–219
6. Hiller A, Klemola UM, Saarnivaara L (1993) Tracheal intubation after induction of anaesthesia with propofol, alfentanil and lidocaine without neuromuscular blocking drugs in children. Acta Anaesthesiol Scand 37: 726–729
7. Holas A (1996) Intravenöse und totale intravenöse Anästhesie TIVA. Thieme, Stuttgart
8. Marsh B, White M, Morton N, Kenny GN (1991) Pharmacokinetic model driven infusion of propofol in children. Br J Anaesth 67: 41–48
9. Martin TM, Nicolson SC, Bargas MS (1993) Propofol anesthesia reduces emesis and airway obstruction in pediatric outpatients. Anesth Analg 76: 144–148
10. McKenzie AJ, Couchman KG, Pollock N (1992) Propofol is a „safe" anaesthetic agent in malignant hyperthermia susceptible patients. Anaesth Intens Care 20: 165–168
11. Mirakhur RK (1988) Induction characteristics of propofol in children: comparison with thiopentone. Anaesthesia 43: 593–598
12. Parke TJ, Stevens JE, Rice AS et al. (1992) Metabolic acidosis and fatal myocardial failure after propofol infusion in children: five case reports. BMJ 305: 613–616

13. Paust A, Schröder A, Park W, Jakobs, Frauendienst G (1983) Fat elimination in parenterally fed low-birth-weight infants during the first weeks of life. J Parent Ent Nutr 7: 557–559

14. Ravussin P, Guinard JP, Ralley F, Thorin D. (1988) Effect of propofol on cerebrospinal fluid pressure and cerebral perfusion pressure in patients undergoing craniotomy. Anaesthesia 34 (Suppl): 37–41

15. Reinhold P, Kraus G, Schlüter E (1998) Propofol zur Narkose und Kurzzeitsedierung. Plädoyer für die Anwendung auch bei Kindern unter 3 Jahren. Anaesthesist 47: 229–237

16. Reinhold P, Usselmann B, (1999) Der nicht bestimmungsgemäße Gebrauch zugelassener Medikamente in der Anästhesie. Anästh Intensivmed 40: 704–708

17. Reinhold P, Graichen B (1999) Propofol zur Sedierung bei pädiatrischen Kernspintomographieuntersuchungen. Klin Pädiatr 211: 40–43

18. Runcie CJ, Mackenzie SJ, Arthur DS, Morton NS (1993) Comparison of recovery from anesthesia induced in children with either propofol or thiopentone. Br J Anaesth 70: 192–195

19. Schüttler J, Schüttler M, Kloos S, Nadstawek J, Schwilden H (1991) Optimierte Dosierungsstrategien für die totale intravenöse Anästhesie mit Propofol und Ketamin. Anaesthesist 40: 199–204

20. Shafer, SL (1993) Advances in propofol pharmacokinetics and pharmacodynamics. J Clin Anesth 5 (Suppl 1): 145–215

21. Short AM, Aun CS (1991) Haemodynamic effects of propofol in children. Anaesthesia 46: 783–785

22. Statement of the American Academy of Pediatrics, Committee on Drugs (1992) Guidelines for the monitoring and management of pediatric patients during and after sedation for diagnostic and therapeutic procedures. Pediatrics 88: 1286–1287

23. Steyn MP, Quinn AM, Gillespeil JA, Miller DC, Best CJ, Morton NS (1994) Tracheal intubation without neuromuscular block in children. Br J Anaesth 72: 403–406

24. Watcha ME, Simeon, RM, White PF, Stevens JL (1991) Effect of propofol on the incidence of postoperative emesis after strabismus surgery in children. Anesthesiology 75: 204–209

25. Westrin P (1991) The induction dose of propofol in infants 1–6 months of age and in children 10–16 years of age. Anesthesiology 74: 455–458

26. White PF (1996) Propofol. In: White PF (ed) Textbook of intravenous anesthesia. Williams & Wilkins, Baltimore

Neurostimulation bei chronischen Schmerzen

H. Harke

Gemäß Definition IASP ist Schmerz

*ein unangenehmes Sinnes- und Gefühlserlebnis, das mit einer aktuellen oder potenti-
ellen Gewebeschädigung verknüpft ist oder im Sinne einer solchen Bestätigung beschrieben wird.*

Schmerzen sind demnach nicht nur Ausdruck einer Gewebe- oder Organverletzung,
sondern mitunter auch Folge seelisch-psychischer Erkrankungen. In der Schmerzbehandlung ist deshalb die Betrachtung des ganzen Menschen eine Conditio sine qua non,
sodass vor Einleitung einer medikamentösen oder gar invasiven Behandlung das soziale
Umfeld des Patienten, mögliche Lebenskonflikte oder Verhaltungsstörungen durch gezielte psychometrische Untersuchungen analysiert werden sollten.

Dem Einfluss psychisch-seelischer, aber auch soziokultureller Prozesse auf das
Schmerzerleben, wurde bereits von Melzack und Wall in der von ihnen 1965 aufgestellten
„Gate-Control-Theorie" Rechnung getragen [5].

Sie erkannten:

1. „Schmerzaktivierte" Aβ-Fasern hemmen über Interneurone im 2. Neuron die
   Schmerzverschaltung von nozizeptiven Impulsen der C- und Aδ-Fasern auf den
   Vorderseitenstrang.
2. Die Impulse „schmerzaktivierter" Aβ-Fasern erreichen über die im Hinterstrang
   aufsteigenden Kollateralen das periaquäduktale Grau. Die Erregung dieser Kerngebie-
   te induziert über den Tractus corticospinalis eine deszendierende Impulsentladung
   mit Freisetzung hemmender Mediatoren am zweiten Neuron.
3. Sehr wahrscheinlich unterliegt die supraspinale Hemmung affektiv-emotional bewer-
   tenden Einflüssen, sodass über diesen Weg in Stress- und/oder lebensbedrohlichen
   Situationen Schmerz in seiner Wahrnehmung moduliert werden kann (Abb. 1).

Nozizeptive Schmerzen

Feinste, über den gesamten Körper verteilte Nervenendigungen der C- und Aδ-Fasern,
sogenannte Nozizeptoren, vermitteln den akuten und chronischen Schmerz. Unphysiologische Dehnungen bzw. Kontrakturen von Muskeln, Bändern und Gelenken führen
ebenso wie traumatische oder operative Gewebeverletzungen zu einer neurogenen als
auch lokalen Entzündungsreaktion mit Freisetzung inflammatorischer Mediatoren aus
Mastzellen, Lymphozyten und Leukozyten. In diesem Mediatorengemisch („sensitizing-
soup") fördern Prostaglandine, Substanz P, Kinine und andere Mediatoren die Erregbarkeit und Erregungsübertragung des nozizeptiven Systems. Aufgrund einer in der Regel

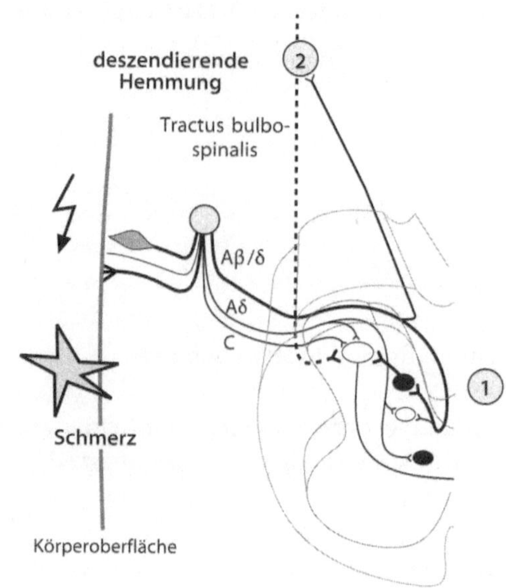

Abb. 1. „Gate-Control-Theorie".
1 Spinale Hemmung,
2 Supraspinale, deszendierende Hemmung

weit verzweigten Verschaltung der Nozizeptoren können Schmerzimpulse über verschiedene periphere Nervenbahnen weitergeleitet und wahrgenommen werden [9].

Therapie

Nichtsteroidaler Antiphlogistika reduzieren durch Hemmung der Prostaglandinsynthese die Erregbarkeit der Nozizeptoren. Opioide vermitteln über zentrale aber auch neugebildete µ-Rezeptoren im Entzündungsgebiet eine sowohl zentrale als auch periphere Schmerzdämpfung. Beide Analgetika eignen sich unter Beachtung der Leitlinien des WHO-Stufenplanes besonders zur Behandlung nozizeptiver Schmerzen [3].

Neuropathische Schmerzen

Neuropathische Schmerzen beruhen auf einer Verletzung, Schädigung oder Entzündung peripherer Nervenbahnen. Ektope Impulsentladungen verletzter Nerven führen zu einer noxischen Stimulation nozizeptiver Afferenzen mit einer ungezügelten Freisetzung exzitatorischer Aminosäuren. Die Reizantwort des zweiten Neurons und seines postsynaptischen Rezeptorsystems – AMPA, NK-1 besteht in einer Aktivierung des niederschwelligen NMDA-Rezeptors, sodass die nozizeptive Erregbarkeit empfindlich gesteigert wird. Diese *zentrale Sensibilisierung* läßt niederschwellige normalerweise nicht schmerzhafte mechanorezeptive Erregungen schmerzhaft empfinden (Allodynie) [2].

Bei fortbestehender noxischer Reizung kommt es im Zellkern der Axone zu einer Induktion der „Immediate-early-Gene" mit genetischer Transkription neuer Rezeptorsysteme, welche die postsynaptische Erregbarkeit des zweiten Neurons dauerhaft herabsetzen. Klinisch imponiert diese Überregbarkeit – wie beschrieben – mit einer dauerhaften Hyperästhesie und Allodynie.

Erschwerend kommt hinzu, dass nach einer Vielzahl von Nervenverletzungen durch die damit verbundene Freisetzung von Neurokininen und dem Nervenwachstumsfaktor

(NGF) α_1-Adrenozeptoren auf Nozizeptoren exprimiert werden oder benachbarte sympathische Nervenfasern in den Verletzungsbereich oder sogar in das Spinalganglion einsprossen [11].

Diese *„sympathisch-afferente Kopplung"* führt dazu, dass bereits physiologische sympathische Aktivitäten einen abnormalen Impulseinstrom in den Schmerzafferenzen hervorrufen. *Sympathikusabhängige Schmerzen* beobachtet man bei verschiedensten Neuralgien, z. B. bei der postzosterischen Neuralgie, dem Phantomschmerz, metabolischen Neuropathien oder insbesondere bei dem komplexen regionalen Schmerzsyndrom (CRPS 1) [1, 11].

Diese Neuropathien imponieren klinisch durch Brennschmerzen, blitzartig einschießende Schmerzattacken und evozierte Schmerzen (Allodynie, Hyperalgesie). Nicht selten treten autonome Symptome wie Veränderungen der Durchblutung oder Schweißsekretion (CRPS 1) hinzu.

Therapie

Die Therapie neuropathischer Schmerzen ist mitunter extrem schwierig. Zur Anwendung kommen trizyklischer Antidepressiva, Antikonvulsiva, Opioide, Sympathikusblockaden und die elektrische Hinterstrangstimulation (SCS).

Antikonvulsiva

Antikonvulsiva wirken vorwiegend auf spannungsabhängige Natriumkanäle und fördern deren Inaktivierung: Durch Verlängerung der Refraktärzeit werden Salven hochfrequenter Verletzungspotentiale am 2. Neuron auf ein Normmaß reduziert. Carbamazepin, Phenytoin und Valproinsäure sind charakteristische Vertreter dieses Wirkmechanismus [6].

Antidepressiva

Antidepressiva sind demgegenüber Reuptake-Hemmer für Noradrenalin und Serotonin, die die axonale Wiederaufnahme dieser postganglionären Überträgerstoffe nach Nervenreizungen verhindern. Demzufolge wird die durch Serotonin- und Noradrenalinrezeptoren vermittelte Hemmung der Schmerzübertagung verstärkt [6].

Opiate

Opiate wirken spinal (μ_2) als auch supraspinal (μ_1). Bei systemischer (intravenöser oder oraler) Applikation wirken sie hauptsächlich über supraspinale μ_1-Rezeptoren. Da neuropathische Schmerzen auf einer postsynaptischen Dysbalance spinaler Hemmechanismen beruhen und Opiate gegenüber sensibilisierten Neuronen eine geringe Affinität besitzen, ist die orale Wirkung der Opiate bei neuropathischen Schmerzen zuweilen unzureichend [6].

Neurostimulation

Eine *nichtmedikamentöse Alternative* zur Behandlung chronisch neuropathischer Schmerzen bietet die elektrische Hinterstrangstimulation. Bereits 47 nach Christus berichtet der römische Schriftsteller Scribonius Largus [7] von einem Gichtgeplagten, der bei seiner Wanderung am Strand durch die elektrischen Schläge des Zitterrochens von seinen Schmerzen geheilt wurde. Seit der Entdeckung des elektrischen Stromes wurden Elektrogeneratoren wiederholt zur Schmerzbehandlung eingesetzt.

Eine Erklärung für die schmerzlindernde Wirkung des elektrischen Stromes lieferte allerdings erst die von Melzack und Wall 1965 publizierte „Gate-Control Theory" [5]. Sie besagt:

Die durch eine Verletzung aktivierten schnelleitenden myelinisierten Aβ-Fasern hemmen die nozizeptive Aktivität der dünn – bzw. nicht myelinisierten Aδ-Fasern bzw. C-Fasern.

Da Kollateralen der Aβ-Fasern gebündelt im Hinterstrangsystem des Rückenmarks aufsteigen, wurden noch im gleichen Jahr durch Shealy [8] der Versuch unternommen durch Hinterstrangstimulation Tumorschmerzen erfolgreich zu behandeln.

Wie zwischenzeitlich durch neurochemische Untersuchungen des Karolinska-Institutes in Stockholm nachgewiesen werden konnte, führt die elektrische Stimulation der Hinterstrangbahnen in den erregten Rückenmarksegmenten zu einer Exprimierung der Gamma-Aminohydroxybuttersäure (GABA). GABA ist der potenteste und bedeutendste neuronale Inhibitor. Er findet sich in den Interneuronen des Hinterhorns und wird wie tierexperimentelle Untersuchungen der Karolinska-Gruppe zeigen, nach Elektrostimulation vermehrt freigesetzt [2, 4].

GABA-Rezeptoren finden sich sowohl prä- als auch postsynaptisch. Allerdings konnte gezeigt werden, dass bei neuropathischem Schmerz das GABA-System ineffizient arbeitet. Unter Elektrostimulation kommt es zu einer Normalisierung der GABA-Rezeptorfunktion mit einer Normalisierung des Erregungsablaufs im Bereich des zweiten Neurons. So wird bei neuropathischem Schmerz die unphysiologische Expression exzitatorischer Aminosäuren reduziert. Ebenso wird der sensibilisierte niederschwellige NMDA-Rezeptor in den physiologischen „Ruhezustand" zurückversetzt, sodass die Sensibilisierung des 2. Neurons erlischt [2].

Durch elektrische Stimulation der „erkrankten" Hinterstrangsysteme kann in „sensibilisierten Neuronen" ein physiologisches Empfindungsmuster wieder hergestellt werden. Es liegt auf der Hand, dass nur die Stimulation der mit dem sensibilisierten Neuron kommunizierenden Aβ-Fasern zum Erfolg führt. Bei inkorrekter Stimulation ist diese ineffektiv. Das heißt, die Stimulation muss genau auf die richtigen Hinterstrangbahnen treffen.

Nach epiduraler Punktion und Einbringen einer Testsonde in den Epiduralraum empfindet der Patient die orthrodrome Stimulation als eine angenehme Kribbelparästhesie, die er in jene Bereiche projiziert, aus denen die Hinterstrangsysteme entstammen. Auf diese Weise kann durch kraniale oder auch seitliche Verlagerung der Elektrode der Stimulations- und Parästhesiebereich so verändert werden, dass letztendlich die mit dem sensibilisierten Neuron kommunizierenden Aβ-Fasers stimuliert werden (Abb. 2). Nur unter dieser Voraussetzung gelingt durch GABA-Freisetzung eine Überführung des sensibilisierten Neurons in den physiologischen Erregungszustand.

Dementsprechend wird bei neuropathischen Schmerzen im Bereich der oberen Extremität eine Elektrostimulation in den Segmenten C_4–C_7 erforderlich. Bei Schmerzen im

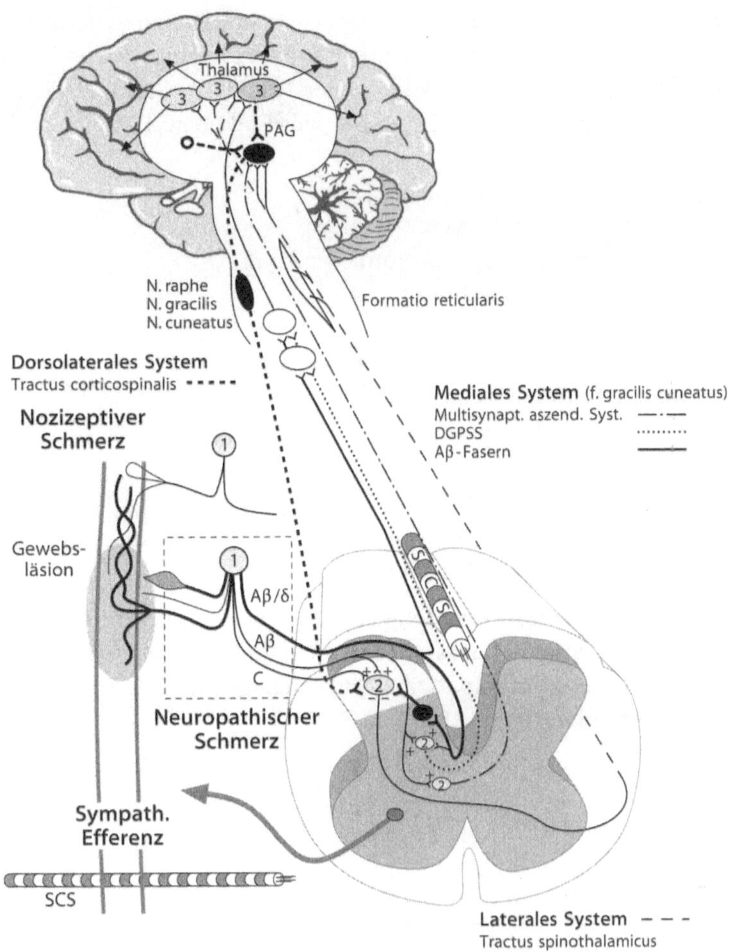

Abb. 2. Schmerzübertragung. Die Impulsübertragung auf Hinterhornneuronen kann durch hemmende Synapsen (schwarz) oder durch absteigende Bahnen (traches corticospinalis) abgeschwächt werden. Darstellung der Gegenirritationswirkung nach dem Prinzip der „Gate-control-Theorie". *Aβ/δ-C-Fasern:* schmerzleitende Nervenbahnen; *DCPSS* postsynaptisches Hinterstrangsystem; *PAG* periaquäduktales Grau; *SCS* epidurale Rückenmarkstimulation. – Elektrostimulation der im Hinterstrang verlaufenden A-Aβ-Fasern: Orthodrome Erregungen werden vom Patient als Kribbelparästhesie empfunden. Deszendierende Impulse bewirken die Aktivierung GABAerger Interneurone (*schwarz*) mit Hemmung der Schmerzverschaltung im 2. Neuron. Aufgrund der mehrsegmentalen Verschaltung nozizeptiver Bahnen werden nach Gewebeläsionen Impulsentladungen proximal oder distal der durch SCS inhibitierten Hinterhornneurone auf aufsteigende Schmerzbahnen (Vorderseitenstrang) verschaltet, so daß Nozizeptorschmerz durch SCS nicht zu blockieren ist.

thorakalen Bereich muss die Stimulation zwischen Th1 und Th8 erfolgen, während sich die untere Extremität vom Beckenkamm abwärts ab Th8–Th12 erfolgreich aktivieren läßt. Der Analbereich bzw. die Waden und die Füße werden durch die Stimulation der Sakralsegmente in Höhe LWK1 erreicht.

Da die GABA-erge Hemmung sich auf die dem nozizeptivem Feld benachbarten sympathischen Efferenzen erstreckt, beobachtet man unter SCS nicht nur eine Schmerzausschaltung sondern auch eine ausgeprägte Sympathikolyse (Abb. 2) [2, 4]. Dieser Sachverhalt erklärt, weshalb insbesondere sympathikusabhängige Schmerzsyndrome oder Erkrankungen mit erhöhter Sympathikusaktivität auf SCS optimal ansprechen.

Dementsprechend findet man die höchste Erfolgswahrscheinlichkeit bei Angina pectoris, bei arterieller Verschlußkrankheit sowie den sympathikusabhängigen Schmerzsyndromen CRPS 1, CRPS 2 und Post-Zoster-Neuralgie. Geringere Erfolgsraten werden bei Phantomschmerzen, inkompletten Nerven- und Plexusläsionen berichtet [10].

Indikationen zur SCS-Therapie [12]:
- Neuropathische Schmerzen:
    1. Radikulopathie/Postdiskotomiesyndrom,
    2. Phantom-/Stumpfschmerz,
    3. Inkomplette Plexusläsionen,
    4. Inkomplette periphere Nervenläsionen,
    5. Inkomplette Querschnittläsionen,
    6. Postherpetische Neuralgie.
- Sympathisch behandelbare Schmerzen:
    1. Sympathische Reflexdystrophie,
    2. Arterielle Verschlußkrankheit,
    3. Therapieresistente Angina pectoris.

Nozizeptive Schmerzen sind demgegenüber mit den herkömmlichen 4- oder 8-poligen Elektroden und Stimulationssystemen nicht therapierbar, da es aufgrund eines mehrsegmentalen nozizeptiven Impulseinstroms nicht gelingt, alle von der Nozizeption betroffenen Etagen zu blockieren (Abb. 2).

Literatur

1. Baron R, Jänig W (1998) Schmerzsyndrome mit kausaler Beteiligung des Sympathikus. Anaesthesist 47: 4–23
2. Cui JG, O'Connor WT, Ungerstedt U et al. (1997) Spinal cord stimulation attenuates augmented dorsal horn release of excitatory amino acids in mononeuropathy via a GABAergic mechanism. Pain 73: 87–95
3. Jage J. Jurna I (1993) Opioidanalgetika. In: Zenz M, Jurna I (Hrsg) Lehrbuch der Schmerztherapie. Wiss. Verlagsges., Stuttgart, S 137–153
4. Linderoth B, Stiller CO, Gunasekera L et al. (1994) Gamma-aminobutyric acid is released in the dorsal horn by electric spinal cord stimulation: An in vivo microdialysis study in the rat. Neurosurgery 34: 484–489
5. Melzack R, Wall PD (1965) Pain mechanisms: a new theory. Science 150: 971–975
6. Reisine T, Pasternak G (1996) Opioid analgesics and antagonists. In: Hardman JG, Limbird LE, Molinoff PB et al. (eds) Goddman & Gilmans „The pharmacological basis of therapeutics, 9th edn." McGraw-Hill, New York, p 523
7. Scribonicus Largus. De compositione medicamentorum liber. In: Kellaway P (1946) The part played by electric fish in the early history of bioelectricity. Bull Hist Med 20: 130
8. Shealy CN, Mortimer JT, Reswick JB (1967) Electrical inhibition of pain by stimulation of the dorsal columns: preliminary clinical report. Anesth Analg 46: 489–491
9. Siddall PJ, Cousins MJ (1998) Introduction to pain mechanisms: Implications for neural blockade. In: Cousins MJ, Bridenbaugh PO (eds) Neural blockade. Lippincott-Raven, Philadelphia, pp 675–699
10. Simpson BA (1994) Spinal cord stiumaltion. Pain Reviews 1: 199–230
11. Treede RD (1998) Pathophysiologie und Diagnostik von sensiblen Störungen bei Sympathikus-abhängigen Schmerzen. Schmerz 12: 250–260
12. Winkelmüller W (1991) Spinale Neurostimulation: Rückblick und aktueller Stand nach 19 Jahren Erfahrung. Der Schmerz 5: 243–260

Lagerungstherapie bei Intensivpatienten

Dirk Pappert

Erste Arbeiten über die erfolgreiche klinische Anwendung der Lagerungstherapie bei respiratorischer Insuffizienz wurden bereits 1976 von Piehl et al. [17] und Douglas et al. 1977 [4] veröffentlicht. Sie nutzten den positiven Effekt der Bauchlage auf den pulmonalen Gasaustausch sowohl bei spontan atmenden als auch maschinell beatmeten Patienten. Die Arbeiten von Piehl und Douglas basieren auf den theoretischen Untersuchungen von Bryan, der die Bauchlage propagierte, um eine Verbesserung der regionalen Ventilation dorsaler Bereiche zu erzielen [3]. Erst die Untersuchung von Langer et al. mehr als 10 Jahre später, machte die Bauchlagerung zu einem wichtigen Baustein in der Behandlung des akuten Lungenversagens („acute respiratory distress syndrome", ARDS) [14].

Die Behandlung der akuten respiratorischen Insuffizienz stützte sich aber in den folgenden Jahren vorwiegend auf Maßnahmen wie die maschinelle Beatmung mit positiven Drücken und die Anwendung von positiv endexspiratorischem Druck (PEEP). Obwohl diese nach wie vor fester Bestandteil der Konzepte zur Behandlung des ARDS sind, hat aber auch das Wissen über die damit verbundenen iatrogenen Probleme zugenommen.

Die therapeutischen Bemühungen konzentrieren sich deshalb zunehmend auf die Vermeidung der therapiebedingten Schädigungsmechanismen wie Barotrauma, Volotrauma und Biotrauma durch Anwendung von z. B. Stickstoffmonoxid, Surfactant, negative Flüssigkeitsbilanzierung, permissive Hyperkapnie oder Lagerungstherapie. Die Bedeutung der Lagerungstherapie in der Behandlung der respiratorischen Insuffizienz hat dabei in den letzten Jahren zugenommen, was sich auch anhand der Anzahl der publizierten Arbeiten über mögliche Mechanismen der Verbesserung des Gasaustausches zeigen läßt.

Pathophysiologie des ARDS

Veränderungen der Ventilations-Perfusions-Verhältnisse (VA/Q) beim ARDS sind eine Folge der Entzündungsreaktion der Lunge. Das in der Initialphase des ARDS auftretende Lungenödem ist die Folge eines zunehmenden Kapillarlecks mit Eiweißausstrom in das Interstitium oder den Alveolarraum. Das Gesamtgewicht der Lunge kann sich dadurch, verbunden mit einem Anstieg des extravaskulären Lungenwassers von etwa 5 ml/kgKG auf 15 ml/kgKG und mehr, um das 2- bis 3fache erhöhen. Eine Folge des erhöhten Gewichts der Lunge ist die Ausbildung von Kompressionsatelektasen in den basalen Lungenabschnitten.

Diese Veränderungen lassen sich in computertomographischen Untersuchungen als ventrodorsale Zunahme von Verdichtungen nachweisen [8, 9, 14, 17]. Diese Verdichtungen, die sich in Untersuchungen von Hedenstierna bereits nach 15 min Rückenlage und

Beatmung unter Narkose nachweisen ließen, korrelieren mit dem Anstieg der pulmonalen Shuntdurchblutung und dem Ausmaß der Hypoxie.

Entsprechend dem Modell von West über die Abhängigkeit von Ventilation, Perfusion und transpulmonalem Druck kommt es zu einer Vergrößerung der Zone III mit einer Erhöhung der Shuntperfusion zu Lasten der Zone II mit normalem Ventilations-Perfusions-Verhältnis. Die Reduktion des Anteils der Lunge mit normalen VA/Q-Verhältnissen infolge von alveolärem und interstitiellem Ödem sowie Atelektasenbildung steigert den Anteil des Shunts an der pulmonalen Gesamtperfusion auf über 40–50% und ist daher kausal für die oft lebensbedrohliche Hypoxämie im ARDS.

Die hypoxische Vasokonstriktion ist dabei ein wichtiger Kompensationsmechanismus und wirkt einer lageabhängigen Perfusion basaler Lungenabschnitte, wie sie bei lungengesunden, spontan atmenden Probanden gefunden wurde, entgegen. Obwohl eine Störung des Euler-Liljestrand-Reflexes infolge der pathologischen Verhältnisse der Lunge in der Literatur immer wieder diskutiert wird, zeigt die Wirkung von systemisch applizierten Vasodilatoren eine Aufhebung der Vasokonstriktion mit einem Anstieg der Shuntperfusion. Untersuchungen von Benumof über die Bedeutung mechanischer Faktoren und Hypoxie für die regionale Verteilung des Blutflusses in der Lunge ergaben keine Hinweise für eine mechanisch bedingte Einschränkung der Perfusion in Atelektasen [2].

Grundlagen der Lagerungstherapie

Die Verbesserung der Oxygenierung bei Patienten mit ARDS durch Bauchlagerung kann theoretisch auf vier Faktoren beruhen. Die Bauchlage bewirkt möglicherweise:

1. einen Anstieg der funktionalen Residualkapazität (FRC),
2. eine schwerkraftabhängige Umverteilung der Perfusion,
3. eine schwerkraftbedingte regionale oder globale Verbesserung der Ventilation oder
4. eine Umverteilung oder Resorption von Ödemflüssigkeit und Sekreten.

Untersuchungen der Ventilations-Perfusions-Verhältnisse mittels der Multiplen-Inert-Gas-Methode (MIGET) bei Patienten mit ARDS zeigten eine bevorzugte Aufteilung der pulmonalen Perfusion zwischen nicht ventilierten Arealen (VA/Q=O) und Gebieten mit normalen Ventilations-Perfusions-Verhältnissen (0,1<VA/Q<10). Da Bereiche mit venöser Beimischung (0,001<VA/Q<0,01) bei den meisten Patienten nicht nachweisbar waren, liegt die Vermutung nahe, daß Alveolen in der Frühphase des ARDS entweder regelrecht ventiliert werden oder atelektatisch sind. Erst in späteren Stadien des ARDS sind Gebiete mit niedrigen Ventilations-Perfusions-Verhältnissen nachweisbar. In einer Studie, die Pappert et al. 1994 publizierten, konnte der Effekt der Bauchlage auf die Verteilung der Ventilations-Perfusions-Gradienten an 12 Patienten mittels MIGET nachgewiesen werden [16].

Die unmittelbare Reduktion der pulmonalen Shuntdurchblutung ausschließlich zugunsten von Arealen mit normalen VA/Q-Verhältnissen führte zu der Annahme, dass es unter der Lagerungstherapie zu einer Rekrutierung von atelektatischen, aber gesunden Lungengebieten ohne Beeinflussung von Low-VA/Q-Bereichen kommt. Dies ist vermutlich der hauptsächlich verantwortliche Mechanismus für die Verbesserung des Gasaustausches unter der Lagerungstherapie. Mutoh et al. zeigten tierexperimentell, dass der ventrodorsale Pleuradruckgradient in Bauchlage gegenüber der Rückenlage abnimmt und damit die zum alveolären Kollaps führenden transalveolären Drücke reduziert werden. Erklärt werden kann dies unter anderem durch eine Veränderungen der Thoraxgeometrie bei Lagewechsel.

Volumenbelastung führte dabei zu einem Anstieg des Pleuradrucks in abhängigen Lungenabschnitten und einer größeren Neigung zu alveolärem Kollaps [15]. Die es erklärt auch die Verbesserung des Gasaustausches bei Lagewechsel eines Patienten von Rückenlage in Bauchlage meist innerhalb weniger Minuten.

Im Widerspruch dazu steht die Hypothese, dass eine schwerkraftabhängige Umverteilung des Blutflusses in abhängige ventrale, gut ventilierte Lungenareale unter der Bauchlage der vorrangige Grund für die Verbesserung des p_aO_2 ist. Die Schwerkraft spielt bei dem aufrecht stehenden gesunden Probanden eine wichtige Komponente bei der Verteilung der regionalen Durchblutung der Lunge. In der geschädigten Lunge kommt es aber aufgrund der liegenden Position des Patienten zu einem geringeren Schwerkraftgradienten. Darüber hinaus erfolgt eine Umverteilung des pulmonalen Blutflusses aus den vorwiegend abhängig lokalisierten Atelektasen zugunsten ventilierter Bereiche infolge hypoxischer Vasokonstriktion. Untersuchungen über den Einfluß systemischer Vasodilatatoren führten zu einer Zunahme der Shuntperfusion und zeigten damit, dass dieser Mechanismus auch in der erkrankten Lunge nicht signifikant gestört ist.

Der Einfluß der Lagerung auf die räumliche pulmonale Perfusion wurde in mehreren tierexperimentellen Untersuchungen gezeigt. So zeigten Beck et al. in einem Tiermodell mit akutem Lungenversagen anhand nuklearmedizinischer Untersuchungsmethoden eine Homogenisierung der Ventilations-Perfusions-Verhältnisse und eine Reduktion des apikobasalen Ventilations-Perfusions-Gradienten in Bauchlage [1]. Diese Untersuchungen wurden durch Wiener et al. bestätigt, die mittels radioaktiv markierter Mikrosphären zeigen konnten, dass der pulmonale Blutfluss unabhängig von der Lagerung ventrodorsal konstant verteilt ist [20].

Lamm et al. untersuchten die regionale Verteilung von Ventilation und Perfusion und kamen zu dem Schluss, dass ein Anstieg der transpulmonalen Drücke in der Bauchlage ausreicht, um dorsale atelektatische Bezirke zu eröffnen, und damit zu einer Verbesserung der Ventilation dieser Bereiche ohne eine Einschränkung der Belüftung ventraler Areale führt [13]. Atelektasen und VA/Q-Inhomogenitäten sind aber in Rückenlage gerade in diesen Bereichen am ausgeprägtesten und führen deshalb zu einer Erhöhung der Shuntperfusion, der dominierenden Ursache für die Verschlechterung des pulmonalen Gasaustausches im Lungenversagen.

Die Lagerungstherapie folgt damit der in einem Editorial von Lachmann geprägten Empfehlung zur Beatmung im Lungenversagen ARDS: „Open up the lung and keep it open", ohne die Notwendigkeit, die Atemwegsdrücke zu erhöhen [12]. Der Abfall des transpulmonalen Druckgradienten führt zu einem lokal niedrigeren, oberhalb des alveolären Eröffnungsdrucks liegenden transalveolären Druckgradienten, der zu einer Rekrutierung der Alveolen führt. Dieser Mechanismus verhindert aber auch den wiederholten alveolären Kollaps während des Beatmungszyklus, der infolge hoher Scherkräfte im Rahmen der zyklischen Wiedereröffnung der Alveolen einen weiteren iatrogenen Faktor in der Progredienz des ARDS darstellt [5, 19].

Die meisten klinischen Studien konzentrieren sich auf den kurzzeitigen Effekt der Lagerungstherapie auf den Gasaustausch. Fridrich und Mitarbeiter beschreiben in einer Studie an polytraumatisierten Patienten die konsequente Anwendung der Lagerungstherapie bei ätiologisch identischem ARDS über einen Zeitraum von 96 h mit einer signifikanten Verbesserung des Gasaustausches für alle Patienten Friedrich et al [7]. Einer der Gründe liegt vermutlich in der Homogenität der in die Studie eingeschlossenen Patienten.

Die Häufigkeit der therapierefraktären Patienten bei Lagerungstherapie wird in der gesamten bisher publizierten Literatur übereinstimmend mit etwa 75% angegeben. Gründe für dieses Therapieversagen, das sich ausschließlich an einer möglichen Verbesserung des Gasaustausches orientiert, sind nicht bekannt. Es ließen sich anhand der verschiedenen Studien keine Kriterien oder Parameter festlegen, die eine prospektive Abschätzung von Erfolg oder Mißerfolg der Lagerungsmaßnahme erlaubten. Weder die Dauer der Beatmung noch die Erfassung des extravaskulären Lungenwassers ließen sich als prognostische Parameter verwerten [16]. Die Bauchlage stellt dementsprechend in jeder Phase des Krankheitsverlaufs eine Option zur Verbesserung des Gasaustausches dar.

Kinetische Therapie

Obwohl die kinetische Therapie in der Regel als automatisierte Wechsellagerung einfacher und mit geringerem Personalaufwand durchzuführen und mit einer niedrigeren Inzidenz von Komplikationen verbunden ist als Bauchlage, erscheint sie aber hinsichtlich einer Verbesserung des Gasaustausches, gerade beim schweren ARDS, weniger effektiv. Eine Indikation zum Einsatz der kinetischen Therapie ist sicherlich in der postoperativen Therapie beatmeter Patienten zur Prävention respiratorischer Störungen und zur Sekretmobilisation zu sehen. In klinischen Studien zeigte sich eine Verringerung der Beatmungszeit [10].

Seitenlagerung

Die Seitenlagerung ist bei einem seitenbetonten Lungenversagen indiziert. Ibanez et al. konnten an 10 beatmeten Patienten mit einer radiologisch nachgewiesenen Seitenbetonung der Erkrankung eine Verbesserung des Gasaustausch durch Lagerung auf die gesunde Seite nachweisen [11]. Diese Patienten hatten einen Abfall der arteriellen Oxygenierung von im Mittel 134,0 mmHg auf 86,5 mmHg, wenn die erkrankte Lunge abhängig gelagert wurde. Fishman unterstreicht die Bedeutung der Lagerungstherapie bei einseitigem Lungenversagen mit dem Satz: „Down with the good lung" [6].

Mögliche Ursache für diese Verbesserung des Gasaustausches ist die Steigerung der Ventilation der nicht abhängigen Thoraxhälfte aufgrund einer besseren Zwerchfellmotilität im Gegensatz zu spontan atmenden Patienten, deren abhängige Lunge bevorzugt ventiliert ist. Darüber hinaus spielt die schwerkraftabhängige Verteilung des Blutflußes zu ventilierten Lungenabschnitten in Seitenlage eine größere Rolle als in Bauchlage, was sich durch den relativ größeren frontalen als sagittalen Thoraxdurchmesser erklären läßt.

Lagerungstherapie: Indikationen und Durchführung

Die Indikation zur Lagerungstherapie ergibt sich zum einem aus dem präventiven Charakter zur Sekretolyse und Infektprophylaxe zu einem frühen Zeitpunkt der Beatmungstherapie, und zum anderen aus der therapeutischen Notwendigkeit zur Verbesserung der arteriellen Oxygenierung, sobald sich im Rahmen des akuten Lungenversagen Gasaustausstörungen entwickeln.

Kontraindikationen zur Lagerungstherapie sind relativ und abhängig von der Erfahrung des Personals. In jedem Fall ist die Durchführung der Umlagerung sorgfältig zu planen, da der Patient während der Maßnahme einem erhöhten Risiko zu Komplikationen ausgesetzt ist.

Der Patient sollte in Bauchlage an Kopf, Thorax und Becken unterpolstert sein, um eine Einschränkung der Zwerchfellexkursion durch abdominellen Druck zu vermeiden. In vielen Fällen führt die Umlagerung zu einer Einschränkung der Compliance, was entweder in einer Erhöhung des p_aCO_2 resultiert oder bei druckkontrollierter Beatmung eine Erhöhung des Drucklimits bedingt. Die Dauer der Lagerung hängt vom klinischen Erfolg und von therapeutischen Notwendigkeiten ab. Die Häufigkeit von Lagerungsschäden sind abhängig von der Erfahrung mit Lagerungsmaßnahmen und individueller Prädisposition der Patienten.

Fazit

Da es sich bei der Bauchlagerung um eine einfache, wenig kostenintensive Maßnahme handelt, die in etwa 75% der Fälle zu einer Verbesserung der arteriellen Oxygenierung führt und damit die Möglichkeit zur Reduktion der inspiratorischen Sauerstoffkonzentrationen oder der inspiratorischen Spitzendrücke erlaubt, sollten Lagerungsmaßnahmen zur Behandlungsroutine des ARDS-Patienten gehören.

Literatur

1. Beck KC, Vettermann J, Rehder K (1992) Gas exchange in dogs in the prone and supine position. J Appl Physiol 7228: 2292–2297
2. Benumof JL (1979) Mechanism of decreased blood flow to atelectatic lung. J Appl Physiol 46: 1047–1048
3. Bryan AC (1974) Comments of a devil's advocate. Am Rev Respir Dis 110 (Suppl): 143–143
4. Douglas WW, Rehder K, Beynen FM, Sessler AD, Marsh HM (1977) Improved oxygenation in patients with acute respiratory failure: the prone position. Am Rev Respir Dis 115: 559–566
5. Elliott AR, Fu Z, Tsukimoto K et al. (1992) Short-term reversibility of ultrastructural changes in pulmonary capillaries caused by stress failure. J Appl Physiol 73: 1150–1158
6. Fishman A (1981) Down with the good lung. N Engl J Med 9: 537–537
7. Fridrich P, Krafft P, Hochleuthner H, Mauritz W: (1997) The effects of long-term prone positioning in patients with trauma-induced adult respiratory distress syndrome. Anesth Analg 83: 1206–1211
8. Gattinoni L, Pelosi P, Pesenti A et al. (1991) CT scan in ARDS: clinical and physiopathological insights. Acta Anaesthesiol Scand 95: 87–94; discussion
9. Gattinoni L, Pesenti A, Bombino M et al. (1988) Relationships between lung computed tomographic density, gas exchange, and PEEP in acute respiratory failure. Anesthesiology 69: 824–832
10. Gentilello L, Thompson DA, Tonnesen AS et al. (1988) Effect of a rotating bed on the incidence of pulmonary complications in critically ill patients. Crit Care Med 16: 783–786
11. Ibanez J, Raurich JM, Abizanda R, Claramonte R, Ibanez P, Bergada J (1981) The effect of lateral position on gas exchange in patients with unilateral lung disease during mechanical ventilation. Intensive Care Med 7: 231–234
12. Lachmann B (1992) Open up the lung and keep the lung open. Intensive Care Med 18: 319–321
13. Lamm WJ, Graham MM, Albert RK (1994) Mechanism by which the prone position improves oxygenation in acute lung injury. Am J Respir Crit Care Med 150: 184–193
14. Langer M, Mascheroni D, Marcolin R, Gattinoni L (1988) The prone position in ARDS patients. A clinical study. Chest 94: 103–107
15. Mutoh T, Guest RJ, Lamm WJE, Albert RK (1992) Prone position alters the effect of volume overload on regional pleural pressures and improves hypoxemia in pigs in vivo. Am Rev Respir Dis 146: 300–306
16. Pappert D, Rossaint R, Slama K, Grüning T, Falke KJ (1994) Influence of positioning on ventilation-perfusion relationships in severe adult respiratory distress syndrome. Chest 106: 1511–1516

17. Pelosi P, DAndrea L, Vitale G, Pesenti A, Gattinoni L (1994) Vertical gradient of regional lung inflation in adult respiratory distress syndrome. Am J Respir Crit Care Med 149: 8–13
18. Piehl MA, Brown RS (1976) Use of extreme position changes in acute respiratory failure. Crit Care Med 4: 13–14
19. Putensen C, Rasanen J, Lopez FA, Downs JB (1994) Continuous positive airway pressure modulates effect of inhaled nitric oxide on the ventilation-perfusion distributions in canine lung injury. Chest 106: 1563–1569
20. Wiener CM, Kirk W, Albert RK (1990) The prone position reverses the gravitational distribution of perfusion in dogs' lungs with oleic acid-induced injury. J Appl Physiol 68: 1386–1392

Latexallergie

R. Brehler, A. Heese

Antigenpräsentierende Zellen, Lymphozyten, Antikörper und verschiedene Effektorzellen bilden das Immunsystem, das spezifisch zwischen körpereigenen und körperfremden Molekülen unterscheiden kann. Allergie kann als zu Krankheitserscheinungen führende Immunantwort gegen normalerweise nicht schädliche Substanzen verstanden werden, eine vorausgegangene Sensibilisierung ist damit essentiell. Der Begriff Allergie sollte nicht mit dem Begriff Sensibilisierung gleichgesetzt werden, da eine Sensibilisierung nicht zwangsläufig zu einer klinischen Reaktion nach Allergenkontakt führen muß. Damit kann Allergie definiert werden als klinisch relevante Sensibilisierung. Nach Coombs u. Gell werden auch heute noch 4 verschiedene Reaktionsformen unterschieden.

Typ-I-Reaktion

Diese Reaktionsform wird auch als Soforttypreaktion bezeichnet, da Symptome oft bereits innerhalb von Minuten nach Allergenexposition zu beobachten sind. Das Spektrum der möglichen Erkrankungen umfasst:
- Heuschnupfen,
- Urtikaria,
- Anaphylaxie.

Im Rahmen der Sensibilisierung werden allergenspezifische IgE-Antikörper gebildet, die einerseits im Serum nachweisbar sind, sich andererseits gebunden an FcεR1-Rezeptoren auf der Oberfläche von Mastzellen und Basophilen finden. Nach erneutem Allergenkontakt leitet die Brückenbildung, d. h. die Bindung des Allergens an zwei IgE-Moleküle auf der Zelloberfläche, die Degranulation der Effektorzelle ein. Freigesetzt werden präformierte Mediatoren wie Histamin, daneben wird die Synthese von u. a. Prostaglandinen und Leukotrienen iniziiert. Diese Mediatoren sind für die klinischen Symptome verantwortlich.

Typ-II-Reaktion

Die zytotoxische Reaktion setzt voraus, dass das Antigen auf Zellmembranen haftet. Durch Interaktion mit zirkulierenden IgG-Antikörpern kommt es zur Schädigung der Zellmembran und letztendlich zur Zelllyse. Klinisch finden sich:
- Transfusionsreaktionen,
- medikamteninduzierte hämatolytische Anämien und
- Agranulozytosen.

Typ-III-Reaktion

Die Komplexbildung zwischen zirkulierenden Antigenen und spezifischen Antikörpern (meist IgG) führt zur Aktivierung der Komplementkaskade. Die Gewebeschädigung resultiert aus der Freisetzung lysosomaler Enzyme aus Neutrophilen. Für die Reaktion ist die Größe der Immunkomplexe entscheidend. Auch unter physiologischen Bedingungen kommt es ständig zur Bildung kleinerer Immunkomplexe. Durch perivaskuläre Reaktion kommt es z. B. bei der Arthusreaktion durch lokale Antigeninjektion zur Vaskulitis an der Haut.

Verschiedene Krankheitsbilder basieren auf solchen Immunkomplexreaktionen:
- Serumkrankheit bei
    - Autoimmunkrankheiten,
    - Medikamentenunverträglichkeit und
    - Infektionen;
- Purpura Schoenlein-Henoch und
- allergische Vaskulitiden.

Typ-IV-Reaktion

Klassische Krankheiten dieser zellulären Immunreaktion sind:
- allergische Kontaktekzem,
- Tuberkulinreaktion,
- Transplantatabstoßungsreaktionen.

Symptome treten typischerweise 24–48 h nach Antigenkontakt auf. Typ-IV-Reaktionen richten sich in der Regel gegen Haptene, die sich an körpereigene Proteine binden. Das Allergen wird von antigenpräsentierenden Zellen aufgenommen und an der Zelloberfläche zusammen mit MCH-Klasse-II-Molekülen spezifischer T-Zellen präsentiert. Die Reaktion manifestiert sich hauptsächlich am Ort des Allergenkontakts.

Allgemeines zu Allergie und Atopie

Von diesen immunologischen Reaktionen sind Überempfindlichkeitsreaktionen anderer Genese abzugrenzen. Ein wesentlicher Unterschied ist, dass allergische Reaktionen immer eine frühere Sensibilisierungsphase voraussetzen, nichtimmunologische Reaktionen auch bei dem ersten Kontakt mit einer Substanz auftreten können.

Atopie kann definiert als Bereitschaft Überempfindlichkeiten vom Soforttyp gegen Substanzen aus der natürlichen Umwelt zu entwickeln.

Aufgrund großer epidemiologischer Studien müssen aktuell etwa 32% der Bevölkerung als Atopiker eingestuft werden und zeigen damit eine Neigung zur Entwicklung von Erkrankungen aus dem atopischen Formenkreis:
- allergische Rhinokonjunktivitis,
- allergisches Asthma,
- atopisches Ekzem.

Welche Faktoren letztlich dafür verantwortlich sind, dass der Atopiker im Gegensatz zum Nicht-Atopiker IgE-Antikörper gegen ubiquitäre Allergene bildet, ist bis heute nicht geklärt.

Da die Lebensgewohnheiten das Spektrum der Allergenexposition bestimmen, ist es nicht verwunderlich, dass das aktuelle Allergenspektrum einem ständigen Wandel unterworfen ist.

Die Soforttyp-Allergie gegen Naturgummi (Natural Rubber Latex/NRL) hat in den letzten Jahren eine außerordentliche Bedeutung erlangt, die darin liegt, dass:
- die Prävalenz in definierten Risikogruppen massiv angestiegen ist,
- die NRL-Allergie oft für bedrohliche Reaktionen bei Betroffenen verantwortlich ist,
- die NRL-Allergie enorme Kosten verursacht.

Für die hohe Prävalenz ist sicherlich insbesondere der massiv angestiegene Verbrauch v. a. billiger Handschuhe, die produktionsbedingt hohe Protein- und Allergengehalte aufweisen, verantwortlich zu machen.

Eine kausale Therapie im Sinne einer Hyposensibilisierung scheint prinzipiell möglich zu sein. Extrakte für die Hyposensibilisierung stehen derzeit aber nicht zur Verfügung. Daher müssen intensive Prophylaxemaßnahmen darauf abzielen, die Inzidenz zu senken.

Für Latexallergiker kann der Kontakt mit NRL zu lebensbedrohlichen, gelegentlich tödlich verlaufenden, Reaktionen führen. Daher ist das Wissen um dieses vermeidbare Risiko unerläßlich. Die Kenntnis der klinischen Reaktionen und das Wissen um die Verbreitung von Latexmaterialien ermöglicht in vielen Fällen die Diagnose aufgrund anamnestischer Angaben relativ sicher zu stellen. Zur Bestätigung der klinischen Verdachtsdiagnose sind unterschiedliche allergologische Testverfahren etabliert.

Zur adäquaten Patientenversorgung müssen Arztpraxen, Krankenhäuser aber auch Notfalleinrichtungen (Notarztwagen usw.) heute über latexfreie Behandlungsmöglichkeiten verfügen, um Patienten mit Latexallergie nicht zusätzlich durch notwendige Behandlungsmaßnahmen zu gefährden.

Gewinnung und Verwendung von Latex

Natural Rubber Latex (NRL) besteht aus Polyisopren. Das Rohmaterial wird fast ausschließlich aus dem Latex des hauptsächlich in Asien kultivierten Kautschukbaumes Hevea brasiliensis gewonnen. Im weiteren Verarbeitungsprozess werden der Latexsuspension verschiedene Zusatzstoffe (Dispergatoren, Emulgatoren, Stabilisatoren, Konservierungsmittel, Vulkanisationsreagenzien, Alterungsschutzmittel, Füllstoffe, Farbpigmente, Weichmacher, usw.) zugesetzt. Durch Vulkanisation entsteht das Endprodukt „Gummi".

NRL zeichnet sich durch günstige Materialeigenschaften und einen niedrigen Preis aus und wird für die Herstellung verschiedenster Produkte verwendet (Tabelle 1). Hervorzuheben ist die Verwendung von NRL für Latexhandschuhe, die für die zunehmende Latexproblematik von herausragender Bedeutung sind.

Polyisopren kann auch industriell synthetisiert werden (Synthetic Rubber Latex), Proteine die im NRL enthalten sind finden sich damit im Synthesegummi nicht.

Im technischen Sinne wird der Begriff „Latex" für Suspensionen verwendet, die Partikel müssen nicht aus Polyisopren bestehen. So enthält z. B. Latexfarbe weder Natur- noch synthetischen Latex.

Tab. 1. Häufiger vorkommende Latexprodukte im privaten und medizinischen Bereich

Privater Bereich		Medizinischer Bereich	
Schnuller	Bademützen	Handschuhe	Infusionsbestecke
Sauger	Taucherbrille	Fingerlinge	Perfusorspritzen
Luftballons	Schuhsohlen	Katheter	Gummistopfen
Gummiringe	Autoreifen	Darmrohre	Gummiunterlagen
Kleber	Fahrradschläuche	Intubationstuben	Pflaster
Radiergummi	Textilien	Ambubeutel	OP-Schuhe
Wärmflaschen	Kondome	Beatmungsmasken	Kofferdam
Kompressionsstrümpfe	Bettmatratzen	Blutdruckmanschette	Zahnkeile

Klinik

NRL kann verschiedene Hautprobleme auslösen, auch hier müssen zunächst immunologische von nichtimmunologischen Reaktionen abgegrenzt werden. Da intensive, langdauernde Kontakte mit Latex sicherlich am häufigsten durch Handschuhtragen bedingt sind, kommt NRL-Handschuhen im Rahmen der Latexproblematik eine besondere Stellung zu.

Kontaktekzeme

Allergische Kontaktekzeme sind häuptsächlich auf die Kontaktareale begrenzt, Streureaktionen an der übrigen Haut sind möglich. Klinisch finden sich je nach Stadium und Ausprägung Rötung, Bläschen, Ödem, Infiltration, Schuppung, Rhagaden und Hyperkeratosen.

Beruflich bedingte allergische Kontaktekzeme an den Händen sind häufig auf Handschuhe zurückzuführen. Dabei stellen die Akzeleratoren die wichtigste Gruppe der Kontaktallergene in Latexhandschuhen dar. Sensibilisierungen gegen Thiurame wurden mit 72% am häufigsten nachgewiesen, gefolgt von Carbamaten (25%) und Mercaptobenzothiazolen (3%) [26].

Da einzelne Gummichemikalien im Rahmen des Herstellungprozesses relativ problemlos ersetzt werden können, stellen Kontaktsensibilisierungen gegen diese Substanzen bezüglich handschuhbedingter Ekzeme ein lösbares Problem dar. Während vor etwa 10 Jahren in den meisten Gummihandschuhen Thiurame enthalten waren, finden sich diese Substanzen heute kaum noch in den in Deutschland gebräuchlichen Latexhandschuhen.

Allergische Kontaktekzeme müssen von irritativen Ekzemen abgegrenzt werden, die Folge von Feuchtarbeit, Umgang mit Desinfektionsmitteln, Tragen von Handschuhen usw. sind. Die Abgrenzung gelingt in der Regel durch entsprechende Epikutantests, bei denen die in Frage kommenden Substanzen auf die Rückenhaut aufgebracht werden, Ekzemreaktionen werden nach 24, 48 und 72 h beurteilt.

Tab. 2. Kontakturtikaria – klinische Schweregrade

Stadium	Symptome
I:	Lokalisierte Urtikaria (Juckreiz, Rötung, Quaddeln)
II:	Generalisierte Urtikaria, Angioödem
III:	Rhinokonjunktivitis, Bronchospasmus, Beschwerden im Oropharynx und Gastrointestinaltrakt
IV:	Anaphylaktischer Schock

Kontakturtikaria

Klinisch ist von den irritativen und kontaktallergischen Handekzemen die Kontakturtikaria durch Latex abzugrenzen, die durch nichtimmunologische (mechanische und chemische Hautirritation, physikalische Urtikaria und Urtikaria factitia) wie immunologische (IgE-vermittelte Soforttyp-Allergie) Mechanismen ausgelöst werden kann.

Nach Tragen von Latexhandschuhen entstehen Juckreiz, Rötung und Urticae, zunächst meist volar an den Handgelenken und auf den Handrücken. Bei IgE-vermittelten Reaktionen können zusätzlich generalisierte Urtikaria, Rhinokonjunktivitis, allergisches Asthma und als maximale Reaktion der anaphylaktische Schock mit Kreislaufbeteiligung auftreten. Damit tritt die klinische Reaktion im Gegensatz zu Ekzemreaktionen nicht nur an der Haut auf, sondern durch lokalen Allergenkontakt können auch systemische Reaktionen ausgelöst werden.

Die Symptomatik wird nach von Krogh und Maibach in 4 Schweregrade eingeteilt (Tabelle 2, [27]). In den letzten Jahren werden zunehmend schwere generalisierte Systemreaktionen bei Latexallergikern beobachtet [10].

Für Soforttyp-Allergien relevant sind fast ausschließlich die natürlicherweise im NRL enthaltenen Proteine, die aus NRL nur durch aufwendige Verfahren (Leaching, Chlorinierung, Enzymbehandlung usw.) in ihrer Konzentration im Endprodukt reduziert werden können. Hochsensibilisierte Individuen können auch auf kleinste Allergenmengen hochgradig anaphylaktisch reagieren.

Latexproteine binden an Handschuhpuder und fungieren so auch als inhalative Allergene. Bei Verwendung gepuderter NRL-Handschuhe reicht die Menge des in der Atemluft enthaltenen Allergens aus, um bei hochgradig sensibilisierten Individuen Systemreaktionen auszulösen.

Selten kann eine Kontakturtikaria auch durch andere Zusatzstoffe in Gummi oder Handschuhpuder verursacht werden, immunologische Reaktionen liegen meist nicht zugrunde.

Epidemiologie

Die erste epidemiologische Studie zur Latexallergie stammt von Turjanmaa et al. aus dem Jahre 1987 [25]. Danach waren etwa 2,9% des medizinischen Pflegepersonals gegen Latex sensibilisiert; die Prävalenz beim Operationspersonal war mit 5% deutlich höher. Es folgten in den letzten Jahren weitere Studien an medizinischem und zahnmedizinischem

Personal, die belegen, dass die Sensibilisierungsrate sprunghaft angestiegen ist. Aktuell ist davon auszugehen, dass in Deutschland ~10% des medizinischen Personals gegen Latex sensibilisiert ist.

Die Bedeutung des Handschuhtragens für die Entstehung von Latexallergien belegen Studien an Zahnmedizinstudenten. Während im 7. Semester bei etwa 2% der Studenten eine Sensibilisierung nachgewiesen werden kann, beträgt die Prävalenz im 10. Semester 10,4% [12]. Hervorzuheben ist die kurze Zeitspanne, die zwischen Beginn beruflicher Latexexposition und Sensibilisierung liegt. Meist entwickelt sich die Allergie innerhalb eines Zeitraumes von wenigen Jahren.

Die zweite bekannte Risikogruppe sind Patienten mit angeborenen Fehlbildungen, insbesondere Spina bifida. Die Sensibilisierungsrate für Kinder in hochindustrialisierten Ländern wird mit ~50% angegeben. Für die Sensibilisierung wird der häufige Kontakt mit Latex im Rahmen medizinischer Behandlungen und Operationen verantwortlich gemacht, eine besondere Bedeutung wird Schleimhautkontakten (Darmrohre, Katheter usw.) beigemessen.

In einem Teil der Studien korreliert eine hohe Operationsanzahl mit einem hohen Latexallergierisiko. 0,9% der Kinder mit bis zu zwei Operationen, aber 34,1% der Kinder mit drei oder mehr Operationen in der Anamnese waren gegen Latexproteine sensibilisiert [23a].

Häufige operative Eingriffe stellen für Erwachsene nach Literaturdaten zumindest keinen wesentlichen Risikofaktor für die Entwicklung einer Latexallergie dar [8].

Die Latexallergieprävalenz in der Bevölkerung ist nicht bekannt. Untersucht wurden verschiedene selektierte Populationen. Aufgrund der bekannten Prävalenz untersuchter Atopiker und Nicht-Atopiker wurde die Latexallergieprävalenz in der Bevölkerung auf 3,5% geschätzt [22]. Diese Zahl muss nach anderen Untersuchungen als zu hoch eingestuft werden, eine Prävalenz von unter 1% dürfte realistischer sein [24].

Klinische Relevanz

Die Begriffe Allergie und Sensibilisierung dürfen nicht gleichgesetzt werden. Allergie ist die klinisch relevante Sensibilisierung. Gerade bei Atopikern sind oft multiple Sensibilisierungen nachzuweisen, ohne dass Reaktionen nach Allergenkontakten zu beobachten sind.

In der Anamnese von NRL allergischen Kindern finden sich am häufigsten Urtikaria und Angioödeme nach Kontakt mit Luftballons [20, 23a]. Insgesamt berichten aber weniger als 50% der NRL-sensibilisierten Kinder über Beschwerden nach Latexkontakten, was aber nicht bedeutet, dass bei erneuter NRL Exposition nicht doch Symptome auftreten können.

Bei Erwachsenen scheinen NRL Sensibilisierungen häufiger mit einer klinischen Relevanz verknüpft zu sein als bei Kindern.

Mit „Narkosezwischenfällen" muss bei 1 von 6.000 bis 30.000 Vollnarkosen gerechnet werden [4, 18], Muskelrelaxanzien gelten als die wichtigsten Auslöser. In einer großen Untersuchung in Frankreich ließen sich 19% aller Narkosezwischenfälle auf Latexallergien zurückführen [17]. Bei Kindern ist eine Latexallergie die häufigste Ursache für solche Reaktionen [7, 16]. Narkosezwischenfälle sind in der Risikogruppe der Kinder mit angeborenen Fehlbildungen etwa 500 mal häufiger als bei anderen Patienten.

Prädisponierende Faktoren

Atopie ist eine generelle Prädisposition zur Entwicklung von IgE-vermittelten Soforttyp-Allergien. So zeigen fast alle epidemiologischen Untersuchungen, dass Latexallergiker überwiegend (~ 70%) Atopiker sind.

Andere Risikofaktoren zeigen in verschiedenen Risikogruppen eine unterschiedliche Wertigkeit. Die meisten erwachsenen Latexallergiker arbeiten in medizinischen Berufen, bzw. in Berufen, in denen häufig Latexhandschuhe getragen werden [5]. Der häufige Kontakt mit Latexhandschuhen scheint für Erwachsene eine herausragende Bedeutung zu haben.

Einen Risikofaktor stellen auch vorbestehende Handekzeme dar, unter denen 30–70% der Latexallergiker leiden. Dabei können Allergene die geschädigte Hautbarriere leichter durchdringen und sekundär zur Sensibilisierung führen.

Für Kinder scheinen Kontakte mit Latexmaterialien, wie Schnuller, Sauger, Spielzeug usw., nicht von besonderer Bedeutung zu sein, der Proteingehalt dieser Artikel ist häufig sehr niedrig.

Im Gegensatz zu Erwachsenen stellen für Kinder vorausgegangene Operationen einen wichtigen Risikofaktor dar.

Allergencharakterisierung

Allergene in Latexprodukten stellen die zu 1–2% im nativen Baumsaft enthaltenen Proteine dar. Eine Neogenese allergener Bestandteile im Rahmen der Verarbeitung von Kautschuk scheint keine wesentliche Rolle zu spielen. 240 Proteine wurden in NRL identifiziert, von denen mehr als 50 als Allergene fungieren können [2].

Verschiedene Allergene wurden charakterisiert und sequenziert. Über die Wichtigkeit einzelner Proteine im Sinne von Major-Allergenen besteht bislang keine Einigkeit, zumal Sensibilisierungshäufigkeiten gegen einzelne Allergene von der Zugehörigkeit zu unterschiedlichen Risikogruppen abzuhängen scheinen [29].

Bislang ist es nicht gelungen die klinische Symptomatik mit der Präsenz von allergenspezifischen IgE-Antikörpern gegen einzelne Proteine zu korrelieren. Unterschiedliche Allergenmuster wurden für Kinder und Erwachsene beschrieben, wobei nur spekuliert werden kann, warum einzelne Proteine in verschiedenen Patientengruppen dominierende Allergene darstellen. Eine genetische Disposition erscheint nicht ausgeschlossen, von Bedeutung sind vermutlich unterschiedliche Sensibilisierungswege (Haut/Schleimhaut/Peritoneum).

Diagnostik

Hauttestung

Für Pricktestungen hat sich „high-ammoniated" Latexmilch bewährt, die unter anderem von Handschuhherstellern beziehbar ist. Gute Resultate können auch durch Testung mit Handschuhextrakten erzielt werden, das Testresultat ist aber vom Protein- und Allergengehalt der verwendeten Handschuhe abhängig. Seit kurzem sind von verschiedenen Herstellern Extrakte erhältlich. Da in Hauttestungen bislang mit keinem Extrakt alle

Latexallergiker diagnostiziert werden können, muss empfohlen werden für einen definitiven Ausschluss einer NRL-Allergie mehrere Extrakte für den Hauttest zu verwenden. Da durch Hauttestung mit Latex Systemreaktionen ausgelöst werden können, sollte die Testung nur von allergologisch ausgebildeten Ärzten durchgeführt und beurteilt werden.

In-vitro-Untersuchungen

Der Nachweis von allergenspezifischem IgE gegen Latex im Serum ist mit den üblichen Systemen verschiedener Hersteller möglich. Die Sensitivität, mit der allergenspezifisches IgE im Serum latexallergischer Patienten nachgewiesen wird, variiert in verschiedenen Untersuchungen erheblich und liegt zwischen 25 und 95%.

Untersuchungen zur Spezifität der In-vitro-Diagnostik sind spärlich. Insbesondere im Serum atopischer Patienten kann allergenspezifisches IgE gegen Latex nachgewiesen werden, obwohl bei diesen Patienten weder anamnestische Angaben noch Hauttestungen Hinweise auf eine Latexallergie ergaben [19]. Diese Ergebnisse werden als falsch-positiv angesehen.

Provokationstestung

Zur Überprüfung der klinischen Relevanz einer Latexsensibilisierung kann, außer bei Patienten mit potentiell lebensbedrohlichen Reaktionen, ein Handschuhprovokationstest durchgeführt werden. Das Ergebnis ist stark von den verwendeten Handschuhen und dem verwendeten Testprotokoll abhängig.

Kreuzreaktionen

Kreuzreaktionen müssen von Kosensibilisierungen abgegrenzt werden und sind durch gleiche Epitope in unterschiedlichen Allergenen zu erklären.

Über die Assoziation zwischen Sensibilisierungen gegen Latex und verschiedene meist tropische Früchte wie Banane, Avocado, Esskastanie, Passionsfrucht, Feige, Ananas, Kiwi, Kartoffel, Papaya, Pfirsich, Grapefruit, Orange, Tomate, Buchweizen, Melone, Sellerie und Erdnuss ist verschiedentlich berichtet worden, teils wurden schwere anaphylaktische Reaktionen nach Genuss entsprechender Früchte beobachtet.

Durch „RAST-Inhibitionsuntersuchungen" wurden in verschiedenen Arbeiten Kreuzsensibilisierungen zwischen Latex und den entsprechenden Früchten belegt, die auf gemeinsamen allergenen Determinanten der Latex- und Fruchtproteine beruhen.

Unter Kenntnis dieser Kreuzallergien müssen einerseits Latexallergiker auf mögliche Lebensmittelallergien hingewiesen werden, andererseits muss bei entsprechenden Lebensmittelallergien an eine zugrundeliegende Latexsensibilisierung gedacht werden. Zu beachten ist, dass nicht nur die genannten Früchte selbst weit verbreitet sind (Säfte, Likör, Fruchtsalat, Eis, Marmelade, Kaugummi, Chips, Müsli usw.), sondern auch daraus gewonnene Enzyme (Bromelain – Ananas, Ficin – Feige, Papain/Chymopapain – Papaya) in Medikamenten und Lebensmitteln zu finden sind [5].

Kreuzreaktionen zwischen Latex und Ficus benjamina verdienen besondere Beachtung, da Ficusallergene im Hausstaub nachgewiesen werden können und für asthmatische Beschwerden verantwortlich sein können [11].

Therapie

Eine kausale Behandlung der Latexallergie ist derzeit nicht möglich. Experimentell zeigte Shah 1994 an einem Patienten mit Latexallergie, dass die orale Hyposensibilisierunsbehandlung mit einem Latexextrakt die Empfindlichkeit auf Latex zu reagieren, herabsetzen kann [23]. Da keine standardisierten Extrakte erhältlich sind, ist die Behandlung derzeit routinemäßig nicht möglich. Eine strikte Allergenkarenz ist unumgänglich, darunter kann sich die Sensibilisierung innerhalb einiger Jahre abschwächen, möglicherweise zurückbilden.

Für Betroffene, die in medizinischen Bereichen tätig sind, ist zunächst die Ausrüstung mit latexfreien Handschuhen entscheidend, daneben sollte die inhalative Allergenexposition durch Verwendung puderfreier Handschuhe in der Umgebung reduziert werden. Bei nachgewiesener Latexallergie ist die Verwendung proteinarmer NRL-Handschuhe strikt abzulehnen, da der Kontakt auch mit kleinen Latexmengen die Latexsensibilisierung verstärken kann. Aus der fehlenden Deklarationspflicht für NRL resultiert eine nicht unerhebliche Gefährdung der Patienten.

Prophylaxe

Da die geschädigte Hautbarriere von Allergenen leichter durchdrungen werden kann und die meisten Latexallergiker über präexistente Handekzeme berichten, ist auf die Behandlung von Handekzemen und prophylaktischen Hautschutz und Pflegemaßnahmen in Berufen zu achten, in denen häufig Latexhandschuhe getragen werden.

Auch Handschuhe selbst sind in unterschiedlichem Maße hautirritierend. Einen Einfluß auf das Irritationspotential dürfte der pH-Wert der Handschuhe haben, wobei gepuderte Handschuhe in der Regel einen alkalischen pH-Wert aufweisen, puderfreie Handschuhe im neutralen bis sauren Bereich liegen, der eher dem physiologischen Haut pH-Wert entspricht [6, 9].

Handschuhpuder kann für mechanische Irritation verantwortlich sein, was durch Messung der Hautrauhigkeit mittels Laser gestützter Prophilometrie gezeigt werden konnte [6].

In verschiedenen Studien konnte gezeigt werden, dass der Protein- und der Latexallergengehalt in puderfreien Handschuhen geringer ist als in gepuderten Handschuhen [10, 21, 30]. Der höhere Proteingehalt ist herstellungsbedingt; puderfreie Handschuhe müssen nach der Polymerisation intensiveren Waschprozessen unterzogen werden, wobei lösliche Proteine ausgewaschen werden. Zur Reduktion der Allergengehalte sind auch die Hersteller gepuderter Handschuhe dazu übergegangen Produktionsprozesse zu ändern, sodass in Markenhandschuhen sinkende Proteinwerte zu beobachten sind [10].

Die Verwendung gepuderter Handschuhe ist auch aus einem zweiten Grund in den Mittelpunkt der Kritik geraten. Es konnte gezeigt werden, dass in Räumen, in denen gepuderte Latexhandschuhe getragen werden erheblich höhere Latexkonzentrationen in der Raumluft nachgewiesen werden können, als in Räumen, in denen puderfreie Handschuhe getragen werden. Allein durch Handschuhumstellung von gepuderten, hoch allergenhaltigen Handschuhen auf gepuderte, niedrig latexallergenhaltige Handschuhe ist ein massives Absinken der Latexallergen-Raumluftkonzentrationen zu erreichen [132].

Durch Umstellung auf puderfreie, niedrig latexallergenhaltige oder latexfreie Handschuhe wird die Raumluftbelastung vermieden [3]. Die Raumluftkonzentrationen sinken sehr schnell ab, da Maisstärke relativ schwer ist und schlechte Schwebeeigenschaften zeigt. Latexallergiker mit inhalativer Allergie können daher nach Handschuhumstellung relativ rasch an ihren Arbeitsplatz zurückkehren.

Im Dezember 1997 wurde NRL in die Liste der Gefahrstoffe, die vom Bundesministerium für Arbeit und Sozialordnung herausgegeben wird und im Bundesarbeitsblatt publiziert wird, aufgenommen. In der TRGS 540 heißt es:

> Gepuderte Latexhandschuhe sind durch puderfreie, allergenarme Latexhandschuhe oder andere geeignete Handschuhe zu ersetzen.

In Deutschland wird derzeit gefordert, dass der Gehalt an wasserlöslichem Protein in Latexhandschuhen unter 30 µg/g Handschuh liegen soll, wobei die Analyse nach der modifizierten Lowry-Methode erfolgen soll. Der modifizierte Lowry-Test kann durch Akzeleratoren gestört werden, Ergebnisse können zu hoch, wie auch zu niedrig gemessen werden. Als sichere Methode gilt die HPLC, für Routineuntersuchungen ist die Methode allerdings zu aufwendig.

Problematisch ist der Ersatz von Latexhandschuhen durch Vinylhandschuhe. Zu beachten ist, dass manche Vinylhandschuhe den geforderte AQL >1,5 zwar erfüllen, in verschiedenen Studien wurde aber auf ungenügende Dichtigkeit gegenüber Viren bzw. schnelle Durchlöcherung bei Gebrauch hingewiesen [14, 15].

Behandlungen von Kindern mit angeborenen Fehlbildungen und die Versorgung von Kindern, bei denen erkrankungsbedingt mit einem hohen Risiko zukünftiger Operationen gerechnet werden muss, sollten prophylaktisch unter latexfreien Bedingungen therapiert werden. Risikokinder sollten routinemäßig hinsichtlich einer NRL-Allergie untersucht werden.

Bei Operationen Erwachsener aus den bekannten Risokogruppen (Atopiker mit Handekzemen die häufig Latexhandschuhe tragen) kann eine präoperative Diagnostik bezüglich einer Latexallergie empfohlen werden, zumindest ist abzufragen, ob eine Soforttypreaktion nach Tragen von Latexhandschuhen, Kontakt mit Luftballons und Kondomen usw. aufgetreten ist.

Zusammenfassend ist festzustellen, dass Soforttypallergien gegen NRL sowohl für Handschuhträger, aber auch für Patienten eine enorme Bedeutung haben. Die konsequente Umsetzung der TRGS muss gefordert werden um die Inzidenz der NRL Allergie zu senken. Die Umsetzung der TRGS schützt NRL Allergiker aber nicht vor schwerwiegenden Anaphylaxien im Rahmen medizinischer Untersuchungen und Eingriffe. Die Möglichkeit für eine NRL-freie Behandlung muss flächendeckend gewährleistet sein. Das Problembewusstsein muss weiter gestärkt werden, eine NRL Deklarationspflicht ist zu fordern, um Latexallergiker adäquat latexfrei behandeln zu können.

Literatur

1. Gell PGH, Coombs RRA, Lachmann PJ (1975) Clinical aspects of immunology. Blackwell, Oxford
2. Alenius H, Turjanmaa K, Mäkinen-Kiljunen S, Reunala T, Palosuo T (1994) IgE immune response to rubber proteins in adult patients with latex allergy. J Allergy Clin Immunol 93: 859–863
3. Allmers H, Brehler R, Chen Z, Raulf-Heimsoth M, Fels H, Baur X (1998b) Reduction of latex aeroallergens and latex-specific IgE antibodies in sensitized workers after removal of powdered natural rubber latex gloves in a hospital. J Allergy Clin Immunol 102: 841–846
4. Birnbaum J, Porri F, Pradal M, Charpin D, Vervloet D (1994) Allergy during anaesthesia. Clin Exp Allergy 24: 915–921

5. Brehler R, Theissen U, Mohr C, Luger T (1997a) Latex-fruit syndrome: Frequency of cross-reacting IgE antibodies. Allergy 52: 404–410
6. Brehler R, Voss W, Müller S (1998) Glove powder affect skin roughness, one parameter of skin irritation. Contact Dermatitis 39: 227–230
7. Gold M, Swartz JS, Braude BM, Dolovich J, Shandling B, Gilmour RF (1991) Intraoperative anaphylaxis: an association with latex hypersensitivity. J Allergy Clin Immunol 87: 662–666
8. Golden DBK, Hamilton RG, Birenberg A et al. (1995) Latex sensitization in surgical patients. J Allergy Clin Immunol 95: 157
9. Heese A 1997
10. Heese A, Lacher U, Koch HU, Kubosch J, Ghane Y, Peters K-P (1996) Aktuelles zum Thema Latex-Allergie. Hautarzt 47: 817–824
11. Bircher AJ, Langauer S, Levy F, Wahl R (1995) The allergens of Ficus benjamina in house dust. Clin Exp Allergy 25: 228–233
12. Heese A, Peters K-P, Stahl J, Koch HU, Hornstein OP (1995) Häufigkeit und Zunahme von Typ-1-Allergien gegen Gummihandschuhe bei Zahnmedizinstudenten. Hautarzt 46: 15–21
13. Heilman DK, Jones RT, Swanson MC, Yunginger JW (1996) A prospective, controlled study showing that rubber gloves are the major contributor to latex aeroallergen levels in the operating room. J Allergy Clin Immunol 98: 325–330
14. Korniewicz D, Laughon B, Cry W, Lytle D, Larson E (1990) Leakage of virus through used vinyl and latex examination gloves. J Clin Microbiol 28: 787–788
15. Kotilainen H, Brinker JP, Avato JL, Gantz NM (1989) Latex and vinyl examination gloves. Arch Intern Med 149: 2749–2753
16. Laurent J, Malet R, Smiejan JM et al. (1992) Latex hypersensitivity after natural delivery. J Allergy Clin Immunol 89: 779–780
17. Laxenaire MC, Cottineau C, Neidhardt M et al. (1996) Agents causing anaphylactic shocks during anaesthesia. Third French multicentric survey (1992–1994). Ann Fr Anesth Reanim 15:1211–1218
18. Laxenaire MC (1993) Drugs and other agents involved in anaphylactic shock occurring during anaesthesia. A French multicenter epidemiological inquiry. Ann Fr Anesth Reanim 12: 91–96
19. Mäkinen-Kiljunen S, Turjanmaa K (1995) Laboratory Evaluation of latex CAP-FEIA. Allergy 50 (Suppl 26): 39
20. Novembre E, Bernardini R, Brizzi I et al. (1997) The prevalence of latex allergy in children seen in a university hospital allergy clinic. Allergy 52: 101–105
21. Palosuo T, Mäkinen-Kiljunen S, Alenius H, Reunala T, Yip E, Turjanmaa K (1998) Measurement of natural rubber latex allergen levels in medical gloves by allergen-specific IgE-ELISA inhibition, RAST inhibition, and skin prick test. Allergy 53: 59–67
22. Porri F, Lemiere C, Birnbaum J et al. (1995) Prevalence of latex allergy in atopic and non-atopic subjects from the general population. J Allergy Clin Immunol 95: 154
23. Shah SR, Beezhold D, McGeady SJ, Sayre PA (1994) Oral latex desensitization. J Allergy Clin Immunol 93: 181 (Abstract)
23a.Theissen U, Theissen JL, Mertes N, Brehler R (1997) IgE-mediated hypersensitivity to latex in childhood. Allergy 52: 665–669
24. Turjanmaa K, Alenius H, Mäkinen-Kiljunen S, Reunala T, Palosuo T (1996) Natural rubber latex allergy. Allergy 51: 593–602
25. Turjanmaa K (1987) Incidence of immediate allergy to latex gloves in hospital personnel. Contact Dermatitis 17: 270–275
26. Von Hintzenstern J, Heese A, Koch HU, Peters KP, Hornstein OP (1991) Frequency, spectrum and occupational relevance of type IV allergies to rubber chemicals. A retrospective study from the Department of Dermatology, University of Erlangen-Nürnberg 1/1985–3/1990. Contact Dermatitis 24: 244–252
27. Von Krogh G, Maibach HI (1981) The contact urticaria syndrome – an updated review. J Am Acad Dermatol 5: 328–342
28. Warshaw EM (1998) Latex allergy. J Am Acad Dermatol 39:1–24
29. Ylitalo L, Turjanmaa K, Korpela R (1995) The prevalence of natural rubber latex allergy in spina bifida patients in one cohort in Finland. Allergy 26 (Suppl 50): 39
30. Yunginger JW, Jones RT, Fransway AF et al. (1994) Extractable latex allergens and proteins in disposable medical gloves and other rubber products. J Allergy Clin Immunol 93: 836–842

Zum Einsatz der EDV in der Intensivmedizin – sinnvolle Unterstützung oder zusätzliche Belastung?

Th. Weiler

Die Intensivmedizin nimmt im Bereich der stationären Patientenversorgung in vielerlei Hinsicht eine Sonderstellung ein. Es handelt sich hierbei nicht nur um den Bereich mit der prozentual höchsten Personalintensität (und damit auch mit dem vergleichsweisen höchsten Kostenaufwand), die Intensivmedizin stellt auch den Bereich mit der höchsten Informationsdichte dar. In keinem anderen Bereich fallen in einer vergleichbaren Zeiteinheit eine auch nur annähernd gleiche Anzahl an Daten und Informationen pro Patient an [6].

Der effektive und effiziente Umgang mit dieser ständig wachsenden Zahl an Informationen stellt eine der großen Herausforderungen der modernen und auch zukünftigen Intensivmedizin dar. Der größte Teil dieser Informationen trägt dazu bei Therapieentscheidungen zu treffen und damit den Verlauf der Intensivtherapie zu beeinflussen [2]. All dies macht den Einsatz von Systemen zur Datenverarbeitung (im folgenden DV-Systeme genannt) auf einer modernen Intensivstation unverzichtbar.

Demgegenüber steht die Tatsache, dass sich bis heute der Einsatz von Datenverarbeitungssystemen in deutschen Intensivstationen nicht flächendeckend hat durchsetzen können. Es stellt sich die Frage, warum das so ist? Sind DV-Systeme in der Lage eine sinnvolle Unterstützung zu liefern oder stellen sie eine zusätzliche Arbeitsbelastung in der täglichen Routine einer Intensivstation dar?

Einer der Hauptgründe für die nicht flächendeckende Verbreitung von DV-Systemen auf den Intensivstationen ist der bis heute fehlende allgemeingültige Nachweise einer Effizienz dieser Systeme. Der überzeugende Nachweis eines positiven Verhältnisses von zu erbringendem Aufwand (finanziell wie auch personell) zu meßbarem Nutzen, beliebig übertragbar auf andere Intensivstationen, steht nach wie vor aus. Es ist nicht zwangsläufig naheliegend, das ein Patient aufgrund der Verwendung eines DV-Systems besser behandelt wird als ohne. Ebenso entspricht die Zeit- und Kostenersparnis durch ein solches System derzeit eher einer Wunschvorstellung als einem klaren „Fact". Dementsprechend scheuen viele Intensivstationen den hohen personellen wie auch finanziellen Aufwand für die Anschaffung und Implementierung eines DV-Systems.

Gründe für die Einführung von DV-Systemen auf Intensivtherapiestationen

Einer der Hauptgründe für die Einführung von DV-Systemen in der Intensivmedizin wurde bereits in der Einleitung genannt: Die wachsende Zahl an Daten und Informationen die pro Tag und pro Patient anfallen, sind mit einer manuellen, papiergebundenen Dokumentation fast nicht mehr zu bewältigen. Die Informationen müssen zur rechten Zeit, am richtigen Ort der richtigen Person zugänglich sein. – Ein ideales Betätigungsfeld für DV-Systeme.

Darüber hinaus gibt es noch eine Reihe anderer Gründe für den Einsatz von DV-Lösungen in der Intensivmedizin: In zunehmenden Maße gewinnen medikolegale Aspekte in unserem Handeln und die damit verbundenen Dokumentation eine stärkere Bedeutung. Der in USA gängige Spruch: „if it wasn´t charted, it wasn´t done" hat auch bei uns längst Gültigkeit bekommen. Es steht außer Frage, dass eine ordnungsgemäße Dokumentation des Aufenthaltes eines Patienten auf einer Intensivtherapiestation erforderlich ist, um das rechtmäßige Handeln des Arztes und der Pflegenden darlegen zu können [11, 23].

Eine papiergebundene Dokumentation sowohl des Krankheitsverlaufes als auch der durchgeführten Tätigkeiten sowie der erhobenen Befunde, ist dieser Aufgabe nur noch begrenzt gewachsen.

Eine der originären Aufgaben eines DV-Systems ist, diese Informationsflut sinnvoll, geordnet und sicher auf einem elektronischen oder optischen Datenträger zu archivieren. Die technischen Voraussetzungen für eine solche Langzeitarchivierung sind mittlerweile gelöst. Dennoch finden sich noch Unklarheit von rechtlicher Seite, die die Zulassung dieser Archivmedien betreffen. Eine kurzfristige Lösung ist jedoch absehbar.

Neben dem Problem der Archivierung und Verfügbarkeit einer papiergebundenen Dokumentation, weist diese auch noch zusätzliche Mängel auf, wenn sie handschriftlich getätigt wurde. Hierbei spielt der Faktor der „Lesbarkeit" nicht nur aus forensischer Sicht eine entscheidende Rolle. Da es im Routinebetrieb einer Intensivtherapiestation durch die „Übergaben" im Schichtbetrieb automatisch zu einem Informationsverlust kommt, ist es notwendig diese, nicht „übergebenen" Informationen (und natürlich auch alle anderen), in einer lesbaren Form dem nachfolgenden Personal vorzuhalten.

Darüber hinaus ist eine handschriftliche Dokumentation in hohem Maße inkomplett, wenn es sich um Akut- oder Notfallsituationen handelt [5]. Hierbei erfolgt die Dokumentation in der Regel retrospektiv aus dem Gedächtnis heraus. Diese Dokumentation ist in der Regel durch Selbst- und Fremdbewertung der Situation gefärbt und entspricht nicht immer den tatsächlichen Ereignissen [16]. Eine objektive Aufzeichnung und Speicherung der Daten durch ein DV-System ist hierbei deutlich überlegen und kann im Falle eines etwaigen Streitfalles die Beweislage (für alle Beteiligten) erleichtern.

Die zunehmende finanzielle Knappheit im Gesundheitswesen macht den Einsatz von Steuer- und Kontrollmechanismen bezüglich der vorgehaltenen und verwendeten personellen und materiellen Ressourcen unverzichtbar. Dies trifft v. a. auf die Bereiche zu, die mit einem großen Leistungs- und Kostenaufwand betrieben werden.

Intensivtherapiestationen, die teilweise bis zu 20% der Gesamtkrankenhauskosten verursachen (mit einer Behandlungszahl von z. T. nur 5% der Gesamtpatientenzahl) liegen hierbei im besonderen Fokus der Betrachtung sowohl der Krankenhausbetreiber als auch der Kostenträger im Gesundheitswesen.

Somit kommen auf die auf einer Intensivtherapiestation arbeitenden Ärzte wie auch auf das Pflegepersonal in zunehmenden Maße eine Fülle von administrativen Tätigkeiten zu. Neben der Verschlüsselung der Diagnosen, der Erfassung von Liegedauer (Daten nach § 301) und sonstigen verwaltungstechnischen Daten, ist hier v. a. die Leistungserfassung zu nennen. Die geplante generelle Einführung von pauschalierten Entgeldsystemen macht es unumgänglich eine detaillierte und v. a. auch fallbezogene Leistungserfassung und -dokumentation zu betreiben. Hier können integrierte DV-Systeme, die bis an den Arbeitsplatz reichen, Lösungen darstellen, die eine unnötige Doppeldokumentation vermeiden.

Der Gesetzgeber hat die gesetzlichen Forderungen zur Einführung von qualitätssichernden Maßnahmen in der stationären Versorgung in den letzten Jahren immer konkreter formuliert. Zuletzt ist dies mit dem Gesetz zur Reform der gesetzlichen

Krankenversicherung ab dem Jahr 2000 in den Paragraphen 136 und 137 im 5. Sozialgesetzbuch geschehen. (Dieses Gesetz befindet sich zur Zeit der Manuskripterstellung noch im Vermittlungsausschuss.)

Die Krankenhäuser werden in zunehmenden Maße angehalten sein sowohl Maßnahmen zur internen Qualitätssicherung zu etablieren als auch sich an Maßnahmen zur externen/vergleichenden Qualitätssicherung zu beteiligen. Um einen externen Vergleich durchführen zu können bedarf es primär der Definition der Inhalte und Kriterien sowie der dazugehörigen Daten die dokumentiert werden müssen um eine Vergleichbarkeit herbeizuführen.

Hierzu hat die DGAI bereits 1995 entsprechende Empfehlungen formuliert, die die Voraussetzungen zur Dokumentation im Rahmen der Qualitätssicherung beinhalten [21]. Im Rahmen einer papiergebundenen Dokumentation müssen viele dieser Daten primär doppeldokumentiert werden (in die Patientenakte/in das QS-Formular) um anschließend exportiert werden zu können. In einem integrierten DV-System sind der weitaus größte Teil dieser Daten bereits durch die Routinedokumentation erfaßt und brauchen für den externen Vergleich lediglich aus der Datenbank extrahiert zu werden, um sie anschließend exportieren zu können.

Die Untersuchung wissenschaftlicher Fragestellungen sowie die Beantwortung statistischer Fragen erfordert in einer konventionellen, papiergebundenen Dokumentation primär einer Übertragung dieser Informationen in eine Datenbank, um sie anschließend einer Auswertung zugänglich zu machen. Dies stellt in der Regel eine mühsame Doppeldokumentation dar. Durch den Einsatz von DV-Systemen sind diese Daten bereits primär in einer Datenbank gespeichert und somit auch einer über die Routine hinausreichenden Auswertungen schnell zugänglich.

Das Problem im Gesundheitswesen

Die oben aufgeführten Gründe lassen keinen Zweifel an der Notwendigkeit der Einführung von DV-Lösungen im Bereich der Intensivmedizin. Kein Unternehmen aus dem Industrie-, Finanz- oder Dienstleistungsbereich würde bei einer auch nur annähernd gleich großen Daten- und Informationsflut auf eine DV-Unterstützung ihrer Arbeits- und Prozessabläufe verzichten. In diesen Unternehmensbereichen wurde das Problem bereits frühzeitig erkannt und ausreichend finanzielle Mittel zur Verfügung gestellt. Die Software-Entwickler haben diesen „Markt" ebenfalls rechtzeitig entdeckt und eine Vielzahl von Softwarelösungen entwickelt, die diesen Anforderungen gerecht werden.

Anders sieht die Situation im „Markt" Gesundheitswesen aus. Bisher sind nur wenige Krankenhäuser und Kliniken bereit, entsprechende Finanzbudgets für DV-Systeme zur Verfügung zu stellen. Die meisten dieser Gelder fließen in die Anschaffung von Administrations- und Verwaltungssysteme. Für DV-Systeme in den klinischen Bereichen wie der Intensivmedizin bleibt dabei in der Regel nur noch wenig übrig.

Auf der Angebotsseite dieses Marktes sieht die Situation nicht wesentlich besser aus. Bei einer Zahl von ca. 2500 Krankenhäusern (und einer entsprechenden Zahl Intensivtherapiestationen) in Deutschland ist die Zahl potentieller Kunden beschränkt. Dementsprechend ist die Zahl der Anbieter und damit auch die Zahl der angebotenen Produkte gering. Die Entwickler sind wenig bereit DV-Systeme speziell für diesen Bereich zu entwickeln, sondern versuchen bereits bestehende Systeme hierauf anzupassen. Somit stellen diese Lösungen meist keine Ideal- sondern eher „Notlösungen" dar.

Für die Entwickler die bereit sind spezielle DV-Lösungen für den klinischen Bereich zu entwickeln, stellt sich das Problem, dass bisher hierzu nur wenige Anforderungen von

Seiten der Anwendern formuliert wurden. Da auf Seiten der Hersteller nur wenig „Kompetenz" und „Wissen" über die klinischen Arbeitsprozesse vorliegen, orientieren sich die Entwicklungen eher am „technisch Machbaren" als vom Arbeitsablauf her „Notwendigen". Auf beiden Seiten muss hier die Bereitschaft wachsen, entsprechende Analysen der Arbeitsprozesse durchzuführen, deren Ergebnisse dann in die Entwicklung von künftigen DV-Systemen einfließen können.

Einige größere Kliniken und Intensivstationen haben sich angesichts dieser Situation entschlossen DV-Systeme angepasst auf die lokalen Erfordernisse selbst zu entwickeln und zu betreiben. Bei dem extrem hohen Aufwand zur Entwicklung und Systempflege bei geringer Effizienz durch den Einsatz auf nur einer Station, scheint dieser Weg jedoch nicht mehr vertretbar. Die Ansprüche an die Software unter dem Aspekt der Sicherheit, Performance Wartbarkeit etc. sind von einer einzelnen Station nicht mehr zu gewährleisten [7]. Die Erfahrungen, die aus der Erstellung solcher selbstentwickelter System gewonnen wurden können jedoch außerordentlich nützlich für die Entwicklung kommerzieller Produkte sein.

Einteilung der DV-Systeme für die Intensivmedizin

In der Literatur findet sich keine einheitliche Nomenklatur für im medizinischen Bereich eingesetzten DV-Systeme. Insgesamt kann man sogar eher von einem Begriffswirrwarr sprechen. Der folgende Text und die Abb. 1 versuchen die verschiedenen existierenden Einteilungen darzustellen und die Begriffe gegeneinander abzugrenzen.

Die im Krankenhaus zum Einsatz kommenden DV-Systeme lassen sich allgemein unter dem Begriff „Klinik-Informationssysteme" (kurz KIS) zusammenfassen. Synonyme Begriffe sind auch „Krankenhaus-Informationssystem" oder „Hospital-Infomationssystem" (kurz HIS). Ihre verschiedenen Module lassen sich grob in die beiden Bereiche „Administrative Informationssysteme" (kurz AdmIS) und „Medizinische Informationssysteme" (kurz MedIS) unterteilen.

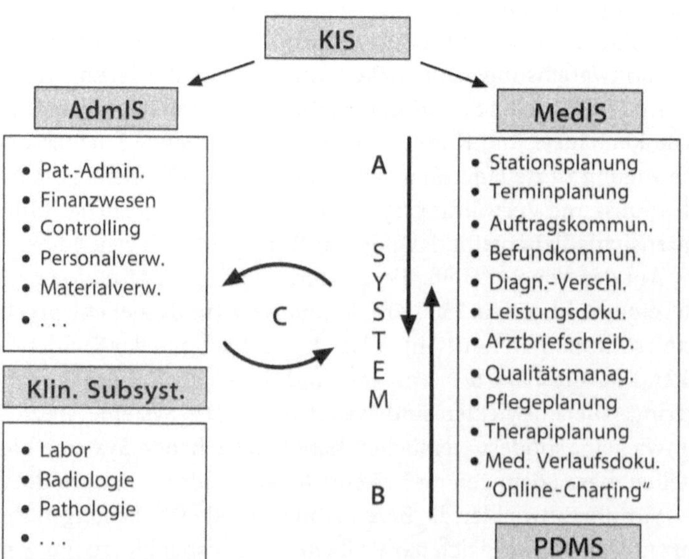

Abb. 1. Patientendaten-Managementsysteme (PDMS)

Daneben findet sich noch der Bereich sogenannter klinischer Subsysteme (Labor, Radiologie, Pathologie etc.). Von manchen Autoren werden diese Systeme auch den MedIS zugeordnet. Sie verdienen jedoch aufgrund ihrer sehr speziellen Anforderung eine gesonderte Betrachtung.

Der Bereich AdmIS faßt die Software-Module für den Verwaltungs- und Wirtschafts-bereich eines Krankenhauses zusammen. Im weiteren Verlauf soll auf diesen Bereich und auch auf den Bereich klinischer Subsysteme nicht tiefer eingegangen werden. Festzuhalten bleibt nur, dass der Kommunikation zwischen dem medizinischen Bereich mit diesen Systemen eine zentrale Bedeutung beikommt und von elementarer Wichtigkeit ist.

Für den medizinischen Bereich und hier speziell für den intensivmedizinischen Bereich, finden sich eine Fülle von Software-Modulen mit den unterschiedlichsten Aufgabenbereichen (Abb. 1). Diese reichen von der reinen Stationsplanung und -organisation über Terminplanung, Auftrags- und Befundkommunikation, Therapie- und Pflegeplanung, bis hin zur papierlosen medizinischen Dokumentation einschließlich der „Online" erstellten Überwachungskurve.

Grob lassen sich diese Module in 2 Systeme untergliedern (n. Friesdorf) [7, 8]:

- *A-System*: Allgemeines System (oder auch Administratives-System); dieses System konzentriert sich auf den gesamten Stationsablauf;
- *B-System*: Bettseitiges System; dieses System konzentriert sich primär auf den individuellen Patienten.

Daneben existiert noch ein drittes, nicht weniger wichtiges System, das

- *C-System*: Kommunikations-System, „Communication"; dieses System unterstützt die Kommunikation zwischen den verschiedenen Modulen.

In dieses Schema lassen sich alle für den intensivmedizinischen Bereich angebotenen Software-Applikationen einordnen. Die Grenzen und Übergänge zwischen den Systemen sind z. T. fließend, so finden sich einige DV-Anwendungen die sowohl dem A-System als auch dem B-System zugeordnet werden können.

Ein Beispiel hierfür ist das Erstellen des Therapieplanes mit Hilfe eines entsprechenden DV-Programmes. Zum einem kommen hierbei Therapiestandards und Leitlinien zu tragen, die die gesamte Station betreffen und sich z. T. aus der Stationsorganistation ergeben (A-System). Zum andern muss jeder Therapieplan auch an die individuellen Bedürfnisse des Patienten adaptiert werden (B-System).

Welche Systeme stehen zur Verfügung?

Die im intensivmedizinischen Bereich zum Einsatz kommenden Software-Produkte unterscheiden sich v. a. aufgrund ihre „Herkunft" und damit der unterschiedlichen „Kerngeschäfte" ihrer Entwickler.

Insgesamt läßt sich der Kreis der Software-Anbieter in diesem Bereich grob in zwei Gruppen differenzieren. Die eine Gruppe kommt aus dem Bereich der Software-Entwicklung für Verwaltungs- und Wirtschaft-DV. Die andere Gruppe kommt aus dem Bereich der Hersteller von Medizinprodukten und hierbei vor allen Anbieter von Überwachungs-monitoren. Entsprechend der unterschiedlichen Zielausrichtung dieser Unternehmen sind auch deren Produkte geprägt.

Die Entwickler von Verwaltungs- und Wirtschafts-DV-Systemen haben im zunehmenden Maße auch den Gesundheitsmarkt für sich entdeckt. Hier bieten sie entsprechend ihrer Kernkompetenz vor allen Lösungen im Bereich Verwaltung, Finanz- und Rechnungswesen an. In jüngster Zeit werden von diesen Anbietern auch vermehrt Module für den medizinischen Bereich auf den Markt gebracht. Diese werden im Allgemeinen unter dem bereits weiter oben erklärten Begriff „Medizinische Informationssyteme" (MedIS) angeboten (s. Abb. 1).

Prinzipiell sind sie für den Einsatz auf den Stationen in einem gesamten Krankenhaus konzipiert. Zum Teil sind hierbei auch entsprechende Spezial-Lösungen für den Bereich Intensivmedizin integriert. Diese Systeme sind grundsätzlich eher als „Alleskönner" anzusehen, die dafür entwickelt wurden einen möglichst breiten Markt abzudecken. Für den Einsatz in sog. Spezialbereichen, wie es die Intensivmedizin darstellt, weisen diese Produkte meist noch erhebliche Defizite auf und bedürfen einer weiteren Anpassung. Software-Module die dem Bereich des B-Systems zuzuordnen wären, werden nur selten angeboten und sind dann meist noch wenig ausgereift.

Die Stärken dieser Systeme liegen im Bereich der Administration, Planung, Datenkommunikation und der Datenarchivierung, eine Domäne des A-Systems. Ihr Bestreben ist es, primär Unterstützung im Bereich der administrativen Stationsarbeit zu leisten und die Kommunikation zu den anderen Bereichen eines Krankenhaus zu erleichtern. Da die gleichen Anbieter auch Software-Lösungen für den Verwaltungs/administrativen Krankenhaus Bereich liefern (AdmIS), besteht hier die Möglichkeit auf ein integriertes Datenmodell zurückzugreifen.

Vereinfacht bedeutet dies „alles kommt aus einer Hand", sprich alle Module benutzen die gleiche Datenstruktur, greifen auf eine gemeinsame Datenbank zu. Dies erspart unnötige Probleme im Bereich von Schnittstellen-Programmierungen zwischen den verschiedenen Modulen, die in der Praxis häufig große Hindernisse darstellen. Insgesamt gesehen haben sich diese Systeme (MedIS) für den umfassenden Einsatz auf Intensivstationen bisher noch wenig durchsetzen können.

Weitaus mehr Verbreitung im Bereich der Intensivmedizin finden DV-Systeme von „klassischen" Überwachungsmonitor-Anbietern. Diese Systeme sind in der Regel speziell für den Einsatz auf Intensivstationen konzipiert. Sie werden im allgemeinen unter dem Begriff Patientendaten-Managementsysteme (kurz PDMS) (s. Abb. 1) zusammengefasst.

Ihren Ursprung finden diese Systeme aus dem Bestreben heraus, die Fülle an Daten die ein Überwachungsmonitor und die sonstigen medizinischen Geräte liefert zu sammeln, aufzubereiten und sinnvoll im zeitlichen Verlauf darzustellen. Ihr primäres Bestreben ist die herkömmliche Verlaufskurve durch eine papierlose Form zu ersetzen. Sie stellen somit echte „Spezialisten" dar. Ihre Hauptausrichtung zielt auf das Anbieten spezieller DV-Lösungen für den Bereich des B-Systems. In diesem Bereich wurden sie im Laufe der Zeit immer weiter verbessert und stellen heute z. T. brauchbare Lösungen dar [1, 12, 13]. Die Implementierung dieser Systeme ist jedoch nach wie vor mit einem sehr großen Customizing und Schulungsaufwand verbunden.

Erst in jüngster Zeit werden diese „Charting-Systeme" mehr und mehr auch durch administrative Module ergänzt. Es finden sich bisher jedoch nur wenig zufriedenstellende Lösungen. Da diese Systeme innerhalb einer krankenhausweiten DV-Welt immer „Insellösungen" darstellen, ist deren Kommunikationsfähigkeit von besonderer Wichtigkeit. Die von vielen Anbietern solcher Systeme proklamierte, leicht zu lösende Schnittstellenanbindung ihrer Systeme an „fremde" Systeme, erweisen sich in der Praxis als größtenteils nicht akzeptable Minimallösungen. Der einfache monodirektionale Datentransfer via Textfile (ASCII-Format) reicht in der Regel nicht aus um eine ausreichende Datentransparenz herbeizuführen.

Beispielsweise nützt eine Leistungserfassung in einem Subsystem nichts wenn diese Leistung nicht eineindeutig einem „Fall" im Bereich des „AdmIS" zugeordnet werden kann. Was, wenn im Verlauf des stationären Aufenthaltes sich der „Fall" ändert (Fallpauschale ja/nein), oder wenn eine Leistung primär falsch dokumentiert und bereits an das andere System übermittelt wurde? Wie wird diese Änderung übermittelt? Fragen auf die meist auch die so viel gepriesene HL7-Schnittstelle keine Antwort parat hält.

Ein neuer Trend der sich zur Zeit abzeichnet ist das Auftreten von strategischen Partnerschaften zwischen „klassischen MedIS-Anbietern" und „klassischen PDMS-Anbietern". Hieraus sollen Systemzusammenschlüsse entstehen, die die Stärken der jeweiligen Teilsysteme vereinigen und die Schwächen dabei eliminieren. Beide Systeme arbeiten dabei mit ihrer „eigenen" Datenbank weiter und bleiben somit unabhängig. Der Zusammenschluss wird über eine enge bidirektionale Schnittstellenanbindung realisiert. Ein Trend der durchaus zu begrüßen ist! Die Zukunft wird zeigen inwieweit man in der Lage ist diesen Ansatz umzusetzen.

Umsetzung – Was brauchen wir für die Praxis?

Um eine sinnvolle Unterstützung in der täglichen Routine darstellen zu können, müssen DV-Systeme v. a. in der Lage sein eine Entlastung im Bereich zusätzlicher administrativer Tätigkeiten zu gewährleisten, um damit Raum und Zeit für die eigentlichen ärztlichen und pflegerischen Tätigkeiten, zu schaffen. Hierbei sollte der Implementierungs- und Schulungsaufwandt möglichst gering gehalten werden um keine weitere zusätzliche Belastung für die Mitarbeiter darzustellen. Zu diesem Ergebnis kam auch eine spezielle Befragung auf europäischen Intensivstationen [8].

Um diesem Anspruch gerecht werden zu können erscheint es sinnvoll, ein Stufenkonzept zur Einführung von DV-Systemen auf den Intensivstationen zu entwickeln. Hierbei sollten in der ersten Stufe DV-Lösungen aus dem Bereich des A-Systems ausgewählt werden. Diese sind in der Lage, bei nur vergleichsweise geringem Schulungsaufwand frühzeitig eine sinnvoll Unterstützung und Entlastung darzustellen. Dies führt zu einer hohen Anwenderakzeptanz und der Bereitschaft, auch am weiteren (nicht immer leichten) Ausbau des Systems mitzuarbeiten. Die Akzeptanz durch die Mitarbeiter ist für das Weiterbestehen eines DV-Systems lebensnotwendig.

Leider haben in der Vergangenheit einige Intensivstationen, wahrscheinlich aufgrund der bestehenden Angebotslage von Seiten der Industrie, den umgekehrten Weg beschritten. Ihr primäres Ziele war die Einführung von bettseitigen DV-Systemen (B-System) und damit die „papierlosen Intensivstation". Der extrem hohe Implementierungs- und Schulungsaufwand, bei vergleichsweiser geringer Entlastung führt automatisch zu einer geringen Akzeptanz bei den Anwendern. Dementsprechend gehört die Einführung von DV-Lösungen aus dem B-System in den späteren Teile eines solchen Stufenkonzeptes. Heinrichs formuliert dies bereits trefflich: „Die so oft zitierte "papierlose" Intensivstation ist weder das Ziel noch bisher irgendwo realisiert" [11].

Hohe Mitarbeiterakzeptanz findet ein DV-System dann, wenn es in der Lage ist, sich an die bestehenden und bewährten Arbeitsabläufe anzupassen und diese abzubilden. Ein solches Vorgehen verringert den Schulungsaufwand, da der generelle Umgang mit der Information weitgehend unverändert bleibt und wird daher von vielen Autoren empfohlen [11, 18]. Die konsequente Orientierung an den bestehende Arbeitsabläufen kann sich jedoch auch hemmend auf die Weiterentwicklung und Optimierung in diesem Bereich auswirken.

Stellt nicht der Wechsel in ein neues Medium auch die Chance dar, neue, innovative Wege zu begehen und bestehende Arbeitsabläufe auf ihre Sinnhaftigkeit zu hinterfragen?

Beschränken wir nicht die Möglichkeiten die uns dieses neue Medium mit seiner Mehrdimensionalität bietet, indem wir es darauf reduzieren ein möglichst genaues Abbild unserer herkömmlichen zweidimensionalen Verlaufskurve und Patientenakte darzustellen? In anderen kritischen Bereichen wie beispielsweise der Entwicklung von Anzeigeinstrumenten und Bedienelementen für Auto- und Flugzeugindustrie wird dieser Weg längst beschritten.

Eines der großen Ziele beim Einsatz von DV-Systemen sollte die konsequente Vermeidung von Mehrarbeit im Sinne von Doppeldokumentation durch ein solches System sein. Über die Notwendigkeit der Leistungsdokumentation wurde in diesem Beitrag schon berichtet. Aber Leistungsdokumentation muss keine Zusatzaufgabe darstellen. Alle medizinischen und pflegerischen Tätigkeiten müssen aus forensischen Gründen im Rahmen der medizinischen Dokumentation bereits ohnehin dokumentiert werden. Die Leistungsdokumentation muss somit ein „Abfallprodukt" dieser medizinischen Dokumentation darstellen und nicht noch einmal separat in einem anderen Medium erfolgen.

So kann beispielsweise die ärztliche Dokumentation der Anlage eines zentralvenösen Katheters in einem solchen System nebenbei auch die Leistungziffer „ZVK-Anlage" für das Controlling erzeugen. Nur Systeme die diesen Weg konsequent verfolgen, werden sich längerfristig auf dem Markt halten können.

Ein weiterer wichtiger Punkt zur Beurteilung eines DV-Systems stellt dessen „Herzstück" - die Datenbank - dar. Idealerweise wird ein sogenanntes „offenes" Datenbankprodukt verwendet. Dies bedeutet eine Software, die für sich dokumentiert ist und über geeignete Schnittstellen verfügt. Bei kommerziellen Datenbanksystemen haben sich hierbei relationale Datenbanken durchgesetzt auf die mit einer Standard-Programiersprache (SQL, structured query language) zugegriffen werden kann.

Von der Datenbank ist die Flexibilität, die Zuverlässigkeit und v. a. auch die Möglichkeit der Durchführung individueller Auswertungen abhängig. Darüber hinaus spielen Aspekte wie Datensicherheit und Datenschutz eine Rolle. Die Datenbank sollte so konzipiert sein, dass Einträge mit einer elektronischen Unterschrift versehen werden können. Nur so erfüllt sie auch die Voraussetzungen für eine medizinische Dokumentation.

Die Zukunft stellen „objektorientierte" Datenbanksysteme dar, die mit einer wesentlich höheren Flexibilität ausgestattet sind. Diese Systeme erlauben das sinnvolle Zusammenführen und Abbilden von komplexen Zusammenhängen unabhängig von dem Datenmedium. So lassen sich beispielsweise Bild- Sprach- und Textbefund-Daten zu einem Objekt „Thorax" zusammenfassen [20].

Die Auswahl und das Aufstellen eines Stufenkonzepts zur Einführung eines DV-Systems auf der Intensivstation bedarf einer zuvor durchgeführten genauen Analyse der bestehenden Ist-Situation und der konkreten Formulierung von Teilzielen die erreicht werden sollen.

Hierbei ist v. a. auch die „DV-Umgebung" in der man sich befindet zu beachten:
- Existiert ein DV-Netzwerk?
- Existiert bereits ein Verwaltungssystem (AdmIS)?
- Welche klinischen Subsysteme sind bereits vorhanden (Labor, Radiologie etc.)?
- Plant das Krankenhaus die Einführung eines „Medizinischen Informationssystems"
  für das ganze Haus?

Dies sind nur einige der Fragen, die bei einer solchen Analyse berücksichtigt werden müssen. Das beste DV-System nützt nichts, wenn es nicht mit seiner Umgebung kommunizieren kann. Neben dem Datenaustausch mit dem Verwaltungsbereich, gilt dies v. a. für serielle (aufeinanderfolgende) klinische Tätigkeiten (Prämedikation-OP-Intensivstation-Normalstation) als auch für parallel verlaufende Tätigkeiten (Radiologie, EKG, Mikrobiologie).

Die Kernfrage, die sich hierbei immer wieder stellt ist: Besser ein integriertes Datenmodell (alles aus einer Hand) oder verschiedene Einzelsysteme mit Datenaustausch via Schnittstellen? Einen generellen Rat hierzu abgeben zu wollen erscheint vermessen. Aus der Erfahrung heraus läßt sich jedoch sagen, dass sich die Vorzüge eines integrierten Datenmodells aufheben, wenn das System aufgrund seiner Perfomance keine Anwenderakzeptanz findet. Was nützt der beste Datenaustausch, wenn die Anwender nicht bereit sind Daten einzugeben oder die Daten nur fehlerhaft eingegeben werden?

Ist ein System ausgewählt und ein Stufenkonzept entwickelt, so sollte die Umsetzung dieses Konzeptes modular auf zwei verschiedene Ebenen verlaufen. Primär anzustreben ist eine hohe Verfügbarkeit (hohe Migrationstiefe) mit einem initial noch niedrigen Funktionsumfang. Somit ist man in der Lage Module aus dem A-System möglichst breit auf der gesamten Station anzubieten. Dies gibt den Mitarbeitern die Möglichkeit der langsamen Gewöhnung und Umstellung auf das neue Medium. Erst danach erfolgt schrittweise die Erhöhung des Funktionsumfangs, möglicherweise auch erst an einem Bettplatz. Schrittweise kann man somit weitere A-Funktionen anbinden und B-Funktionen an weiteren Betten einsetzen. Somit würde man dem Ziel einer sinnvolle Unterstützung und keiner zusätzlichen Belastung deutlich näher kommen.

Ausblick in die Zukunft

Neben der Entlastung in administrativen Tätigkeiten und der Unterstützung im Rahmen der klinischen Routine, sollte ein großes Ziel sein mit dem Einsatz von DV-Systemen ein nützliches Werkzeug zur therapeutischen Entscheidungshilfe zu erlangen („decision support"). Hierzu müssen die bestehenden Systeme mit dieser Zielausrichtung konsequent weiterentwickelt werden.

Um dieser Aufgabe gerecht zu werden müssen die Systeme in der Lage sein alle Informationen die für eine Therapieentscheidung von Belang sind in einer strukturierten, schnell zu erfassenden Form darzustellen. Hier gerade erweisen sich die Stärken moderner DV-Systeme mit den Möglichkeiten der farbigen, graphischen Darstellungen von Verläufen, der Wiedergabe von Bildern (Radiologie) und Video-Aufzeichnungen, sowie der Aufbereitung und komprimierten Darstellung von unterschiedlichen Befunden (Labor, Mikrobiologie etc.; [4]).

Neben der Aufbereitung und Darstellung von Informationen über den Zustand des Patienten bedarf es noch der Bereitstellung von sogenannten kontextsensitiven Zusatzinformationen um eine echte Entscheidungshilfe zu liefern. Die Industrie widmet sich diesem Bereich schon seit einigen Jahren und faßt ihn unter dem Begriff „Wissensmanagement" zusammen. Ausgehend von der Hypothese, dass die meisten Probleme, vor die sich ein Mitarbeiter gestellt sieht, bereits zu einem anderen Zeitpunkt von einem anderen Mitarbeiter (oder Gruppe) gelöst wurde, versucht man nun diese Informationen die zur Lösung des Problems benötigt wurden aufzuarbeiten und allen Mitarbeitern zugänglich zu machen.

Eine Übertragung auf die Medizin ist nicht uneingeschränkt möglich, da die Probleme in der Medizin und v. a. in der Intensivmedizin in der Regel hoch komplex und individuell extrem unterschiedlich sind. Dennoch können die Werkzeuge des Wissensmanagement auch in diesem Bereich nützliche Entscheidungshilfen liefern. Aus diesen Ansätzen heraus sind auch bereits einige Kliniken dazu übergegangen „Ihr" Wissen in Form von

Intranet-Lösungen ihren Mitarbeitern zur Verfügung zu stellen oder den Zugriff zu „externen Informationen" via Internet zu ermöglichen. Somit ist ein rascher Zugriff auf beispielsweise medizinische Datenbanken, Lehrmaterialien, oder auch Medikamenteninformationen möglich, um eine Entscheidungshilfe zu liefern.

Fazit

DV-Systeme sind bereits durchaus heute schon (und in der Zukunft noch im vermehrten Maße) in der Lage eine sinnvolle Unterstützung in den intensivmedizinischen Arbeitsprozessen zu gewährleisten. Dies gilt v. a. für die Unterstützung von allgemeinen oder administrativen Arbeitsabläufen (A-System). Voraussetzung hierfür ist jedoch eine genaue Analyse der lokalen Situation, sowie der bestehenden Bedürfnisse. Angepasst an diese Anforderungen sollte die Auswahl und die schrittweise Umsetzung erfolgen.

Zusätzliche Belastungen durch DV-Systeme treten v. a. dort auf, wo solche Analysen im Vorfeld nicht durchgeführt wurden, oder die Umsetzung in einem einzigen Schritt versucht wurde. Wer heute bereits die „papierlose Intensivstation" haben möchte wird enttäuscht werden. Hierzu bedarf es noch einiger Zeit und der weiteren Ausreifung der bestehenden Systeme.

Literatur

1. Apin M, Martin J, Messelken M, Hiller J, Milewski P (1997) Modulare Entwicklung eines Patientendatenmanagementsystems für eine operative Intensivstation. Anästhesiol Intensivmed Notfallmed Schmerzther 32: 369–371
2. Bradshaw KE, Gardner RM, Clemmer TP, Thomas F, West BJ (1984) Physician decision making – evaluation of data used in a computerized ICU. Int J Clin Monit Comput 1: 81–91
3. Collen MF (1991) A brief historical overview of hospital information systems (HIS) evolution in the United States. Int I Biomed Comput 29: 169–189
4. Cole WG (1996) Cognitive integration of data in intensive care and anaesthesia. Int J Clin Monit Comput 13: 77–79
5. Edsall DW, Deshane P, Gilles C, Sloan B (1993) Computerized patient anaesthesia records. Less time and better quality than manually produced anaesthesia records. J Clin Anaesth 5: 275–283
6. Groom DA, Harris JW (1990) Evaluation and selection of systems for automatic clinical operations. Biomedical Instrumatation & Technology 5/6: 173–185
7. Friesdorf W, Claßen B (1997) Patientendatenmanagementsysteme – Werkzeuge zum Qualitätsmanagement in der Intensivmedizin. Anästhesiol Intensivmed Notfallmed Schmerzther 33: 676–678
8. Friesdorf WF, Claßen B, Konichezky S, Schwilk B (1997) Events which will influence intensive care units in future. Technology and Health Care 5: 319–330
9. Friesdorf WF, Groß-Alltag F, Konichezky S, Arndt K (1994) Clinical information process units (CIPUs) – a system ergonomic approach to medical information systems. Technol Health Care 1: 265–272
10. Heinrichs W (1998) Patienten-Daten-Managementsysteme in der Intensivmedizin. Intensivmedizin 35 (Suppl 1): 88–91
11. Heinrichs W (1998) Patienten-Daten-Management in der Intensivtherapie – Pro. Anästhesiol Intensivmed Notfallmed Schmerzther 33: 676–678
12. Hoeft A (1998) Patientendaten-Management-Systeme: An der Schwelle zu einer neuen Ära? Anästhesiol Intensivmed Notfallmed Schmerzther 33: 635–636
13. Imhoff M, Piotrowski A, Reuß M (1992) Klinischer Einsatz eines Unix basierten Klinischen Informationssystem für die Intensivmedizin. Biomed J 34: 8–12
14. Langenberg CJM (1996) Implementation of an electronic patient data management system (PDMS) on an intensive care unit. Int J Biomed Comput 42: 97–101
15. Lenz K, Lackner AN (ed) (1993) Patient data management in intensive care. Intensivmedizinisches Seminar, Bd 6. Springer, Berlin Heidelberg New York Tokio

16. Logas WG, McCarthy RJ, Narbone RF, Ivankovich AD (1987) Analysis of the accuracy of the anaesthetic record. Anaesth Analg 66: 107
17. Opderbecke HW (1993) Grundsätze zur Dokumentation als Instrument der Qualitätssicherung von Anästhesieverfahren. Anästh Intensivmed 34: 101–104
18. Oswald PM, Rapp JL, Wirth W (1998) Patienten-Daten-Management in der Intensivtherapie – Contra. Anästhesiol Intensivmed Notfallmed Schmerzther 33: 678–680
19. Petry A (1995) On-line Aufzeichnug von Monitordaten. Das Artefaktproblem. Anästhesist 44: 814–825
20. Sainsbury DA (1993) An object-oriented approache to data display and storage: 3 years experience, 25000 cases. Int J Clin Monit Comput 10: 225–233
21. Schmitz JE, Weiler T, Heinrichs W (1995) Mindestinhalte und Ziele der Dokumentation im Bereich Intensivmedizin. Anästh Intensivmed 36: 162–172
22. Wang X, Gardner RM, Saeger PR (1995) Integrating computerized anaestesia charting into a hospital information system. Int J Clin Monit Comput 12: 61–70
23. Weißauer W (1991) Rechtsfragen der Qualitätssicherung. Anästh Intensivmed 32: 69–71

Lachgas – unverzichtbar?

Jan A. Baum

Der Einsatz von Lachgas – Argumente Pro und Kontra

Lachgas gilt bei vielen Anästhesisten als weitgehend inertes und damit problemlos anzuwendendes Narkosegas. Es begleitet uns seit den Anfängen der klinischen Anästhesie. Auch wenn die erste Demonstration von Lachgas zu Narkosezwecken durch Horace Wells (1815–1848) im Januar 1845 fehlschlug, so ist doch die Entwicklung der Narkosegerätetechnologie seit etwa 1860 auf das engste mit dem routinemäßigen Einsatz von Lachgas bei den verschiedenen Verfahren der Allgemeinanästhesie verknüpft [1–3]. Schon 1800 weist Humphrey Davy (1778–1829) in der von ihm verfassten wissenschaftlichen Monographie über dieses Gas auf dessen analgetische Potenz hin und schlußfolgert, dass es wahrscheinlich zur Schmerzausschaltung während der Durchführung operativer Eingriffe eingesetzt werden könne:

> As nitrous oxide in its extensive operation appears capable of destroying physical pain, it may probably be used with advantage during surgical operations in which no great effusion of blood takes place [4].

Davy gab diese Idee jedoch weder an einen operativ tätigen Mediziner weiter, noch interessierte sich irgendein Arzt für dieses doch schon sehr eindeutig formulierte Konzept einer Inhalationsanästhesie – die Zeit war um 1800 einfach noch nicht reif.

Heute hingegen wird bei der Durchführung von Inhalationsnarkosen – weitestgehend unreflektiert und nahezu routinemäßig – eine Mischung von Lachgas mit Sauerstoff als Trägergas für die Zufuhr der Inhalationsanästhetika eingesetzt. Obwohl mit der Realisierung der totalen intravenösen Anästhesie der Einsatz von gas- und dampfförmigen Inhalationsanästhetika eigentlich verzichtbar sein sollte, wird dennoch vielfach auch bei diesem Verfahren nicht auf den additiven Einsatz von Lachgas verzichtet. Folgende Argumente sprechen für viele Anästhesisten für den Einsatz von Lachgas [5–9]:

- Im Konzept der Kombinationsanästhesie wird dem Lachgas eine recht gute analgetische und eine schwache, additiv zu anderen Narkosemitteln jedoch ausreichende anästhetische Potenz zugeschrieben.
- Kurze aber schmerzhafte Eingriffe können unter Lachgasinhalation ohne zusätzliche Gabe von Narkotika durchgeführt werden [10].
- Durch den additiven Einsatz dieses Gases wird eine Dosisreduktion zusätzlich eingesetzter Opioide und Inhalationsanästhetika erreicht.
- Das schnelle Abfluten von Lachgas begünstige zusammen mit der Dosisreduktion additiv gegebener Narkosemittel ein rasches Aufwachen der Patienten.
- Bei der Maskeneinleitung von Kindern beschleunige der „second gas effect" die Einleitung per inhalationem.
- Die schwach sympathikotone Wirkung vermöge die kreislaufdepressive Wirkung der Inhalationsanästhetika zu vermindern.

– Lachgas sei ein zusätzlicher Faktor, der vor akzidentellem intraoperativem Aufwachen schützt und spinale Abwehrreflexe bei intensivem chirurgischem Reiz unterdrückt.

Die Meinung, bei Lachgas handele es sich um ein nahezu inertes und damit problemlos anzuwendendes Narkosegas, läßt sich nach dem heutigen Stand des Wissens so nicht länger aufrechterhalten [6–9, 11]. Als anerkannte Kontraindikationen für den Einsatz von Lachgas gelten alle Krankheitsbilder, die durch Ansammlung von Luft und Gasen im Körper und Hohlräumen gekennzeichnet sind:
– Ileus,
– Pneumenzephalon,
– Pneumothorax
– oder der Verschluss der Tuba Eustachii.

Bei langdauernden Darmoperationen führt die Lachgasdiffusion in das Darmlumen zur Verschlechterung der Operationsbedingungen und verzögerter postoperativer Erholung der physiologischen Darmfunktion [12]. Wegen der Zunahme der zerebralen Perfusion gilt auch ein erhöhter intrakranieller Druck als Kontraindikation für den Einsatz von Lachgas [13]. Bei Patienten mit koronarer Herzerkrankung führt die Inhalation von Lachgas zu einer Abnahme der myokardialen Kontraktilität mit entsprechender Erhöhung des enddiastolischen Drucks im linken Ventrikel [14–16]. Daher sollte auch bei langjährig vorbestehendem Hypertonus mit latenter chronischer Linksherzinsuffizienz auf den Einsatz von Lachgas verzichtet werden [6]. Bei chronischem Vitamin-B$_{12}$-Mangel kann Lachgas neurologische Funktionsstörungen im Sinne einer funikuläre Myelose auslösen [17, 18], bei kongenitaler Neutropenie eine Agranulozytose [18]. Nach längerdauernder Lachgasapplikation wurden megaloblastische Knochenmarkveränderungen mit Anämie, Thrombozyto- und Granulozytopenie gefunden [6–9, 11]. Wegen des nachgewiesenen Effektes von N$_2$O auf die DNA-Synthese sollte Lachgas nicht in den ersten 2 Trimestern einer Schwangerschaft und bei der Vorbereitung einer In-vitro-Fertilisation, gleichermaßen wegen der Störung der Leukozyten- und Lymphozytenfunktion nicht bei immunsupprimierten Patienten zur Anwendung kommen [11]. Obwohl Metaanalysen der Publikationen zu diesem Thema keine eindeutige Aussage erlauben, gilt Lachgas als einer der Faktoren, die das Auftreten postoperativer Übelkeit, zumindest aber das Auftreten postoperativen Erbrechens begünstigen [20, 21]. Im Falle anamnestischer Hinweise auf PONV sollte auf den Einsatz von Lachgas verzichtet werden [6–9].

Es bleibt auch weiterhin umstritten, ob die chronische Exposition mit subanästhetischen Lachgaskonzentrationen eine Gefahr für das OP-Personal darstellt, in Tierversuchen wurde embryotoxische und teratogene Effekte nachgewiesen. Lachgas gehört zu den Gefahrstoffen, für die ein MAK-Wert definiert wurde, und für die eine routinemäßig durchzuführende Arbeitsplatzkonzentrationsmessung verbindlich gefordert wird [22, 23]. Lachgas ist auch ökologisch keinesfalls als inert anzusehen, trägt es doch in nenneswertem Maße zum Treibhauseffekt und zur Ozondestruktion bei. Wiewohl die aus dem Bereich der Anästhesie in die Umgebungsatmosphäre abgegebene Gasmenge nur etwa 1% der gesamten Lachgasemission ausmacht, die im wesentlichen auf bakteriellem Nitratabbau beruht, wird von den Anästhesisten gefordert, die Emission dieses Gases auf das den technischen Möglichkeiten entsprechende Minimum zu reduzieren [24, 25].

Niedrigflußnarkosen ohne Lachgas – allgemeine Überlegungen

Der Forderung nach Verminderung der Lachgasemission seitens der Anästhesisten
genügt schon die Technik der Niedrigflußnarkose, bei der unter weitestgehender Nut-
zung der Möglichkeiten der Rückatmungstechnik Inhalationsnarkosen mit geringsten
Narkosegasmengen und somit geringster Umweltbelastung durchgeführt werden. Der
Lachgasverbrauch während einer 2 h dauernden Narkose wird bei Durchführung von
Niedrigflußnarkosen von etwa 360 l (Frischgasfluß 4,4 l/min) auf 70–85 l (Frischgasfluß
0,5 bis 1.0 l/min) gesenkt [25]. Während aber das Problem der Arbeitsplatz- und der
Umweltbelastung mit Lachgas mit den Verfahren der Niedrigflußnarkose schon weitgehend gelöst werden kann, bleibt die Exposition der Patienten mit diesem Gas und daraus
eventuell resultierender Nachteile unverändert bestehen. Die Lösung dieses Problems
kann nur in konsequentem Verzicht auf den Einsatz von Lachgas während der Durchführung von Inhalationsnarkosen mit niedrigem Frischgasfluß bestehen.

Die fehlende analgetische Komponente der Kombinationsanästhesie muss bei Verzicht auf Lachgas durch vermehrten Einsatz von Opioiden, die fehlende anästhetische
Komponente durch Steigerung der Konzentration der Inhalationsanästhetika ausgeglichen werden. Die anästhetische Wirkung von 60% Lachgas läßt sich nach den Untersuchungen von Eger et al. [7] sowie Röpke u. Schwilden [27, 28] durch eine Steigerung der
exspiratorischen Narkosemittelkonzentration umdas 0,2–0,25 fache des MAC-Wertes
des jeweiligen Inhalationsanästhetikums adäquat ersetzen. Die anzustrebenden exspiratorischen Anästhetikakonzentrationen betragen dann bei Einsatz von Isofluran 1,2%, von
Sevofluran 2,2% und von Desfluran etwa 5,0% [26–28]. Bekanntermaßen muss der
Verminderung des Frischgasflows eine Initialphase vorangestellt werden, während der
ein hoher Flow an der Gasdosiereinrichtung einzustellen ist. Während dieser Phase wird
die Denitrogenisierung abgeschlossen, das Trägergas mit den gewünschten Konzentrationen in das System eingewaschen, die gewünschte Konzentration des Inhalationsanästhetikums im System etabliert und die Anfangsphase der Narkose mit hohem Uptake von
Lachgas und volatilen Anästhetika überbrückt [26]. Die Initialphase kann bei Verzicht
auf Lachgas sehr kurz gehalten werden, da weder die Notwendigkeit zur Denitrogenisierung, noch zur Anpassung der Dauer der Initialphase an den initial hohen Lachgasuptake
besteht. Die Dauer der Initialphase von Niedrigflußnarkosen ohne Lachgas wird also nur
noch von der pharmakokinetischen Charakteristik des Inhalationsanästhetikums und
der Abgabecharakteristik der substanzspezifischen Verdampfer beeinflusst.

Niedrigflußnarkosen ohne Lachgas – klinische Praxis

Die Prämedikation und intravenöse Einleitung erfolgen nach gewohntem Schema, es gibt
keine verfahrensspezifischen Besonderheiten. Additiv werden während der Einleitung in
der Regel 0,1–0,2 mg Fentanyl oder 0,5–1,0 mg Alfentanil gegeben. Nach Intubation oder
Einlage einer Kehlkopfmaske wird ein initial Frischgasfluss von 4 l/min (1,0 l/min O_2,
3,0 l/min Luft) eingestellt. Die Frischgaskonzentration von Isofluran beträgt stand-
ardisiert 2,5%, die von Sevofluran 3,5% und die von Desfluran 6,0%. *Es versteht sich von
selbst, dass diese und die im Folgenden vorgegebenen, klinisch an einem Patientenkollektiv
von mehr als 1800 Patienten erprobten Standardeinstellungen für die Frischgaszusammensetzung im Einzelfall der jeweiligen individuellen Reaktionslage des Patienten und
den operativen Erfordernissen anzupassen sind.* Im Verlauf der ersten 10 min stellt sich
eine inspiratorische O_2-Konzentration von etwa 40% ein, die exspiratorischen Anästhe-

tikakonzentrationen betragen in der Regel nach Ablauf der Initialphase bei Einsatz von Isofluran 1,2–1,4%, von Sevofluran 2,2–2,4% und von Desfluran 4,5–5,5%. Bei Reduktion des Frischgasflows auf 0,5 l/min muss die Frischgas-O_2-Konzentration auf 68% – 0,3 l/min O_2, 0,2 l/min Luft – gesteigert werden. Nur so kann die Zunahme des O_2-verarmten Rückatmungsvolumens und der gegenüber der Niedrigflussnarkose mit Lachgas erhöhte Abstrom von Überschussgas kompensiert, und die Entwicklung hypoxischer Gasgemische im Atemsystem sicher vermieden werden.

Die kontinuierliche Überwachung der inspiratorischen O^2-Konzentration mit korrekt auf 30% eingestellter und aktivierter unterer Alarmgrenze ist auch bei lachgasfreier Narkose unverzichtbar.

Mit der Flowreduktion wird die Verdampfereinstellung bei Einsatz von Isofluran und Sevofluran auf 5,0%, von Desfluran auf 8,0% erhöht. Unter dieser Einstellung der Frischgaszusammensetzung werden sich bei der überwiegenden Mehrzahl der Patienten inspiratorische O_2-Konzentrationen zwischen 35–45% und exspiratorische Anästhetikakonzentrationen im Bereich des MAC-Wertes (Isofluran etwa 1,2%, Sevofluran 2,0–2,2%, Desfluran etwa 5%) einstellen. Weitere Veränderungen der Frischgasanästhetikakonzentration werden entsprechend den klinischen Erfordernissen vorgenommen.

Die klinischen Erfahrungen mit Niedrigflussnarkosen ohne Lachgas können folgendermaßen zusammengefasst werden:

- Die Initialphase kann, selbst bei Verminderung des Frischgasflows auf nur 0,5 l/min, auf 10 min verkürzt werden, da weder die Denitrogenisierung noch der initial hohe Uptake von Lachgas deren Dauer beeinflussen. Eine weitergehende Verkürzung der Initialphase ist kaum möglich, da – zumindest bei Einsatz von Isofluran – die gewünschte Anästhetikakonzentration in der Grössenordunung des jeweiligen MAC-Wertes sonst nur schwer etabliert, und nach Flowreduktion kaum aufrecht erhalten werden kann. Durch die Limitierung der maximalen Abgabeleistung des in den Frischgasstrom eingeschalteten substanzspezifischen Verdampfers ist es bei sehr niedrigen Frischgasflows nicht möglich die dem Uptake entsprechende Narkosemittelmenge in das Narkosesystem einzuspeisen. Hier ist der Einsatz der Inhalationsanästhetika Sevofluran und Desfluran von Vorteil, die aufgrund der geringen Löslichkeit in nur sehr geringer Menge aufgenommen werden, gleichzeitig aber wegen der erhöhten Abgabeleistung der Verdampfer in größerer Menge in das System eingespeist werden können [29, 30].
- Bei Verzicht auf Lachgas werden vom Patienten aus dem Narkosegas nur noch Sauerstoff und Inhalationsanästhetikum aufgenommen, sodass bei der Durchführung von Niedrigflussnarkosen unter diesen Bedingungen mehr Überschussgas zur Verfügung steht. Die Gasfüllung des Atemsystems ist erheblich besser als bei Gebrauch von Lachgas, was die Durchführung von Niedrigflussnarkosen erleichtert.
- Für den Einsatz eines Trägergasgemisches, das aus einem Luft-O_2-Gemisch besteht, gibt es keinerlei Kontraindikationen. Der Druck in den Dichtungsmanschetten von Endotrachaltuben und Kehlkopfmasken bleibt konstant.
- Der Effekt des Lachgases bei einer Kombinationsanästhesie bezüglich der Analgesie und Anästhesie ist geringer, als gemeinhin angenommen. Nach klinischer Erfahrung genügt eine Steigerung der exspiratorischen Narkosemittelzielkonzentration um nur das 0,2 bis 0,25 fache des MAC-Wertes, um den fehlenden Effekt einer inspiratorischen Lachgaskonzentration von 60% Lachgas zu kompensieren (s. auch [7]). Der additive Verbrauch von Fentanyl nahm nach dem Verzicht auf den Einsatz von Lachgas an der eigenen Abteilung um 37,5%, der von Alfentanil um 15,2% zu.
- Bei starkem oberflächlichem chirurgischem Reiz – etwa bei wiederholten Hautinzisionen beim Varizenstripping – können vereinzelt spinal vermittelte motorische Abwehr-

reflexe beobachtet werden die nicht von sympathikotonen Kreislaufreaktionen begleitet werden.

- Die Zunahme intraoperativer Wachphasen, wie sie von Eger et al. berichtet wird [7] und von Tramer et al. gemutmaßt wurde [21], wurde in den neun Monaten seit konsequentem Verzicht auf den Einsatz von Lachgas beim eigenen Patientenkollektiv von mehr als 2700 Inhalationsnarkosen in keinem einzigen Fall beobachtet. Auch die vielfach vermutete Kreislaufinstabilität ist, wie auch schon in der Arbeit von Eger et al. berichtet [7], nicht zu verifizieren. Ganz im Gegenteil, die Führung von Niedrigflussnarkosen ohne Lachgas war überraschend einfach, dass sich die Frage nach einer begründbaren Indikation für den weiteren Einsatz von Lachgas geradezu aufdrängt.
- Nicht alle Narkosegeräte sind für die Durchführung von Niedrigflussnarkosen mit einem O_2-Luft-Gemisch geeignet: bei manchen älteren, konventionellen Narkosegeräten fehlt die technische Einrichtung zur Dosierung von Luft völlig, bei anderen ist die Flowmeßröhre für Luft im Niedrigflussbereich weder kalibriert noch graduiert, sodass Luftflows unter 0,8 l/min nicht eingestellt werden können.
- Ein wesentlicher Vorteil, der sich aus dem konsequenten Verzicht auf den Einsatz von Lachgas ergäbe, wäre die Möglichkeit, auf die gesamte Logistik und technische Infrastruktur zur Versorgung mit Lachgas verzichten zu können. Die Zentrale für die Einspeisung von Lachgas kostet je nach Dimensionierung und Ausführung zwischen 15.000 bis 30.000 DM, die Austattung eines Operationssaales mit den Rohrverbindungen, Ventilkästen und Wandanschlüssen etwa 2500 DM. Hinzu kommen die Kosten für die jährliche technische Wartung der Anlage, die geforderte regelmäßige Messung der Lachgasraumkontamination und die Kosten für das Gas und etwaig anfallende Transportkosten. Nennenswerte Kosteneinsparungen wären möglich.
- Der Verzicht auf den Einsatz von Lachgas führt bei der Durchführung von Niedrigflussnarkosen zu deutlich verbesserter Gasvolumenfüllung des Systems und ermöglicht den Übergang zur nichtquantitativen Narkose mit geschlossenem System [26] in der klinischen Routine. Nach Erreichen einer stabilen Anästhetikakonzentration auf dem gewünschten exspiratorischen Niveau kann die Zumischung von Luft beendet und an der Gasdosiereinrichtung ein O_2-Flow eingestellt werden, der etwa dem mit der Brody-Formel berechneten O_2-Uptake des Patienten entspricht. Bei Einsatz von Sevofluran sollte dann der Verdampfer auf 8,0%, bei Desfluran auf 10% eingestellt werden. Bei so niedrigen Frischgasflows zeigen sich um so mehr die Grenzen, die durch die Limitierung des Isofluranverdampfers bei einem Maximalwert von 5,0% vorgegeben sind. Selbst wenn dieser Wert eingestellt wird, gelingt es in der Regel nicht mehr, die gewünschte exspiratorische Isoflurankonzentration von 1,2% aufrechtzuerhalten.

Kosten der Niedrigflussnarkose mit einem Luft-Sauerstoff-Gemisch

Wird die Rückatmungstechnik konsequent genutzt und Niedrigflussnarkosen durchgeführt, die gerade wegen des Verzichts auf Lachgas und der daraus resultierenden besseren Gasvolumenfüllung des Atemsystems vereinfacht sind, so entstehen im Vergleich zur Niedrigflussnarkose mit Lachgas bei einer 2-stündigen Minimal-Flow-Narkose – je nach Wahl des Anästhetikums – Mehrkosten in der Größenordnung zwischen 3 und 5 DM (s. Tabellen 1–3). Hinzu kommt ein etwas erhöhter Verbrauch an Opioiden, der nach eigenen Erfahrungen mit Mehrkosten von zwischen 0,25–0,50 DM pro Patient zu Buche schlägt.

Tabelle 1. Isofluran

Atemgasdosierung	1,4 l/min O$_2$ 3,0 l/min N$_2$O exsp. Iso: 0,9%	0,3 l/min O$_2$ 0,2 l/min N$_2$O exsp. Iso: 0,9%	0,3 l/min O$_2$ 0,2 l/min Luft exsp. Iso: 1,2%
Verdampfereinstellung als Basis zur Kalkulation	60 min: 1,5 Vol.-% 60 min: 1,2 Vol.-%	15 min: 1,5 Vol.-% 105 min: 2,5 Vol.-%	10 min: 2,5 Vol.-% 30 min: 5,0 Vol.-% 80 min: 3,5 Vol.-%
O$_2$ Verbrauch Kosten	 168 l 0,17 DM	 52,5 l 0,05 DM	 43 l 0,04 DM
N$_2$O oder Luft Verbrauch Kosten	 360 l 5,73 DM	 66,0 l 1,05 DM	 52 l 0,01 DM
Isofluran Verbrauch Kosten	 37,3 ml 28,89 DM	 12,1 ml 9,40 DM	 16,4 ml 13,06 DM
Gesamtkosten	34,80 DM	10,50 DM	13,11 DM

Kosten und Gasverbrauch bei High- und Minimal-Flow-Anästhesien mit und Minimal-Flow-Narkosen ohne Lachgas. Kalkulation mit dem Computerprogramm Inhalationsnarkosekosten INK [31]. Preise, die den Kalkulationen zu Grunde liegen (inkl. Apothekenaufschlag und Mehrwertsteuer, Stand: Sept. 1999): O$_2$: 1,04 DM/m^3, N$_2$O: 15,92 DM/m^3, Luft: 0,08 DM/m^3, Isofluran: 193,88 DM/250 ml.

Tabelle 2. Sevofluran

Atemgasdosierung	1,4 l/min O$_2$ 3,0 l/min N$_2$O exsp. Sev: 1,7%	0,3 l/min O$_2$ 0,2 l/min N$_2$O exsp. Sev: 1,7%	0,3 l/min O$_2$ 0,2 l/min Luft exsp. Sev: 2,2%
Verdampfereinstellung als Basis zur Kalkulation	15 min: 2,2 Vol.-% 105 min: 2,0 Vol.-%	15 min: 2,5 Vol.-% 105 min: 3,5 Vol.-%	10 min: 3,5 Vol.-% 110 min: 5,0 Vol.-%
O$_2$ Verbrauch Kosten	 168 l 0,17 DM	 52,5 l 0,05 DM	 43 l 0,04 DM
N$_2$O oder Luft Verbrauch Kosten	 360 l 5,73 DM	 66,0 l 1,05 DM	 52 l 0,01 DM
Sevofluran Verbrauch Kosten	 59,6 ml 90,81 DM	 19,7 ml 29,93 DM	 23,8 ml 36,16 DM
Gesamtkosten	96,71 DM	31,03 DM	36,21 DM

Kosten und Gasverbrauch bei High- und Minimal-Flow-Anästhesien mit und Minimal-Flow-Narkosen ohne Lachgas. Kalkulation mit dem Computerprogramm Inhalationsnarkosekosten INK [31]. Preise, die den Kalkulationen zu Grunde liegen (inkl. Apothekenaufschlag und Mehrwertsteuer, Stand: Sept. 1999): O$_2$: 1,04 DM/m^3, N$_2$O: 15,92 DM/m^3, Luft: 0,08 DM/m^3, Sevofluran: 380,68 DM/250 ml.

An der eigenen Abteilung wurden im Jahr 1998 3640 Inhalationsnarkosen durchgeführt, wobei rechnerisch 320.000 l Lachgas verbraucht wurden. Da aus Sicherheitsgründen die Lachgasflaschen mit einer Restfüllung von 20% bereits ausgetauscht werden müssen, war von einem Gesamtverbrauch von 384.000 l auszugehen. De fakto aber

Tabelle 3. Desfluran

Atemgasdosierung	1,4 l/min O_2 3,0 l/min N_2O exsp. Des: 4,0%	0,3 l/min O_2 0,2 l/min N_2O exsp. Des: 4,0%	0,3 l/min O_2 0,2 l/min Luft exsp. Des: 5,0%
Verdampfereinstellung als Basis zur Kalkulation	15 min: 5,0 Vol.-% 105 min: 4,5 Vol.-%	10 min: 5,0 Vol.-% 110 min: 6,0 Vol.-%	10 min: 6,0 Vol.-% 110 min: 8,5 Vol.-%
O_2			
Verbrauch	168 l	47,0 l	43 l
Kosten	0,17 DM	0,05 DM	0,04 DM
N_2O oder Luft			
Verbrauch	360 l	52,0 l	52 l
Kosten	5,73 DM	0,83 DM	0,01 DM
Desfluran			
Verbrauch	120,2 ml	27,9 ml	36,7 ml
Kosten	85,13 DM	19,65 DM	25,84 DM
Gesamtkosten	91,04 DM	20,53 DM	25,89 DM

Kosten und Gasverbrauch bei High- und Minimal-Flow-Anästhesien mit, und Minimal-Flow-Narkosen ohne Lachgas. Kalkulation mit dem Computerprogramm Inhalationsnarkosekosten INK [31]. Preise, die den Kalkulationen zu Grunde liegen (inkl. Apothekenaufschlag und Mehrwertsteuer, Stand: Sept. 1999): O_2: 1,04 DM/m^3, N_2O: 15,92 DM/m^3, Luft: 0,08 DM/m^3, Desfluran 169,16 DM/240 ml.

wurden im Jahr 1998 an der zentralen Gasversorgungsanlage der Klinik 480.000 l Lachgas abgefordert. Der Schwund von etwa 100.000 l Lachgas läßt sich nur mit bislang nicht erkannten Leckageverlusten aus der zentralen Gasversorgungsanlage und den Wandanschlüssen erklären. Dies sollte nicht besonders verwundern, werden bei der technischen Überprüfung entsprechend DIN 13 260 (Versorgungsanlagen für medizinische Gase) doch Undichtigkeiten an den Entnahmestellen bis zu einer Leckagerate von 250 ml/min, an den Steckverbindungen gar bis 1000 ml/min toleriert. Es wurden also statt der tatsächlich zu Narkosezwecken verbrauchten Lachgasmenge aus 18 Gasflaschen (Füllgewicht 37,5 kg) 32 Lachgasflaschen zu einen Einkaufspreis von 8.200 DM angeschafft. So steht den Mehrkosten von 3–5 DM ein Einsparpotential von 2,25 DM pro Narkose (bei einer mittleren Anästhesiedauer etwa 60 min) gegenüber, der sich aus dem Verzicht auf den Einsatz von Lachgas ergibt. Dabei ist noch zu bedenken, dass an der eigenen Abteilung konsequent Minimal-Flow-Narkosen durchgeführt werden, sodass der Lachgasverbrauch per se extrem niedrig ist. Zu den möglichen Einsparungen sind des Weiteren – wie bereits erwähnt – auch die Kosten für die technische Wartung der Gasversorgungsanlage sowie die Kosten für die geforderte Raumkonzentrationsmessung hinzuzurechnen.

Wird gar die Möglichkeit der nichtquanitativen Narkose mit geschlossenem System genutzt, können die Kosten für die Inhalationsnarkose noch weiter gesenkt werden. So betrugen in einem Einzelfall die während einer 2,5 h dauernde Desflurannarkose mit einer exspiratorischen Konzentration zwischen 5,0 und 6,5% an einem recht kräftigen Patienten (57 Jahre, 90 kg, 178 cm) anfallenden Kosten für Narkosegase nicht mehr als 19,30 DM.

Der Einsatz von Lachgas – wann indiziert?

Abschließend sollen die Schlussfolgerungen der zitierten Übersichtsarbeiten synoptisch dargestellt werden, lassen sie doch berechtigten Zweifel daran aufkommen, ob im Kontext moderner Anästhesieverfahren – dies gilt gleichermaßen für die intravenöse als auch für die Inhalationsanästhesie – noch eine berechtigte Indikation für den Einsatz von Lachgas definiert werden kann.

In den abschließenden „Überlegungen zum Einsatz von Lachgas" kommt Schirmer [8] zu dem Schluss:

> „Prinzipiell könnte mit den heute zur Verfügung stehenden Anästhetika eine Allgemeinanästhesie unter Verzicht auf Lachgas durchgeführt werden."

Die dann folgenden „Empfehlungen für den Einsatz von Lachgas" bestehen nur aus einer Auflistung der Kontraindikationen sowie einer Aufzählung der Eingriffe und Vorerkrankungen, bei denen „der Verzicht auf den Einsatz von Lachgas vorteilhaft" ist.

Gleichermaßen wie James [9] kommen Dale u. Husum [6] in ihrem Editorial zu dem Schluss:

> „Nitrous oxide should not automatically be included as the basis of any anaesthetic but, like other anaesthetic agents, should be administered after careful consideration of the needs of the individual patients in relation to the planned surgical procedure."

Diesem Statement folgt wiederum nur eine Auflistung der Kontraindikationen, die Definition möglicher Indikationen zum Einsatz von Lachgas bleibt auch dieser Artikel schuldig.

Eger et al. [7] kommen nach ihrer umfangreichen klinischen Studie zu folgendem Urteil:

> In summary, we found that the addition of N_2O to isoflurane for maintenance of anesthesia only subtly, if at all, altered the course of anesthesia and the development of untoward outcomes. The use of N_2O may have diminished the risk of remembrance and fear during anesthesia. In some patients, its use may have increased the incidence of vomiting and sore throat. Our findings do not indicate that the use of N_2O is dangerous in a typical patient having elective surgery.

Es steht zu entscheiden, ob ein Resümee wie im letzten Satz dieses Artikels den weiteren Einsatz von Lachgas hinreichend begründet und rechtfertigt.

Dagegen zitieren Brodsky und Cohen [11] ein Editorial aus Lancet aus dem Jahr 1978 „Nitrous oxide and the bone marrow":

> „In fact, N_2O would probably not be released if it were a new drug being considered for introduction into clinical practice today."

Die als Thema dieser Arbeit vorgegebene Fragestellung läßt sich somit eindeutig beantworten: Unverzichtbar ist der Einsatz von Lachgas allemal nicht. Ganz im Gegenteil, es sprechen heute gute Gründe dafür, auf den Einsatz von Lachgas gänzlich zu verzichten.

Literatur

1. Smith WDA (1982) Under the influence. A history of nitrous oxide and oxygen anaesthesia. The crucial experiment, its eclipse and its revival. The Wood Library-Museum of Anesthesiology, Park Ridge/IL, pp 53–66
2. Duncum B (1994) Nitrous oxide. In: The development of inhalation anaesthesia. Royal Society of Medicine Press, London, pp 273–310
3. Baum JA (1998) Who introduced the rebreathing system into clinical practice? In: Schulte am Esch J, Goerig M (eds) Proceedings of the 4th International Symposium on the History of Anaesthesia. Dräger, Lübeck, pp 441–450
4. Davy H (1800) Researches, chemical and philosophical; chiefly concerning nitrous oxide, or dephlogisticated nitrous air, and its respiration. J. Johnson, London, p 556
5. Parbrook GD (1967) The levels of nitrous oxide analgesia. Br J Anaesth 39: 974–982
6. Dale O, Husum B (1994) Nitrous oxide: from frolics to a global concern in 150 years. Acta Anaesth Scand 38: 749–750
7. Eger EI, Lampe GH, Wauk LZ, Whitendale P, Cahalan MK, Donegan JH (1990) Clinical pharmacology of nitrous oxide: an argument for its continued use. Anesth Analg 71: 575–585
8. Schirmer U (1998) Lachgas – Entwicklung und heutiger Stellenwert. Anästhesist 47: 245–255
9. James MFM (1999) Nitrous oxide: still useful in the year 2000? Curr Opin Anaesthesiol 12: 461–466
10. Vic P, Laguette D, Blondin G et al. (1999) Use of 50% oxygen-nitrous oxide mixture in a general pediatric ward. Arch Pédiatrie 6: 844–848
11. Brodsky JB, Cohen EN (1986) Adverse effects of nitrous oxide. Med Toxicol 1: 362–374
12. Scheinin B, Lindgren L, Scheinin TM (1990) Perioperative nitrous oxide delays bowel function after colonic surgery. Br J Anaesth 64: 154–158
13. Watts A, Luney SR, Lee D, Gelb AW (1998) Effect of nitrous oxide on cerebral blood flow velocity after induction of hypnocapnia. J Neurosurg Anaesthesiol 10: 142–145
14. Eisele JH, Reitan JA, Massumi RA, Zelis RF, Miller RR (1976) Myocardial performance and N_2O analgesia in coronary-artery disease. Anesthesiology 44: 16–20
15. Stowe DF, Monroe SM, Marijic J et al. (1990) Effects of nitrous oxide on contractile function and metabolism of the isolated heart. Anesthesiology 73: 1220–1226
16. Hohner P, Reiz S (1994) Nitrous oxide and the cardiovascular system. Acta Anaesthesiol Scand 38: 763–766
17. Takàcs J (1996) N_2O-induzierte akute funikuläre Myelose bei latentem Vitamin-B^{12}-Mangel. Anästhesiol Intensivmed Notfallmed Schmerzther 31: 525–528
18. Sesso RMCC, Iunes Y, Melo ACP (1999) Myeloneuropathy following nitrous oxide anesthesia in a patient with macrocytic anaemia. Neuroradiology 41: 588–590
19. Fiege M, Wappler F, Pothmann W (1998) Gefährdung von Patienten mit schwerer chronischer Neutropenie durch Lachgasexposition. Anästh Intensivmed 39: 347–350
20. Hartung J (1996) Twenty-four of twenty-seven studies show a greater incidence of emesis associated with nitrous oxide than with alternative anesthetics. Anesth Analg 83: 114–116
21. Tramer M, Moore A, McQuay H (1996) Omitting nitrous oxide in general anaesthesia: meta-analysis of intraoperative awareness and postoperative emesis in randomized controlled trials. Br J Anaesth 76: 186–193
22. Schulte am Esch J (1994) Gefahren der Narkosegasbelastung am Arbeitsplatz. Anästh Intensivmed 35: 154–161
23. Marx T, Zwing M, Köble R, Fröba G, Klampp D, Georgieff M (1998) Lachgas als Leitsubstanz zur Beurteilung der Arbeitsplatzbelastung mit Narkosegasen. Anästhesiol Intensivmed Notfallmed Schmerzther 33: 27–31
24. Logan M, Farmer JG (1989) Anaesthesia and the ozone layer. Br J Anaesth 53: 645–646
25. Radke J, Fabian P (1991) Die Ozonschicht und ihre Beeinflussung durch N^2O und Inhalationsanästhetika. Anästhesist 40: 429–433
26. Baum J (1998) Die Inhalationsnarkose mit niedrigem Frischgasfluß. Praxis der Low-Flow- und der Minimal-Flow-Anästhesie sowie der Narkose mit geschlossenem System, 3. Aufl. Thieme, Stuttgart
27. Röpcke H, Schwilden H (1996) Interaction of isoflurane and nitrous oxide combinations similar for median electroencephalographic frequency and clinical anesthesia. Anesthesiology 84: 782–788
28. Röpcke H (1999) Klinische Pharmakologie von Stickoxidul im Vergleich und im Zusammenwirken mit volatilen Anästhetika. Abstract DAK
29. Baum J, Berghoff M, Stanke HG, Petermeyer M, Kalff G (1997) Niedrigflußnarkosen mit Desfluran. Anästhesist 46: 287–293
30. Baum J, Stanke HG (1998) Low-Flow- und Minimal Flow-Anästhesie mit Sevofluran. Anästhesist 47 (Suppl 1): S 70–S 76
31. Stanke HG, Baum J (1999) Inhalationsnarkosekosten (INK), Vers. 3.0D. Computersimultionsprogramm zur Berechnung der Kosten von Narkosegasen. Damme.

Anästhesie und Intensivmedizin im Internet

Henning Cuhls

Das Internet – Medium der Zukunft

Das Internet ist das Kommunikations- und Informationsmedium des beginnenden 3. Jahrtausends. Vielen ist jedoch noch nicht bewusst, wie sehr das globale Netz der Netze unser Leben bereits beeinflusst und v. a. mit welcher Dynamik sich diese Entwicklung vollzieht. Schätzungsweise 200 Mio. Menschen haben die Möglichkeit auf formatierte Texte, Bilder, Töne, Animationen und Videos im globalen Computernetz zuzugreifen oder diese dem Internet zur Verfügung zu stellen. Die Umsetzung der Medien Radio, Fernsehen und Bildtelefonie sind bereits heute in guter Qualität möglich. Dabei ist die Entwicklung des Mediums Internet noch lange nicht abgeschlossen.

Heute zielt die Entwicklung immer mehr in den kommerziellen Bereich. Flugreisen buchen oder Homebanking sind ebenso möglich wie Bücher, Häuser oder Immobilienfonds über das Internet zu kaufen. Neue Sicherheits- und Verschlüsselungstechniken haben den Handel über das Internet attraktiv gemacht.

Dabei sind allerdings 99% der global fließenden Informationen sicher minderwertig, beziehungsweise wie der bekannte polnische Science-Fiction-Autor Stanislaw Lem urteilt „einfach Müll". Doch das letzte Prozent, und das sind immerhin fast 10 Mio. Seiten, birgt wahre Schätze an Informationen. Wer sich im weltweiten Datenangebot gut auskennt, kann so gut wie jede Information bekommen.

Philosophisch betrachtet ist dieses Riesencomputernetz eine Art gigantisches Gedächtnis, dass sich auf bemerkenswerte Weise ähnlich wie ein menschliches Gedächtnis verhält. Unwichtiges verschwindet relativ schnell, während Wichtiges auch nach Jahren noch zu finden sein sollte. Ständig kommen neue Informationen hinzu und werden in riesigen Datenbanken gespeichert.

Das World-Wide Web („www")

Die Ursprünge des Internet liegen in den 60er Jahren, der Zeit des Kalten Krieges. Damals wurde das Konzept des Internet begründet und diente zuerst rein militärischen Zwecken. Durch eine dezentralisierte Vernetzung sollte auch bei Ausfall mehrerer Zwischenstationen im Falle eines Atomkrieges ein globaler Informationsaustausch ermöglicht werden. Seit 1970 verband das nun Arpanet genannte Netz die Computer mehrerer amerikanischer Universitäten. Nach und nach entstanden weltweit immer mehr Computernetze.

Das Internet wurde zu einer Spielwiese von Wissenschaftlern und Computerexperten. Ab etwa 1991 entwickelte sich das Internet durch die Einführung des World Wide Web mit der „hypertext markup language" (HTML) explosionsartig mehr und mehr zu einem Medium für alle Bevölkerungsgruppen. Ohne Eingabe von umständlichen Befehlen gelangt der Anwender durch Mausklick auf einen Querverweis (Hyperjump) auf eine andere Seite, die irgendwoanders auf der Welt abgelegt sein kann.

Hypertexte sind nicht wie ein Buch linear angelegt, sondern bilden dokumentenübergreifend miteinander verknüpfte Informationseinheiten. HTML-Dateien sind im Prinzip reine Text-Dateien, die Steuerbefehle zum Formatieren des Textes enthalten. Erst ein Programm, der sogenannte Webbrowser, setzt den HTML-Quellcode in formatierten Text um. Einbettungen von Bildern, Ton, Animationen und Videos durch entsprechende Verknüpfungsbefehle sind möglich.

Die Entwicklung der Sprache HTML wird vom unabhängigen W3C-Konsortium gesteuert [1]. Genauere Informationen zu HTML finden sich in dem ausgezeichneten deutschsprachigen Kompendium von Stefan Münz [2].

Die Programmiersprache Java

Das Aufrufen statischer Seiten erwies sich auf Dauer als nicht ausreichend. Das Internet verlangte nach einer aktiven Kommunikationsmöglichkeit. Dies wurde zunächst durch die Einführung von CGI-Scripts (Common Gateway Interface) möglich, bei denen der Anwender mit dem Server interagieren konnte. Dieses Verfahren erwies sich allerdings als zu langsam und zu wenig flexibel.

Mit der Einführung der plattformunabhängigen Programmiersprache Java durch die Firma Sun [3] wurde es erstmals möglich, Programme auf nahezu jedem Rechner in der Welt auszuführen. Die vordringlichste Leistung bei der Entwicklung der Programmiersprache Java besteht in der Integration der Betriebssysteme Unix, MacOS und Windows. Java ist ein Dialekt der weit verbreiteten Programmiersprache C. Mit Java erstellte Applikationen sind teilweise noch sehr langsam, da sie bei Aufruf erst noch übersetzt werden müssen. Dynamisch veränderbare Internetseiten sind jedoch durch Java erst möglich geworden.

E-Mail

Zu den klassischen und am häufigsten genutzten Diensten gehört die E-Mail („electronic mail"), mit der Texte aber auch ganze Dateien versendet werden können. Eine Zeitlang galt es lediglich als "chic", eine E-Mail-Adresse zu haben. Mittlerweile werden jedoch in den USA etwa 2,2 Mrd. E-Mail pro Tag versendet, 10-mal so viel wie Briefe auf Papier. Auch in Deutschland hat die E-Mail bereits einen großen Anteil an der versendeten Post und stellt zunehmend eine echte Konkurrenz für die Post dar. 1999 hatte die Deutsche Post AG immerhin einen geschätzten Rückgang des Briefverkehrs um 20% zu beklagen.

Die Vorteile der E-Mail sind die niedrigen Kosten und die sofortige Verfügbarkeit der Nachricht. Außerdem liegt die Nachricht in elektronischer Form vor, sodass sie auf einem PC weiterverarbeitet werden kann. Eine E-Mail kann wie ein Serienbrief an eine definierte Gruppe versendet werden, aber auch bequem weiter- oder umgeleitet werden. Moderne Kryptographieverfahren ermöglichen es, E-Mail so zu verschlüsseln, dass auch sicherheitskritische Inhalte vor Dritten sicher geschützt übertragen werden können.

Wichtige Dienste im Internet

Weitere Standarddienste sind Chat, die Newsgroups und FTP. „Chat" bedeutet soviel wie Plaudern. Beim „Chatten" werden Nachrichten über die Tastatur eingegeben und in Echtzeit zu anderen Chat-Teilnehmern übertragen, sodass Gespräche zwischen einer oder mehreren Personen geführt werden können.

Die Newsgroups stellen eine Art „schwarzes Brett" im Netz dar. Es existieren weit über 50.000 Newsgroups zu noch so obskuren Themen. Die Funktionsweise ist einfach: Es werden Fragen oder Antworten zu Problemen an eine Newsgroup gesendet, auf die andere dann Zugriff haben. Später kann dann immer noch der gesamte Inhalt nach Stichwörtern durchsucht werden. Newsgroups sind eine nicht zu unterschätzende Informationsquelle im Internet.

Mit FTP („file transfer protocol", Datenübertragungsprotokoll) ist es möglich, Dateien über das Internet zu versenden. In einfacher Form ist diese Anwendung in jedem Browser enthalten.

Suchmaschinen

Was nützen Informationen, wenn sie nicht gefunden werden können? Automatische Suchmaschinen wie Fireball [5] oder Yahoo! [6] durchkämmen automatisch das Internet nach verwertbaren Informationen und indexieren Webseiten. Eine Internet-Recherche in einer der Datenbanken liefert meist brauchbare Ergebnisse. Verknüpfungen mit und/oder/nicht sind möglich.

Eine Suche nach Seiten mit dem Thema „Maligne Hyperthermie" wird sogar einen ganzen Server finden, der sich mit diesem Thema beschäftigt. Genauso lässt sich der günstigste Anbieter für Propofol finden. Eventuell lässt sich das Propofol auch sofort bestellen.

Multimedia

Noch begrenzt durch die schmalen Bandbreiten des Internet ist die Möglichkeit über das Internet Fernsehen oder Video zu sehen. Mit Hilfe der neuen Technologie Streaming Video kann dieses Problem umgangen werden.

Angepasst an den starken Schwankungen unterworfenen Datendurchsatz wird der Datenstrom automatisch an die höchstmögliche Übertragungsrate angepasst. Darunter leidet u. U. die Qualität der Darstellung, ermöglicht jedoch andererseits einen kontinuierlichen Empfang. Mit derselben Technik ist es natürlich auch möglich Radio zu empfangen.

Ein anderes Verfahren, das in jüngster Zeit für Aufsehen gesorgt hat, ist der MP3-Komprimierungsalgorithmus, der in Deutschland von der Fraunhofer-Gesellschaft entwickelt worden ist. Dieses Verfahren wird angewendet, um Musikdaten unter minimalem Qualitätsverlust zu komprimieren. Minimaler Qualitätsverlust in diesem Zusammenhang bedeutet, dass das menschliche Ohr keinen Unterschied zum Originalstück mehr erkennen kann. Im Internet kursieren viele freie MP3-Musikstücke, die auf dem PC oder auf speziellen mobilen MP3-Abspielgeräten wiedergegeben werden können. Einige Künstler sind bereits dazu übergegangen, Musik direkt über das Internet zu vertreiben.

Es ist allerdings davon auszugehen, dass bei den meisten MP3-dateien das Copyright nicht adäquat gewürdigt worden ist.

Technisch ist es bereits heute möglich über den Internet-Anschluss zu telefonieren. Für Firmen die eine Standleitung ins Internet haben oder Universitäten, die direkt an das Internet angeschlossen sind, ergibt sich hier theoretisch die Möglichkeit erheblich an Telefongebühren einzusparen. Im Prinzip ist es auch möglich mit Internet-Telefonie Videokonferenzen mit mehreren Teilnehmern zu schalten. Voraussetzung dafür ist allerdings, dass sich alle Gesprächspartner zur gleichen Zeit im Netz befinden.

Weiterhin gibt es die Möglichkeit, Nachrichten an Pager oder Mobiltelefone abzusetzen oder Faxe direkt über das Internet zu verschicken. Eine andere interessante Anwendungsvariante des Internet ist es, Applikationen gemeinsam zu nutzen, also z. B. gemeinsam an einem Brief zu schreiben. Dabei muss die Applikation nur auf einem der beiden Rechner installiert sein.

Die Revolution des Internet

Die eigentliche Revolution des Internet liegt nicht nur in der Verschmelzung der bisherigen Medien, sondern im globalen Informationsaustausch. Jeder einzelne Teilnehmer kann seine Meinung oder Informationen der gesamten Internet-Gemeinde zur Verfügung stellen. Seine Seiten sind von überall auf der Welt abrufbar.

Daraus ergibt sich aber auch die Problematik des Internet. Alle Inhalte werden vollkommen ungefiltert dargestellt egal ob die Information schlichtweg falsch, belanglos oder nur eine einzelne extreme Meinung wiedergibt. Es gibt keine Redaktion, Zensur oder Qualitätskontrolle. Sogar wenn gegen Gesetze oder die guten Sitten verstoßen wird, bedeutet das nicht, dass die Seite gesperrt wird und noch lange nicht, dass der Verstoß geahndet werden kann. Es gilt das Recht des Landes in dem der Webserver steht.

Festzustellen ist, dass das Internet sich in einem anarchistischen Zustand befindet. Schlimmer ist jedoch, dass ein Desinformationschaos durch die ungeheure Flut von Webseiten entstehen kann. Tatsächlich ist jedoch nicht zu erwarten jedenfalls zu hoffen, dass sich auf Dauer nur eine begrenzte Anzahl qualitativ guter Internetseiten behaupten kann. Desinformative Seiten werden in der Regel kein zweites Mal aufgerufen, qualitativ hochwertige dafür immer wieder.

Zur Zeit wird die Anzahl der Internet-Teilnehmer auf 200 Mio. geschätzt. Aus dem ursprünglich fast reinem englischsprachigen Angebot ist mittlerweile ein internationales geworden. Interessanterweise hat den größten Sprachanteil im Netz neuerdings Spanisch vor Englisch. Auch das deutschsprachige Angebot hat in letzter Zeit erfreulicherweise überproportional zugenommen. Ein bemerkenswerter Aspekt am Rande ist die Tatsache, dass das Land mit der höchsten Dichte an Internet-Zugängen Island ist.

Anästhesie und Intensivmedizin im Internet

In den letzten Jahren haben sich die meisten Universitätskliniken und Krankenhäuser im Internet etabliert, um sich und ihr Leistungsangebot darzustellen. Im Allgemeinen erfolgt zuerst eine allgemeine Darstellung der Klinik mit Bildern des Krankenhauses, Beschreibung der speziellen Leistungen und Fachdisziplinen, Veranstaltungen, Wegbeschreibungen und sonstigen organisatorischen Hilfen sowie statistischer Daten, wie man sie auch in Werbeprospekten finden könnte.

Interessant ist hier v. a. auf welches Publikum die Internet-Seite ausgerichtet wird. Die Thematik „Anästhesie und Intensivmedizin" ist sehr speziell, sodass nicht von einem allgemeinen Interesse der Öffentlichkeit ausgegangen werden kann. Die Zielgruppe umfasst Ärzte und Personal des Fachbereiches, Wissenschaftler, Studenten, Mitarbeiter des Krankenhauses und Patienten. Konkrete Informationen, die für diese Zielgruppe angeboten werden, machen die Seite interessant.

Eine Auswahl der besten Anästhesie-Internet-Seiten zu treffen ist schwierig, da es keine offizielle Rangliste im Internet gibt. Nachfolgend sind aber einige besonders interessante Projekte aufgeführt, die alle über eine aktuelle Verknüpfungsliste [6] im Internet zu erreichen sind.

Internationale Anästhesieserver

Das Gasnet [7], die offiziellen Anästhesieseiten der Universität Yale, gehören zu den ältesten Internet-Seiten überhaupt. Es hat durch die Jahre hinweg seine führende Stellung behaupten können. Die gute Qualität und Quantität der Seiten haben als Vorbild für viele andere Anästhesieserver gedient. Angeboten wird eine große Menge an Informationen zum Thema Anästhesie, anästhesiologische Forschung und Ausbildung.

Viele interessante Artikel sind im Netz bereitgestellt. In einem anderen Bereich werden Termine zu aktuellen Kongressen zusammengestellt. Ebenso gehört es zum guten Ton sich über das Internet anzumelden. Sogar Arbeitsplätze werden über das Internet offeriert. Ein reges Diskussionsforum mit einer großen Teilnehmerzahl rundet die Angebotspalette ab.

Es gibt natürlich viele weitere sehr gute Präsentationen von Anästhesieabteilungen im Internet. Sicherlich gehört die als Wiege der Anästhesie bekannte Universität Harvard [8] mit hinzu. Des weiteren sind die Anästhesieseiten der Universität Stanford [9] oder der American Society of Anesthesiologists (ASA) [10] unbedingt mit zu erwähnen. Diese Liste lässt sich beliebig verlängern.

Anästhesieserver in Deutschland

In Deutschland hat sich die Entwicklung des Internet deutlich langsamer vollzogen als in den USA. Das wird auch an der Qualität der Webseiten im Anästhesiebereich deutlich. Viele Webseiten befinden sich noch im Umbruch und haben ihr endgültiges Aussehen noch nicht gefunden.

Positivbeispiele für eine Webseite finden sich an den Unikliniken Ulm [11] oder Münster [12]. Ebenso interessant sind die Anästhesieseiten der Ruhruniversität Bochum [13]. Zusätzlich zu dem guten Angebot kann hier das erste und bisher einzige deutsche Anästhesiemuseum online in einer hervorragenden Qualität besichtigt werden (Abb. 1).

Eine andere Zielgruppe spricht die Patienteninformation der Anästhesie in Bonn an [14] (Abb. 2). Hier findet der interessierte Laie ein ausführliches Angebot an Informationen rund um Narkose, Schmerztherapie und Intensivmedizin. Diese Seite wurde auf dem Deutschen Anästhesiekongress 1999 mit dem Medienpreis ausgezeichnet.

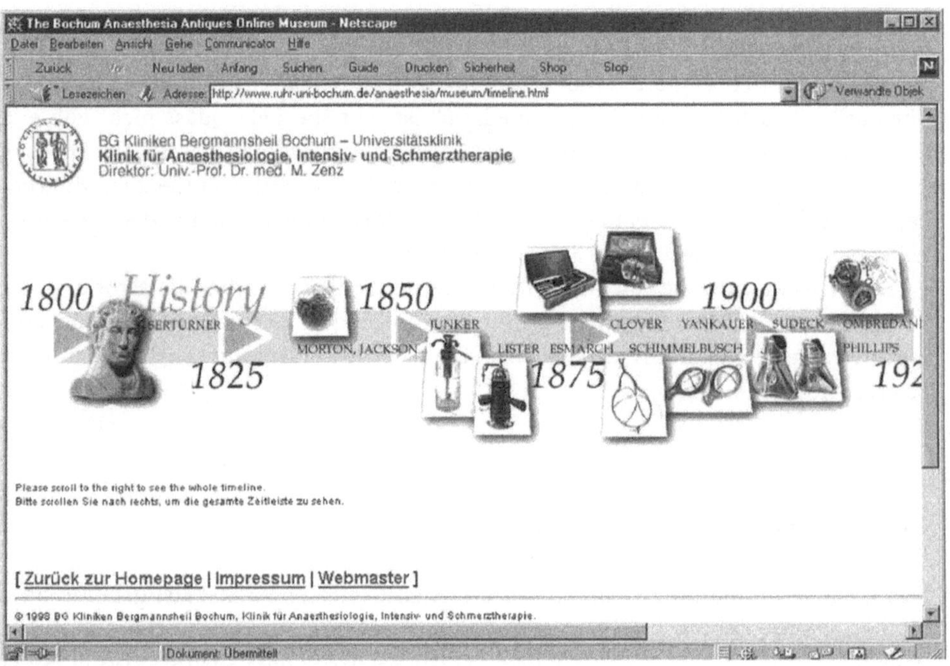

Abb. 1. Das Anästhesiemuseum an der Ruhruniversität Bochum

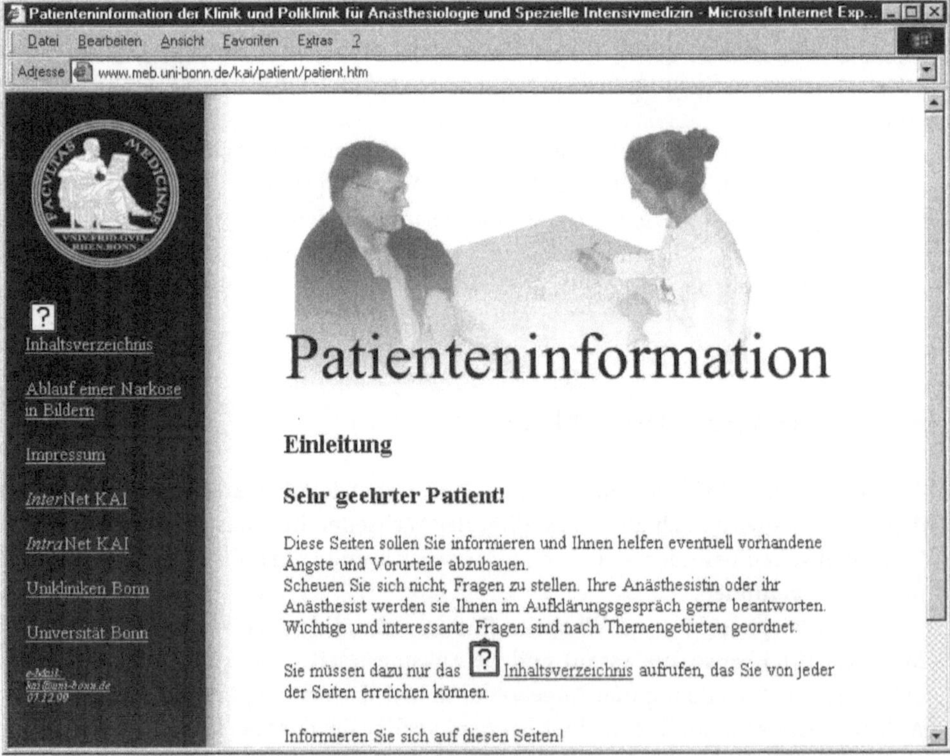

Abb. 2. Die Patienteninformation an der Universität Bonn

Dass auch ein kleines Krankenhaus ein ordentliches Internet-Angebot bereitstellen kann, beweist das Städtische Krankenhaus in Pforzheim [15]. Es ist jedoch abzusehen, dass die Webseiten in Zukunft weniger am heimischen PC als vielmehr von professionellen Webdesignern hergestellt werden. Ein Beispiel, wie Forschungsergebnisse ansprechend und informativ umgesetzt werden können sind die Xenon-Webseiten [16].

Arbeitsgemeinschaft der wissenschaftlichen medizinischen Fachgesellschaften

Mehr als 600 Leitlinien lassen sich bei der Arbeitsgemeinschaft der wissenschaftlichen medizinischen Fachgesellschaften (AWMF) [17] in Düsseldorf nachsehen. Allerdings sind es für den Bereich Anästhesie nur etwa eine Handvoll. Für die Intensivmedizin wurden 10 Leitlinien veröffentlicht. Weiter gibt es hier Informationen über den Stand der medizinischen Kenntnisse, über Diagnostik und Therapie.

Besonderes Augenmerk verdienen die Berechnungen der mittleren Impact-Faktoren des Jahres 1997 auf diesen Seiten. Dieser an deutsche Verhältnisse angepasste Index wird bereits von einigen Fakultäten benutzt, um die unterschiedlich hohen Science Citation Indexe (SCI) der verschiedenen Fachbereiche besser miteinander vergleichen zu können.

BDA und DGAI

Die Seiten des Bundes deutscher Anästhesisten (BDA) [18] und der Deutschen Gesellschaft für Anästhesiologie und Intensivmedizin (DGAI) [19] nehmen eine Schlüsselposition für den Fachbereich Anästhesie ein. Hier werden die wissenschaftlichen Arbeitskreise repräsentiert, Leitlinien veröffentlicht oder Kongresstermine publiziert. Diese Seiten werden im Laufe der Zeit sicherlich noch weiter ausgebaut und damit eine noch wichtigere Informationsquelle für den Anästhesisten sein.

Cancernet und Giftinformationszentrale

Das Cancernet und die Giftinformationszentrale gehören zu Recht mit zu den besten deutschen Webseiten. Seit 1994 ist das Cancernet [20] als deutscher Ableger des National Cancer Institute an der Universität Bonn verfügbar. Für über 80 Tumorarten wurden Übersichtsinformationen bezüglich der Prognose, Stadieneinteilung und der Behandlung erstellt. 10–15% der Daten werden monatlich überarbeitet. Das Cancernet ist ein Beispiel für eine der besten deutschsprachigen Datenbanken im Netz.

Ähnlich bekannt ist die Giftinformationszentrale [21] an der Universität Bonn. Ausführliche Informationen können hier zu allen Formen von tierischen, pflanzlichen oder chemischen Vergiftungen abgerufen werden. Besonders gelungen ist die ausführlich bebilderte Darstellung der verschiedenen Ecstasy-Tabletten. Es ist sehr erstaunlich, welche Vielfalt an Tabletten in der Drogenszene im Umlauf ist.

Informationsdienste

Das beste kommerzielle Angebot im medizinischen Bereich sind die Multimedica-Seiten [22]. Mehrere bekannte Verlage haben sich zusammengeschlossen und bieten ihre Inhalte gemeinsam an. Kerninhalte sind aktuelle Nachrichten aus:

- Berufspolitik,
- Ausbildung,
- Medizin,
- Infolines und
- Nachschlagewerke wie
    - Roche-Lexikon,
    - Scholz-Arzneimittelinteraktionsdatenbank oder
    - Rote Liste.

An Büchern sind alle Klinikleitfäden und alle Checklisten online zugänglich gemacht worden. In über 40 deutschsprachigen Fachzeitschriften kann gelesen und in den Archiven recherchiert werden. Es ist möglich einen entsprechenden Filter zu setzen, sodass der Anwender nur Informationen aus seinem Fachbereich zu sehen bekommt. Der Service hat allerdings den stolzen Preis von 148 DM im Jahr.

In einem sehr viel kleineren Rahmen versucht sich Hypnos [23] als Diskussionsforum für den Anästhesiebereich zu etablieren. Der Zugriff ist frei. Das Angebot kann nicht so ausführlich wie bei Multimedica sein.

Praktischen Wert hat auch ein Service der Universität München. Hier ist es möglich kostenlos in einer Datenbank den ICD10 [24] bzw. den IKPM [25] zu durchsuchen.

Medline

Eines der besten Angebote im Netz ist die freie Medline-Recherche [26] im Internet. Dieses kostenlose Angebot von der National Library of Medicine hat zudem den Vorteil aktueller als die vertriebenen CD-Versionen zu sein. Der Zugriff auf die Datenbank ist sehr schnell. Ebenso ist es möglich Abstracts und weitere Detailinformationen des Artikels zum Weiterbearbeiten herunterzuladen.

Zeitschriften online

Die beiden deutschsprachigen Zeitschriften AINS [27] und Der Anästhesist [28] müssen sich im angebotenen Service nicht hinter internationalen Zeitschriften wie Anesthesiology [29] verstecken. Die aktuellen Artikel lassen sich zumindest als Abstract abrufen, die meisten Artikel sogar in einer kostenlosen Volltextversion. Die Zeitschriften können komplett und ohne Werbung gelesen werden. Des Weiteren ist ein Zugriff auf die archivierten letzten Jahrgänge der Zeitschriften, verbunden mit einer Volltextsuche, möglich.

Firmen im Anästhesiebereich

Jede größere Firma, die kommerziell auf dem Sektor der Anästhesie tätig ist, hat auch eine entsprechende Internet-Präsenz zu bieten. Üblicherweise sind diese Firmen direkt unter ihrem Namen zu finden. Ansonsten lassen Sie sich leicht über eine Suchmaschine wie Fireball [4] oder Yahoo! [5] finden. Diese Seiten sind deutlich aufwendiger gestaltet, schließlich stellt die Darstellung im Internet eine Form kostenloser Werbung dar. Es werden nicht nur Informationen über die Produkte oder auch Studien zu den Produkten angeboten, sondern auch in die Tiefe gehende technische Details an. Über eine E-Mail-Adresse lassen sich weitergehende Produktinformationen einholen.

Intranet-Anwendungen

Intranet bezeichnet einen gegenüber dem Internet abgeschirmten Bereich um den Schutz von Daten und Anwendungen zu gewährleisten. Über einen Webbrowser, der auf einem Arbeitsplatzrechner installiert ist, kann auf Datenbankbereiche des Labors, der Röntgenabteilung oder auch des Patientenmanagements zugegriffen werden. Ebenso kann auf Adressen, Terminverwaltung, Urlaubsplanung oder z. B. auch auf einen mit dem operativen Partner gemeinsam verwalteten Operationsplan zugegriffen werden. Dabei erfolgt der Zugriff unabhängig vom Betriebsystem des Arbeitsplatzrechners. Ohne zusätzliche Software kann mit dem Webbrowser auf ein komplettes Krankenhausinformationssystem zugegriffen werden und dort Daten bearbeitet werden. Die meisten EDV-Hersteller haben dies bereits erkannt und bieten entsprechende Webends und Schnittstellen für ihre Systeme an.

Die Anästhesie und Intensivmedizin kann von einem Intranet enorm profitieren, da es die ideale Plattform für eine interdisziplinäre Zusammenarbeit darstellt.

Das Zauberblatt

Das Zauberblatt [30] ist der Name eines Projektes an der Klinik für Anästhesiologie und Intensivmedizin der Universität Bonn in dem ein multimediales Patientenbefragungs- und -informationssystem für die Prämedikation entsteht. Der Patient wird durch dynamisch erzeugte Webseiten durch das Patienteninterview geführt. Auf einem berührungsempfindlichen Bildschirm werden die Fragen mit Antwort- und Steuerungsknöpfen dargestellt.

Die Daten können dann direkt an die Datenbank eines Krankenhausinformationssystems (KIS) weitergeleitet werden. Im Informationsteil wird der übliche perioperative Ablauf dargestellt. Die Erweiterung um zusätzliche narkoserelevante Funktionen, sowie die Implementation eines Spracheingabesystems sind möglich. Die ultimative Version stellt der Einsatz mobiler Geräte zur Prämedikation auf der Normalstation über ein Funknetzwerk. Genauso gut ist es aber auch möglich, von einem beliebigen Arbeitsplatzrechner im Netz die Prämedikation durchzuführen.

Da das System auf Standard-Internettechnologien besteht, wäre es auch denkbar, die Patientenbefragung direkt über das Internet durchzuführen. Zur Zeit ist im Internet bereits eine Testversion zu besichtigen (Abb. 3).

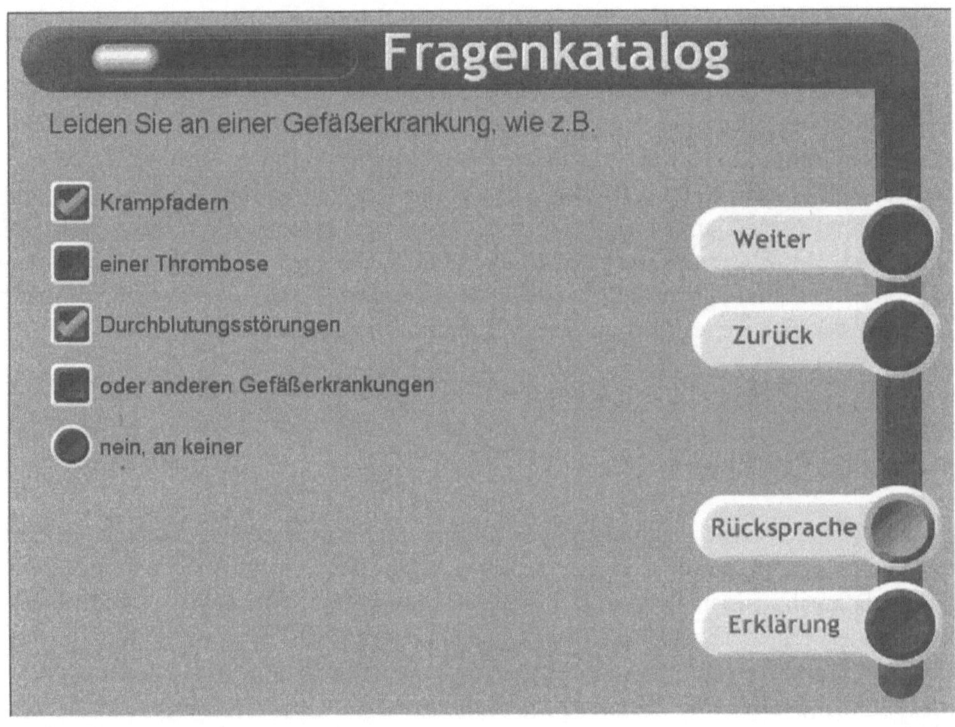

Abb. 3. *Das Zauberblatt:* interaktives Patientenbefragungssystem über das Internet

In den USA wird ein derartig standardisiertes Patienteninterview unter dem Namen „Healthquiz" bereits über über das Internet angeboten [31]. Professor Roizen von der Universität Chicago gilt als Experte auf diesem Gebiet. Für Patienten kostet das Abrufen dieses Services allerdings 20 US-$.

Ausblick auf die Zukunft des Internet

Die Kommerzialisierung des Internet wird weiter zunehmen. In absehbarer Zeit könnte tatsächlich ein Großteil des Handels über das Internet abgewickelt werden, wie das Beispiel des Aktienhandels ohne Zwischenhändler zeigt.

Die vertikale und horizontale Vernetzung wird mit großem Tempo weiter fortschreiten. Für die Realisation fehlender Netzkapazitäten werden neue Übertragungswege gesucht. Versuche vorhandene Stromleitungen in Gebäuden zu Übertragung von Daten zu nutzen, sind bereits mit vergleichsweise hohem Datendurchsatz möglich.

Ein Großteil der alten Medien wird im Internet aufgehen. Der Internet-Zugang wird bzw. ist bereits über Mobiltelefone, Fernseher aber auch andere Haushaltsgeräte möglich. Internet über die Mikrowelle oder ein intelligenter Kühlschrank, der selbstständig fehlende Lebensmittel beim Supermarkt um die Ecke nachbestellt, sind schon längst keine Utopie mehr.

Gerade für den sehr technisch ausgerichteten Bereich der Anästhesie und Intensivmedizin bietet das Internet mit seinen Technologien vielfältige Anwendungsmöglichkeiten.

Literatur

1. www.w3.org
2. www.teamone.de/selfhtml/
3. www.javasoft.com
4. www.fireball.de
5. www.yahoo.de
6. www.meb.uni-bonn.de/kai/links.htm
7. http://gasnet.med.yale.edu/
8. www.jmcnet.harvard.edu/anesthesia/
9. www.med.stanford.edu/anesthesia/
10. www.asahq.org/
11. www.uni-ulm.de/klinik/anaesthesie/
12. http://medweb.uni-muenster.de/institute/anaest/
13. www.ruhr-uni-bochum.de/anaesthesia/Index.html
14. www.meb.uni-bonn.de/kai/patient/patient.htm
15. www.online.de/home/narkose/Default.htm
16. www.xenon-anaesthesia.com/xenon.html
17. www.uni-duesseldorf.de/WWW/AWMF/ll/ll_anaes.htm
18. www.men-nuernberg.de/bda/
19. www.men-nuernberg.de/dgai/index.htm
20. www.meb.uni-bonn.de/cancernet/
21. www.meb.uni-bonn.de/giftzentrale/
22. www.multimedica.de/
23. www.hypnosforum.de/
24. www.med.uni-muenchen.de/icd/icd10.html
25. www.med.uni-muenchen.de/icd/icpm.html
26. www.ncbi.nlm.nih.gov/PubMed/
27. www.thieme.de/ains/
28. http://link.springer.de/link/service/journals/00101/tocs.htm
29. http://venus.1rpoline.com/ips/tables/home.asp?JID94
30. www.meb.uni-bonn.de/kai/zbl/zbl.htm
31. www-apme.bsd.uchicago.edu/apme/default.html

Medikolegale Aspekte der Anästhesie –
Schwerpunkte der neueren Rechtsprechung

B. LANDAUER

Die im anästhesiologischen Alltag auftretenden Rechtsfragen sind vielfältig. Die einen stellen sich offenkundig und unverblümt, die anderen fristen zunächst eher ein „Schattendasein", um erst dann in Erscheinung zu treten, wenn etwas passiert ist und sich nun diesbezügliche Versäumnisse bitter rächen. Um so wichtiger ist es daher, die typischen Kernprobleme zu kennen und im Sinne eines gezielten „Risikomanagements" vorzubeugen.

Das ärztliche Aufklärungsgespräch

Eine *sachgerechte Aufklärung,* Grundlage jedweder rechtswirksamen Einwilligung, kann nur durch einen Arzt erfolgen, der bezüglich der aufzuklärenden Thematik die notwendige Fachkompetenz besitzt, dies bedeutet nicht zwangsläufig derselben Fachdisziplin anzugehören. Die Aufklärung gehört zu den wesentlichsten Vorkehrungen, sich „juristischen" Ärger vom Halse zu halten. Sie muss umfassend und richtig sein. „Fromme" Lügen und „Übermaßaufklärung" sind dabei gleichermaßen fehl am Platze.

Typische Risiken sind, auch wenn sie extrem selten auftreten, dem Patienten stets mitzuteilen, wobei seiner individuellen Situation Rechnung zu tragen ist: So etwa hat die Heiserkeit nach einer Intubationsnarkose für einen Sänger oder Lehrer eine ganz andere Bedeutung als für einen nicht so sehr auf seine Stimme angewiesenen Patienten.

Entsprechend der jüngsten Judikatur des Bundesgerichtshofes (BGH) ist eine Grundaufklärung ohne den „expressis verbis" geäußerten Hinweis auf das *schwerste in Betracht kommende typische Risiko,* etwa eine Querschnittslähmung nach Myelographie oder Spinalanästhesie, unvollständig und damit auch bezüglich anderer sich verwirklichender Risiken unwirksam. Dagegen ist hinsichtlich seltener *atypischer und allgemeiner Risiken* ebensowenig aufzuklären, wie über die Gefahr eines Kunstfehlers.

Eine Aufklärung ohne *Darstellung möglicher Alternativen* ist, wie das vielbeachtete „Eigenbluturteil" des BGH vom 17.12.1991 mit Nachdruck deutlich machte, unvollständig. Dies gilt besonders, wenn bezüglich der zu wählenden Verfahren Risikounterschiede bestehen.

Zu allem Überfluß fordert der BGH außerdem, daß *Privatpatienten über die GOÄ* und deren Inhalt ins Bild zu setzen sind.

Je notwendiger und dringlicher (*Zeitfaktor*) ein Eingriff – z. B. bei einer Magenperforation – ist, um so geringer werden die Anforderungen an Intensität und Umfang der Aufklärung. Von einer eingehenderen Aufklärung kann nur dann abgesehen werden,

- wenn der Patient dies expressis verbis wünscht,
- er bereits informiert ist,
- die Aufklärung kontraindiziert bzw. aus tatsächlichen Gründen unmöglich ist oder

- die Komplikationsmöglichkeiten bei einem verständigen Menschen für seinen Entschluß, in die Behandlung einzuwilligen, ernsthaft nicht ins Gewicht fallen.

Werden Aufklärungsmängel beanstandet, so hat der Patient neuerdings vor Gericht meist glaubhaft darzulegen, warum er wegen des nicht aufgeklärten Risikos den Eingriff verweigert hätte.

In jedem Fall muß sie jedoch *zeitgerecht* erfolgen, um dem Kranken eine gewisse Überlegungsfrist zu lassen und nicht den Eindruck zu erwecken, „sich nicht mehr aus einem bereits in Gang gekommenen Geschehensablauf lösen zu können". Der Abend vor dem Eingriff dürfte, zumindest was die Anästhesie anbelangt, diesen Ansprüchen noch genügen. In jedem Fall muss sich der Patient zum Zeitpunkt der Aufklärung im vollen Besitz seiner Erkenntnis- und Entschlussfähigkeit, die jedoch nicht mit seiner Geschäftsfähigkeit gleichzusetzen ist, befinden. Das heißt, stark wirksame Medikamente, so auch eine bereits verabfolgte Prämedikation, oder erhebliche Schmerzen, etwa im Zuge einer Geburt, können diesen Zustand bereits in Frage stellen. Bei Aufklärung nicht der deutschen Sprache mächtigen Ausländern muß ein Dolmetscher zugezogen werden.

Auch vor *ambulanten Operationen* müssen Patienten nach einem Urteil des BGH so rechtzeitig über die Risiken aufgeklärt werden, dass sie vor einer Einwilligung „in Ruhe" das Für und Wider eines Eingriffs abwägen können. Eine ärztliche Aufklärung erst vor der Tür des Operationssaals (OP) lehnte der VI. Zivilsenat als unzureichend ab. Nur bei „normalen ambulanten Eingriffen" – was immer man darunter zu verstehen hat – könne die Aufklärung unter bestimmten Umständen auch am selben Tag erfolgen. Unseres Erachtens sollte letzteres die Ausnahme sein. Vielmehr ist gerade bei ambulanten Patienten eine möglichst frühzeitige Aufklärung über die Risiken und Modalitäten des geplanten Procedere nötig, um dem Patienten die Möglichkeit zu geben, sein soziales Umfeld – Begleitperson für die Entlassung und den Nachhauseweg sowie die entsprechende Unterstützung dort, Hausarztbetreuung etc. - zu organisieren. Außerdem muss der Kranke im Rahmen einer Sicherungsaufklärung – auch therapeutische Aufklärung genannt – über die notwendigen, den Behandlungserfolg sichernden Karenzzeiten und Verhaltensweisen – am besten formblattunterstützt – informiert werden.

Da der Arzt bezüglich des stattgehabten Aufklärungsgespräches beweispflichtig ist und Schadenersatzansprüche häufig erst längere Zeit nach Abschluss der Behandlung an ihn herangetragen werden, ist eine schriftliche *Dokumentation* außerordentlich ratsam. In diesem Zusammenhang hat sich das von Weißauer konzipierte und vom Berufsverband Deutscher Anästhesisten empfohlene Konzept der *Stufenaufklärung*, validiert durch die stichwortartige Aufzeichnung der jeweils besprochenen Risiken, z. B. Zahnschäden, V.-cava-Katheter, Bluttransfusion etc., bisher bestens bewährt.

Die Einwilligung

Wie bereits erwähnt, erfüllt jeder ärztliche Heileingriff, sei es eine Operation, eine Arzneimittelgabe oder eine diagnostische Maßnahme, den *Tatbestand einer Körperverletzung* (§ 30 StGB). Er ist daher rechtswidrig, wenn er nicht durch eine rechtswirksame Einwilligung des Patienten oder sonstige Rechtfertigungsgründe, z. B. den rechtfertigenden Notstand („Not kennt kein Gebot"), legalisiert wird. Dabei ist die Grundlage jedes derartigen Einverständnisses eine sachgerechte Aufklärung unter Berücksichtigung der erwähnten Kriterien.

Da die Einwilligungsfähigkeit nicht mit der Geschäftsfähigkeit des Kranken gleichzusetzen ist, können verständige Jugendliche ab 14 Jahren, falls sie über die erforderliche psychosoziale Reife verfügen, eigenverantwortlich in eine Behandlung einwilligen. Es ist allerdings zweckmäßig, im Zweifelsfall auch das *Einverständnis der Sorgeberechtigten* – bei schwerwiegenden Eingriffen beider (!) Elternteile – einzuholen. Ist, was in der Praxis öfter vorkommt, nur ein Elternteil in der Lage,"vor Ort" in die Behandlung einzuwilligen, so sollte dieser in jedem Fall erklären können, auch im Namen des Abwesenden zu handeln. Verweigern allerdings diese, etwa aus religiösen Gründen, ihre Zustimmung zu einem lebensnotwendigen Eingriff, etwa einer Bluttransfusion, so ist in weniger dringlichen Fällen eine Entscheidung des Vormundschaftsgerichts herbeizuführen oder bei besonderer Eile der rechtfertigende Notstand (§ 34 StGB) in Anspruch zu nehmen.

Bei *Bewußtlosen,* bzw. diesbezüglich Eingeschränkten handelt der Arzt zunächst in „Geschäftsführung ohne Auftrag" (§ 677 BGB), wobei das wohlverstandene Interesse und der mutmaßliche Wille des Patienten – neuerdings zunehmend durch eine *Patientenverfügung* zum Ausdruck gebracht – den Behandlungsumfang bestimmt. Muss für längere Zeit – typischerweise im Rahmen einer Intensivbehandlung – mit einem derartigen Zustand gerechnet werden, so ist u. U. die Bestellung eines Betreuers durch das Vormundschaftsgericht ratsam.

Die Bluttransfusion bei Zeugen Jehovas
– ein anästhesiologisches Dilemma

Zu häufig mehr emotional als rational geführten Diskussionen gibt die *Transfusionsverweigerung* durch den Patienten, in erster Linie durch einen Zeugen Jehovas, Anlass. Grundsätzlich gilt auch hier, dass der Wille des Kranken oberstes Gebot ist, da es sich bei der Bluttransfusion um eine einwilligungspflichtige ärztliche Maßnahme handelt. Bei Willensfähigkeit des Patienten ist somit die Ablehnung einer Bluttransfusion strikt zu respektieren. Es ist dafür zu sorgen, dass das Aufklärungsgespräch mit dem Patienten allein und nicht in Anwesenheit der Angehörigen oder anderer, die erfahrungsgemäß meist ebenfalls Mitglieder dieser Glaubensgemeinschaft sind und einen entsprechenden „moralischen Druck" ausüben, stattfindet. Außerdem ist dafür Sorge zu tragen, dass ärztlicherseits ein entsprechend erfahrener und kompetenter Gesprächspartner, d. h. also kein Arzt im Praktikum/in der Weiterbildung, zur Verfügung steht.

Konsequenterweise haben, wenn der Patient seine Meinung aufrechterhält, bestimmte Operationen, die voraussichtlich eine Bluttransfusion zur Folge haben, zu unterbleiben. Hilfreich ist in diesem Zusammenhang die 1989 zwischen unserem Berufsverband und dem der Chirurgen getroffene „Vereinbarung über die Zusammenarbeit bei der Bluttransfusion", wonach auch der Operateur über die Notwendigkeit, Wahrscheinlichkeit, Folgen und ggf. Alternativen (Eigenblutspende) einer intraoperativen Bluttransfusion aufzuklären hat.

Bei *Willensunfähigkeit* dagegen (z. B. Bewusstlosigkeit, Unfälle) hat die Hilfeleistungs- sowie Lebenserhaltungspflicht und damit die Transfusion Vorrang. Frühere diesbezügliche Äußerungen des Patienten sind zwar ebenso wie die seiner Angehörigen, die allerdings verständlicherweise („Sterben heißt erben") nicht über das Leben des Kranken verfügen können, für die Entscheidung zu einer indizierten Bluttransfusion nicht gänzlich irrelevant, sondern im Rahmen der Prüfung seines wohlverstandenen Interesses und mutmaßlichen Willens als Indizien zu berücksichtigen.

Inwieweit unter dem von uns Anästhesisten herbeigeführten und zu verantwortenden Zustand der Narkose, der dem Patienten keine Meinungsänderung mehr erlaubt, auf eine lebensrettende Gabe von Blut oder Blutbestandteilen verzichtet werden muss, ist immer noch Gegenstand kontrovers geführter Diskussionen. Formaljuristisch erfolgt entweder eine *vorsätzliche Körperverletzung* in Gestalt der nötigen Transfusion zur Lebenserhaltung oder eine *fahrlässige Tötung, ggf. sogar vorsätzlicher Totschlag,* durch Unterlassen derselben, bei Respektierung des Rechts auf Selbstbestimmung. Daher empfiehlt es sich, diese Patienten bereits im Vorfeld über die eigene Vorgehensweise aufzuklären, etwa dergestalt, dass eine durchgängige Respektierung ihres Willens, unter keinen Umständen eine Bluttransfusion zu erhalten, so auch für den Fall einer akuten lebensbedrohlichen Blutung, insbesondere bei unerwarteten anatomischen bzw. operativen Schwierigkeiten, schweren Gerinnungsstörungen oder Nachblutungen, nicht garantiert werden kann.

Unseres Erachtens ist dies der Königsweg aus dem aufgezeigten Dilemma, zumal eine durchgehende Respektierung des Willens von Zeugen Jehovas bereits aufgrund der Arbeitsteiligkeit – unterschiedliche Verantwortlich- und Zuständigkeiten im OP und auf der Intensivstation, zwischen Operateur und Anästhesist, häufiger Personalwechsel durch Schichtdienst etc. – heute kaum noch zu garantieren ist. Welches Krankenhaus kann es sich heute leisten, für diese Patienten rund um die Uhr ein Behandlungsteam vorzuhalten, dessen Mitglieder es mit ihrem Gewissen vereinbaren können, eine derartige religiöse Überzeugung zu respektieren?

Von Bedeutung ist in der Praxis die Situation bei *Minderjährigen,* soweit sie die nötige Einsichtsfähigkeit in die gebotene ärztliche Maßnahme (Transfusion) nicht haben und die vertretungsberechtigten Eltern die Bluttransfusion ablehnen. Eine derartige Ablehnung durch die Erziehungsberechtigten muss bei entsprechender Transfusionsindikation als objektiver *Missbrauch des Sorgerechts* gewertet werden, d. h. im Akutfall: Transfusion, in weniger dringlichen Fällen Antrag auf Entzug des Sorgerechts und Bestellung eines Betreuers durch das Vormundschaftsgericht, danach mit dessen Genehmigung: ebenfalls Transfusion.

Eine wichtige, in diesem Zusammenhang häufig vernachlässigte, allerdings weniger juristische als medizinische Frage ist die nach dem „kritischen", die Gabe von Blut indizierenden, Hämoglobinwert (Hb). Definitionsgemäß wird dieser in dem Augenblick erreicht, wenn das O_2-Angebot den O_2-Verbrauch des Organismus limitiert. Nach Untersuchungen von Woerkens liegt, andere Faktoren außer acht lassend, diese von den Autoren als „magic number" apostrophierte Größe bei einem Hb von 4 g%.

In der Fortschrittsfalle der modernen Medizin

Berücksichtigt man, dass nach Buchborn „der Mensch ein biologisches und soziales Mängelwesen" und die Gesellschaft nach Eibl-Eibesfeldt eine „bindungslose Misstrauensgesellschaft" ist, die Arzt-Patienten-Beziehung rechtlich einem Dienstvertrag ohne Garantie eines Behandlungserfolges entspricht, nach der Definition der Weltgesundheitsorganisation Gesundheit ein „völliges körperliches, seelisches und soziales Wohlbefinden" darstellt, sowie, nach Küng, die normale menschliche Reaktion in der Krankheitssituation ein „Urmisstrauen" ist, so wird klar, wie kurz der Weg vom „Schicksal" zum Vorwurf eines Behandlungsfehlers ist.

Dieser Sachverhalt wird durch den z. T. atemberaubenden Fortschritt der modernen Medizin sowie dem in der Gesellschaft herrschenden und geförderten Glauben von der Machbarkeit aller Dinge, der auch vor dem ärztlichen Tun nicht haltgemacht hat, begünstigt. Schicksalhafte Krankheitsverläufe werden nur ungern von den Betroffenen und ihren Angehörigen als solche hingenommen, vielmehr wird häufig versucht, unterstützt durch das fehlende Kostenrisiko, diese als Kunstfehler straf- und/oder zivilrechtlich zu verfolgen, wobei ein monetärer Schadenersatz sicher das Hauptziel ist.

Strafrechtliches Ermittlungsverfahren

Eine *Strafanzeige zur Durchsetzung von Schadenersatzansprüchen,* und darum geht es geschädigten Patienten in erster Linie, ist nach Biermann ein juristischer Kunstfehler. Dennoch bildet nach Ulsenheimer in ca. 10% aller Haftpflichtfälle „die Strafanzeige den Eröffnungszug im Kampf um Schadenersatz und Schmerzensgeld". Erfreulicherweise führt diese in nur einem geringen Prozentsatz zu einer Verurteilung. Die Vorteile für den Patienten bei diesem Vorgehen liegen in der für ihn kostenlosen Sachverhaltsaufklärung von Amts wegen, d. h. durch die Staatsanwaltschaft. Verlust von Zeit, Beweismitteln und Zeugenerinnerung, Verhärtung der Fronten, bedingte Tauglichkeit der staatsanwaltlichen Ermittlungsergebnisse für den Zivilprozess und dessen Aussetzung bis zum Abschluss des Strafverfahrens, werden dafür vom Anspruchsteller ungewollt häufig in Kauf genommen.

Die Nachteile für den Arzt sind erheblich, wobei beispielhaft die psychische und materielle Belastung, die öffentliche Rufschädigung und die „Kriminalisierung der ärztlichen Tätigkeit" zu nennen sind.

Die *Einleitung eines Ermittlungsverfahrens* erfolgt in der Regel durch Anzeige wegen fahrlässiger Körperverletzung (§ 230 StGB) oder fahrlässiger Tötung (§ 222 StGB). Bei ersterem handelt es sich dem Grundsatz nach um ein relatives Antrags-, bei letzterem um ein Offizialdelikt.

Die *Grundlage der strafrechtlichen Verantwortung des Arztes* besteht immer in einem subjektiv pflichtwidrigen Handeln bzw. Unterlassen, das, entsprechend der „Conditio-sine-qua-non-Formel", „mit an Sicherheit grenzender Wahrscheinlichkeit" die Körperverletzung oder den Tod des Patienten verursacht hat.

Das bedeutet für die Praxis, dass ein noch in Weiterbildung befindlicher Arzt weniger Gefahr läuft, wegen seines fachlichen Fehlverhaltens strafrechtlich belangt zu werden, als durch den Vorwurf eines *Übernahmeverschuldens* in die juristischen Mühlen zu geraten, wenn er hätte erkennen müssen, dass die ihm zugewiesene Aufgabe seinen derzeitigen Kenntnis- und Erfahrungsstand überfordert. Ist dies der Fall, wird meist auch sein Dienstvorgesetzter eines *Organisationsverschuldens* bezichtigt.

Da nach § 160 Abs. 2 der Strafprozessordnung (StPO) auch alle den Arzt entlastenden Umstände von der Staatsanwaltsschaft zu ermitteln sind, erfolgt, entsprechend der Maxime „in dubio pro reo" eine Verfahrenseinstellung bei Fehlen des hinreichenden Verdachtes auf eine strafbare Handlung (§ 170 StPO) oder wegen geringfügiger Verletzung der ärztlichen Sorgfaltspflicht und daher fehlendem öffentlichem Interesse an einer Strafverfolgung gegen eine Auflage, im allgemeinen Zahlung einer „Geldbuße" (§ 153a StPO). Letzteres kann nur mit Zustimmung des Betroffenen geschehen und stellt keine Strafe im eigentlichen Sinne dar, da keine förmliche Schuldfeststellung erfolgt.

Vorwurf eines Behandlungsfehlers – was ist zu tun?

Kommt es zu einem Ermittlungsverfahren, so sollte nach Ulsenheimer der betroffene Arzt zunächst als Beschuldigter im weitesten Sinne von seinem *Aussageverweigerungsrecht* Gebrauch machen. Es ist zu beachten, dass die Staatsanwaltschaft potentiell Schuldige möglichst lange als aussagepflichtige Zeugen behandelt, indem sie formal gegen Unbekannt, kenntlich am *uJS* des Aktenzeichens, ermittelt. Äußerste Zurückhaltung ist dem Betroffenen bezüglich Äußerungen im Kollegenkreis und am Arbeitsplatz anzuraten.

Zum frühestmöglichen Zeitpunkt sollten vom Sachverhalt, der demErmittlungsverfahren zugrundeliegt, eigene Aufzeichnungen, etwa in Gestalt eines *Gedächtnisprotokolls*, angefertigt und diese beschlagnahmesicher verwahrt werden. Hand in Hand hiermit sollte das Kopieren der zweckmäßigerweise paginierten Krankenakte erfolgen, da nach ihrer unweigerlichen Beschlagnahme für den Beschuldigten keine Einsichtsmöglichkeit mehr besteht. *Aussagen als Beschuldigter* sollten nur mit Hilfe eines Rechtsbeistands, der bereits im Vorfeld der Ereignisse zugezogen werden sollte, und in schriftlicher Form, ggf. gestützt durch ein Fachgutachten, *erfolgen*. Darüber hinausgehende Erklärungen zur Sache oder Schuldfrage sollten unterbleiben.

In jedem Fall ist eine umgehende *Meldung an die Krankenhausleitung, Haftpflichtversicherung und ggf. Strafrechtschutzversicherung* zu machen, wobei nur der Tatbestand zu schildern ist, da auch die entsprechenden Sachbearbeiter als Zeugen vernommen und die ihnen vorliegenden Unterlagen beschlagnahmt werden können. Dringend davon abzuraten ist, zu „mauern" oder gar zu „lügen", da dieses Verhalten amtlicherseits als Ausdruck einer „rechtsfeindlichen Gesinnung" gewertet wird.

Die richterlich angeordnete *Beschlagnahme der Krankenblattunterlagen* als Beweismittel stellt in solchen Situationen einen ganz „normalen" Vorgang dar. Die Akten sollten anstandslos, allerdings vorher kopiert, wogegen von Amts wegen in der Regel keine Einwände bestehen, gegen Empfangsbescheinigung herausgegeben werden.

In diesem Zusammenhang garantiert die Strafrechtsschutzversicherung, die vom Berufsverband Deutscher Anästhesisten für alle berufstätigen Mitglieder abgeschlossen wurde, eine qualifizierte Rechtsvertretung und verringert das nicht unerhebliche Kostenrisiko eines Strafverfahrens beträchtlich.

„Last but not least" kann ein rechtzeitig geführtes, sachliches und offenes *Gespräch mit dem Geschädigten* bzw. seinen Angehörigen unter Hinweis auf eine haftungsrechtliche Prüfung des Sachverhaltes, z. B. durch eine Schiedstelle der Landesärztekammer oder die Haftpflichtversicherung, den weiteren Gang der Dinge, etwa, ob es überhaupt zu einer Strafanzeige kommt, entscheidend beeinflussen. Gerade die diesbezügliche „Sprachlosigkeit" anläßlich eines als Versagen und Misserfolg empfundenen negativen Behandlungsergebnisses ist es häufig, die Patienten oder ihre Angehörigen dazu bringt, Strafanzeige zu erstatten. Zum selben Ergebnis führt häufig die „babylonische Sprachverwirrung", d. h. dass derselbe Sachverhalt dem medizinischen Laien vom Operateur, Anästhesisten, unterschiedlich beteiligten Ärzten oder Pflegepersonal in variierender und damit verwirrender Form mitgeteilt wird, sodass der Kontakt nur über eine diesbezüglich kompetente Person zustandekommen und aufrechterhalten werden sollte.

Zivilrechtliches Verfahren

Das *zivilrechtliche Verfahren* wird eingeleitet durch Klage des Patienten vor den ordentlichen Gerichten; wegen der Höhe des Streitwerts ist meist das Landgericht zuständig.

Anspruchsgrundlage ist die Verletzung des Behandlungsvertrages und/oder die Haftung aus „unerlaubter Handlung" (§ 823 BGB). Haftungsgrund ist entweder ein Verstoß gegen die objektiv im Verkehr erforderliche Sorgfalt, der einen Gesundheitsschaden verursacht hat (Kausalität der Fehlleistung), oder das Fehlen einer rechtswirksamen Einwilligung.

Trotz zahlreicher Bemühungen in anderer Richtung liegt die *Beweislast* im Sinne einer „Waffengleichheit" nach wie vor beim anspruchstellenden Patienten. Die Rechtsprechung billigt ihm aber Beweiserleichterungen in Form des Anscheinbeweises (Prima-facie-Beweis) zu, so z. B. wenn nach der Lebenserfahrung ein Schaden typischerweise auf ärztlichen Behandlungsfehlern beruht. Bei groben Behandlungsfehlern, d. h. bei Verstößen gegen elementare Behandlungsregeln und Erkenntnisse, sowie bei unzureichender Dokumentation, kommt es zur *Beweislastumkehr,* die, wie bereits erwähnt, hinsichtlich der Aufklärung allerdings grundsätzlich besteht. Dies führt zu der Situation, dass ein lückenhaftes Narkoseprotokoll im Zivilverfahren durch Beweislastumkehr in der Regel eine Verurteilung des Anästhesisten nach sich zieht, wohingegen derselbe Sachverhalt im Strafverfahren entsprechend der Maxime „in dubio pro reo" seine Verurteilung erschweren kann.

Vor diesem Hintergrund wundert es auch nicht, daß von 100 strafrechtlichen Ermittlungsverfahren lediglich 10 zur Anklageerhebung und letztlich nur eines zur Verurteilung führt, wohingegen bei zivilrechtlichen Auseinandersetzungen über ein Drittel der Verfahren zugunsten des Klägers entschieden werden. Für die anwaltschaftliche Vertretung des Arztes – sie ist am Landgericht obligat – sorgt der Haftpflichtversicherer, der ebenfalls die Verfahrenskosten trägt. Zu warnen ist in jedem Fall vor einem Schuldeingeständnis, da es – wie in anderen Bereichen auch – zum Verlust des Versicherungsschutzes führen kann.

Zur Frage der *Schweigepflicht* in diesem Zusammenhang gilt, dass vor Herausgabe von Akten bzw. Beantwortung von Fragen des gegnerischen Anwalts eine Schweigepflichtentbindung durch den Patienten nachgewiesen werden muss. Für die Weitergabe von Behandlungsdaten/-akten an die eigene Haftpflichtversicherung gibt es bei diesbezüglicher Inanspruchnahme hingegen keine derartige Notwendigkeit.

Was die *Herausgabe von Krankenunterlagen* betrifft, so gilt, dass der Patient bzw. ein von ihm Autorisierter das Recht hat, diese einzusehen bzw. auf seine Kosten erstellte Kopien derselben zu erhalten, wobei die Originale – von einer gerichtlich verfügten Beschlagnahmung im Rahmen eines Ermittlungsverfahrens allerdings abgesehen – stets beim behandelnden Arzt bzw. Krankenhaus verbleiben.

Der Schriftwechsel mit dem anspruchstellenden Patienten bzw. seinem Anwalt sowie der eigenen Haftpflichtversicherung sind nicht Bestandteil dieser Unterlagen.

Schließlich sei noch erwähnt, dass entsprechend § 21 der „Berufsordnung für die Ärzte" der verschiedenen Bundesländer eine *ausreichende Haftpflichtversicherung* für jede ärztliche Tätigkeit eine „conditio sine qua non" darstellt. Diese schließt im Regelfall der Krankenhausträger zugunsten seiner Mitarbeiter für die dienstliche Tätigkeiten ab. Ausnahmen gelten für staatliche Krankenhausträger, so z. B. für die Universitätskliniken in Bayern. Für außerdienstliche Tätigkeiten muss der Arzt sich selbst versichern. Für die ambulante Nebentätigkeit leitender Ärzte und für die Behandlung der Wahlleistungspatienten empfiehlt sich eine Anschlussversicherung durch den Krankenhausträger. Erwähnenswert ist, dass derzeit Deckungssummen für Personenschäden von 5 Mio. DM empfohlen werden. Für Mitglieder des Berufsverbandes Deutscher Anästhesisten besteht das Angebot eines günstigen Vertrages mit der renommierten *Versicherungskammer Bayern* zur Absicherung der einschlägigen Risiken.

Das Schlichtungsverfahren

Zur außergerichtlichen Beilegung von Streitigkeiten wegen der Vermutung oder des Vorwurfs fehlerhafter ärztlicher Behandlung bestehen bei den jeweiligen Landesärztekammern *unabhängige Gutachter- und Schlichtungsstellen*. Ein Schlichtungsverfahren setzt das Einverständnis aller Beteiligten einschließlich der Haftpflichtversicherung voraus und darf nicht Gegenstand eines zivil- oder strafrechtlichen bzw. staatsanwaltschaftlichen Ermittlungsverfahrens sein oder gewesen sein. Für die Beteiligten ist das Tätigwerden der Schlichtungsstelle kostenlos, aber für den Arzt nicht ohne Risiken, da der Anspruchsteller häufig ohne eigenes Zutun für ein späteres Zivilgerichtsverfahren „munitioniert" wird. Bei unbegründetem Asnpruch dient es nach der Ansicht von *Saudvoss* lediglich dazu Arbeit und Kosten zu produzieren.

Zum Facharztstandard

Unklarheiten bestehen häufig, was unter dem vielzitierten „*Facharztstandard"*, auf den grundsätzlich jeder Patient ein Anrecht hat, zu verstehen ist. In zwei bemerkenswerten Urteilen, einmal die „Chirurgie", einmal die „Anästhesie" betreffend, hat der BGH in den Jahren 1992 und 1993 hierzu grundsätzlich Stellung genommen. Demnach setzt Facharztstandard bzw. -qualität kein „Facharztpatent", d. h. formale Facharztanerkennung, voraus, sondern bedeutet nur, dass der Betreffende die jeweiligen Diagnose- bzw. Behandlungsmaßnahmen in entsprechender Qualität beherrscht („Anästhesieurteil"). Um diesbezüglich nicht in Beweisnot zu geraten, empfiehlt sich daher eine abteilungsinterne Dokumentation des jeweiligen Weiterbildungsstandes der einzelnen Mitarbeiter, wie sie von unserer wissenschaftlichen Fachgesellschaft (DGAI) empfohlen wird. Lediglich zur Anleitung, Begleitung und Beaufsichtigung von Nichtfachärzten ist die formelle Facharztanerkennung „Conditio sine qua non" („Chirurgenurteil").

Entschließungen – Empfehlungen – Vereinbarungen

Spätestens im Falle einer rechtlichen Auseinandersetzung wird sich unausweichlich die Frage nach den jeweiligen *Zuständigkeiten und damit Verantwortlichkeiten* stellen und diesbezüglich fehlende Regelungen und Absprachen als Organisationsverschulden gewertet. Der Bundesgerichtshof stellt in einem Urteil unmißverständlich fest:

> „Beim Zusammenwirken mehrerer Ärzte im Rahmen der sogenannten horizontalen Arbeitsteilung (hier: Anästhesist und Ophtalmologe bei einer Schieloperation) bedarf es zum Schutz des Patienten einer Koordination der beabsichtigten Maßnahmen, um Risiken auszuschließen, die sich aus der Unverträglichkeit der von den beteiligten Fachrichtungen vorgesehenen Methoden oder Instrumente ergeben könnten."
> (BGH, Urteil vom 26. Januar 1999 – VI ZR 376/97 – OLG Düsseldorf

Entsprechend der Devise „Verträge schließt man, solange man sich verträgt", wurden die formalen Rahmenbedingungen eines gemeinsamen und gleichberechtigten Miteinanders, wobei dem „Vertrauensgrundsatz" sowie dem Grundsatz der Arbeitsteilung höchste Bedeutung zukommt, durch ein Bündel offizieller Entschließungen, Empfehlungen und

Vereinbarungen unserer Fachgesellschaften (DGAI, BDA) mit ihren operativen Partnern festgelegt und gelten Gutachtern und Gerichten gleichermaßen als Leitlinien.

Hierfür beispielhaft seien nur die Wichtigsten kurz erwähnt, so die:
- Richtlinien für die Stellung des leitenden Anästhesisten (1964),
- Aufgabenbegrenzung und die Zusammenarbeit in der Intensivmedizin (1970),
- Vereinbarung über die Zusammenarbeit bei der operativen Patientenversorgung (1982),
- Verantwortung für die prä-, intra- und postoperative Lagerung des Patienten (1982/87),
- Vereinbarung über die Zusammenarbeit bei der Bluttransfusion (1989),
- Vereinbarung zur Organisation der postoperativen Schmerztherapie (1993),
- die Vereinbarung über die Zusammenarbeit in der operativen Gynäkologie und in der Geburtshilfe (1996) sowie
- die Empfehlungen zur Organisation und Einrichtung von Aufwacheinheiten in Krankenhäusern (1997).

Dementsprechend gilt, dass die *Lagerung des Patienten* von Narkosebeginn bis zur operationsbedingten Positionierung und nach Entlagerung bis zum Verlassen des Aufwachraumes in den Verantwortungsbereich des Anästhesisten fällt. Demgegenüber trägt für die eigentliche Operationslagerung – mit Ausnahme des „Narkosearms" – der Operateur die Verantwortung, wobei auf erkennbare Fehler der Anästhesist hinzuweisen hat.

Bei der *Bluttransfusion* ist, wie bereits angeklungen, die präoperative Aufklärung bezüglich Notwendigkeit und Wahrscheinlichkeit sowie seit dem „Eigenbluturteil" des BGH vom 17. 12. 1991 über mögliche Alternativen, Aufgabe des Operateurs. Unabhängig hiervon hat der die Transfusion durchführende Anästhesist den Patienten über die einschlägigen Risiken ins Bild zu setzen.

Bei der Verlegung eines Patienten auf eine vom Anästhesisten geleitete Intensivstation – knapp 90% aller derartigen Einrichtungen in Deutschland werden von unserem Fachgebiet betreut – bleibt der Operateur weiterhin behandelnder Arzt des Grundleidens und behält somit im Sinne der ihm zustehenden Kompetenz das Recht – allerdings in Absprache mit dem Anästhesisten –, über Verlegung und Rücknahme seines Patienten zu entscheiden.

„Last but not least" ist die Tür des Aufwachraums eine der wichtigsten Schnittstellen für die Zusammenarbeit in der operativen Medizin. Hier nämlich endet durch die Verlegung des Patienten auf die Allgemeinstation die Verantwortung des Anästhesisten, um nahtlos auf den Operateur bzw. dessen Personal überzugehen. Dies gilt, soweit nicht anders vereinbart, auch für die im Zuge der Narkose vom Anästhesisten angelegten arteriellen, zentralvenösen, pulmonalarteriellen, rückenmarknahen oder sonstigen Katheter, soweit diese postoperativ auf Station weiter benutzt werden sollen.

Nach wie vor erhitzt in diesem Zusammenhang die patriarchalisch anmutende *Kompetenz des Operateurs* mit dem Recht des „Stichentscheids" die anästhesiologischen Gemüter. Die Entscheidung zu einem operativen Eingriff nämlich kann nur vom behandelnden Arzt, dem Operateur also, und vom dementsprechend ins Bild gesetzten Patienten getroffen und ge- bzw. ertragen werden. Die Rolle des Anästhesisten – auch wenn er im Rahmen von Narkose und Intensivbehandlung die aus der Entscheidung resultierenden Konsequenzen zu einem nicht unerheblichen Teil mitzutragen, u. U. sogar „auszubaden" hat – beschränkt sich dabei mehr auf eine beratende Funktion.

Sind allerdings trotz anästhesiologischer kontraindizierender Faktoren die Würfel zugunsten eines Eingriffs gefallen, so bleibt dem Anästhesisten nichts anderes, als fachlich tadellos das Beste aus dieser, subjektiv meist als äußerst unbefriedigend empfundenen, Situation zu machen, wobei die nun zum Tragen kommenden Risiken zu Lasten des Operateurs gehen. In der Praxis hilft häufig ein klärendes Gespräch vor Zeugen, gefolgt von einem entsprechenden Vermerk auf dem Narkoseprotokoll oder in der Krankenakte, etwa so: „Eingriff laut Operateur zu diesem Zeitpunkt unbedingt erforderlich", um die nötige Reflexionsbereitschaft beim Operateur auf der einen und Rechtssicherheit für den Anästhesisten auf der anderen Seite zu schaffen.

„Jedes Ding läßt sich von drei Seiten betrachten, von einer wissenschaftlichen, einer juristischen und einer vernünftigen" (A. Bier).

Bei der Beschäftigung mit der dargelegten Problematik fällt auf, dass die Rechtsprechung erfreulicherweise keineswegs ein realitätsfernes und ärztefeindliches Eigenleben führt und wie ein Blitz aus heiterem Himmel „zuschlägt", sondern im wesentlichen nur die selbstgesetzten Normen unseres Standes, wie sie etwa in der Berufsordnung für Ärzte niedergelegt sind, reflektiert.

Hinzukommt, dass die Entscheidungen von Staatsanwalt und Gerichten mangels eigener Sachkenntnis in erster Linie durch jeweils zugezogene ärztliche *Fachgutachter* bestimmt werden. Die Probleme, die sich u. U. aus deren, bisweilen leider sehr subjektiven Beurteilung ergeben, sind natürlich nicht den Behörden zur Last zu legen.

Insgesamt sollte das Arzt-Patienten-Verhältnis vorrangig durch gegenseitiges Vertrauen geprägt sein, dessen Schaffung und Erhaltung eines der ersten ärztlichen Aufgaben ist. Unter dieser Prämisse ist der Einfluss der Paragraphen sicher nachrangig. Sollte dieses Vertrauen jedoch fehlen, dann steht der Verrechtlichung unseres Berufsstandes durch Paragraphen kaum mehr etwas entgegen.

Literatur

Bayerische Landesärztekammer (1997) Berufsordnung für die Ärzte Bayerns. Bayer Ärztebl 52/1, Heft 11
Biermann E (1993) Forensische Gesichtspunkte der Bluttransfusion. Anaesthesist 42: 187
Biermann E (1996) Anästhesie und Rechtsprechung: Ein zunehmendes Spannungsfeld? Anästhesiologie & Intensivmedizin 37: 205
Biermann E (1997) Medico-legale Aspekte in Anästhesie und Intensivmedizin. Teil l: Der Behandlungsfehler. Anästhesiol Intensivmed Notfallmed Schmerzther 32: 175
Biermann E (1997) Einwilligung und Aufklärung in der Anästhesie –Rechtsgrundlagen und forensische Konsequenzen. Anästhesiol Intensivmed Notfallmed Schmerzther 32: 395
Heberer G, Opderbecke HW, Spann W (1986) Ärztliches Handeln – Verrechtlichung eines Berufsstandes. Springer, Berlin Heidelberg New York Tokio (MedR – Schriftenreihe Medizinrecht)
Hempfing W (1995) Aufklärungspflicht und Arzthaftung. Ecomed, Landsberg
Krämer K (1989) Die Krankheit des Gesundheitswesens – die Fortschrittsfalle der modernen Medizin. S. Fischer, Frankfurt am Main
Landauer B (1991) Die Zusammenarbeit in der operativen Medizin aus der Sicht des Anästhesisten. Anästhesiologie & Intensivmedizin 32: 265–267
Levinson W (1994) Physician patient communication. A key to malpractice prevention. JAMA 272: 1619
Opderbecke HW, WeißauerW (1999) Entschließungen, Empfehlungen, Vereinbarungen, Leitlinien. Aktiv Druck & Verlag, Ebelsbach.
Saudvoss G (1999) Prophylaxe und Management von Arzthaftpflichtansprüchen. Arztrecht 34: 144
Schulte am Esch J (1997) Weiterbildungsnachweis als notwendiges Qualitätsregulativ. Anästhesiologie & Intensivmedizin 38:550
Schulte-Sasse U, Delong B (1998) Überwachung nach rückenmarksnaher Regionalanästhesie: Verantwortungsverteilung zwischen Anästhesist und Operateur. Arztrecht 33: 67
Steffen E (1995) Der sogenannte Facharztstatus aus der Sicht der Rechtsprechung des BGH. Springer, Berlin Heidelberg New York Tokio (MedR 360 – Schriftenreihe Medizinrecht)
Ullrich W, Biermann E, Kienzle F, Krier C (1997) Lagerungsschäden in Anästhesie und operativer Medizin. Anästhesiol Intensivmed Notfallmed Schmerzther 32: 4
Ulsenheimer K (1998) Arztstrafrecht in der Praxis. R. v. Decker/C.F. Müller, Heidelberg

Ulsenheimer K (1994) Verweigerung der Bluttransfusion aus religiösen Gründen. Geburtsh Frauenheilkd 54: M 83

Ulsenheimer K (1995) Stellung und Funktion des anästhesiologischen Sachverständigen im Kunstfehlerprozeß. Anästhesiol Intensivmed Notfallmed Schmerzther 30: 55

Ulsenheimer K (1997) Ethisch-juristische Aspekte der perioperativen Patientenversorgung. Anästhesist 46:114

Ulsenheimer K, Bock RW (1992) Verhalten nach einem Zwischenfall. Was kann, was sollte, was muß man aus rechtlicher Sicht tun? Anästhesiologie & Intensivmedizin 33: 301

Van Woerkens ECSM, Trouwborst A, Van Lanschot JJB (1992) Profund hemodilution: What ist the critical level of hemodilution at which oxygen delivery-dependent oxygen consumption Starts in an anesthestized human? Anesth Analg 75: 818

Weißauer W (1992) Aktuelle rechtliche Fragen in der Transfusionsmedizin. Anästhesiologie & Intensivmedizin 33: 15

Weißauer W (1999) Vorsorgevollmacht und „Patiententestament" – Der nichteinwilligungsfähige Patient. Anästhesiologie & Intensivmedizin 40: 209

WeißauerW, Opderbecke HW (1994) Eine erneute Entscheidung des BGH zur „Facharztqualität". 35:119

Werb M (1996) Aufklärungsversäumnis trotz Verwirklichung nicht aufklärungsbedürftigen Risikos. Arztrecht 31: 248

Periphere Nervenblockaden der unteren Extremität

BRITA LARSEN

Nervenblockaden im Bereich der unteren Extremität ermöglichen, je nach angewandter Technik, operative Eingriffe und Maßnahmen an Oberschenkel, Kniegelenk, Unterschenkel, Sprunggelenk und Fuß, wobei ein geplantes Operationsende innerhalb der Dauer der Blockadewirkung vorausgesetzt wird [24]. Für mehrstündige Eingriffe kann auch bei der Blockade großer Nerven ein Katheterverfahren angewendet werden [27]. Neurologische Erkrankungen an der unteren Extremität sollten bei den Nervenblockaden nicht bestehen.

Der Patient muss über das regionalanästhesiologische Vorgehen und die möglichen Komplikationen informiert werden und mit der Durchführung des Eingriffs in Regionalanästhesie einverstanden sein. Wesentliche Details dieses Gesprächs sowie die Einwilligung zur Durchführung sollten schriftlich dokumentiert werden.

Grundlagen der Regionalanästhesie

Vorteile

Der Vorteil regionalanästhesiologischer Techniken – im Vergleich zur Allgemeinanästhesie – liegt in der geringen Rate postoperativer Beschwerden wie Übelkeit und Erbrechen, kürzeren postoperativen Überwachungszeiten und geringerem Analgetikabedarf nach dem Eingriff [25]. Periphere Regionalanästhesien sind beim Hochrisikopatienten mit kardialer oder pulmonaler Vorerkrankung zumeist das Verfahren der Wahl, da die Hämodynamik und auch die Lungenfunktion durch das Anästhesieverfahren nicht beeinflusst werden. Eine ausreichende Sedierung ist zumeist empfehlenswert.

Erfolgs- und Komplikationsrate

Nach Bridenbaugh [5] ist der Enthusiasmus für Nervenblockaden an den unteren Extremitäten bei weitem nicht so groß wie für regionalanästhesiologische Verfahren an den oberen Extremitäten. Gerade in der älteren Literatur galten Techniken wie die Blockade des N. tibialis oder des N. peroneus als unzuverlässig, anspruchsvoll und schwierig durchzuführen und zudem als mit einer klinisch relevanten Inzidenz an bleibenden Parästhesien behaftet, obwohl eindeutige Belege in der Literatur fehlten [5].

In den letzten Jahren haben sich zahlreiche Autoren mit der weiteren Entwicklung und Evaluierung von Blockadetechniken wie z. B. den distalen Ischiadikusblockaden im Bereich des Kniegelenks befaßt, so dass jetzt neue Daten zu den verschiedenen Techniken und deren Nebenwirkungen vorliegen. Die Erfolsrate wird bei Einsatz von elektrischen Nervenstimulatoren und in Abhängigkeit von der Injektionstechnik (doppelte Injektionstechnik am N. ischiadicus) mit über 90% angegeben [10, 16, 27]. Bei 2175 Ischiadikus-/Femoralisblockaden kam es in weniger als 2% zu vorübergehenden Parästhesien [10]. Bleibende neurologische Schäden scheinen hingegen sehr selten vorzukommen.

Die Gefahr einer Infektion ist insgesamt sehr gering, allerding muss bei lokalen Infektionen am Injektionsort und bei generalisierter Sepsis auf die Durchführung der Regionalanästhesie verzichtet werden.

Vorgehen bei Störungen der Blutgerinnung

Die Empfehlungen unserer Berufsgesellschaft zur Durchführung von rückenmarknahen Anästhesieverfahren bei Blutgerinnungsstörungen [8] gelten auch für die paravertebrale Blockade des Plexus lumbalis. Bei peripheren Nervenblockaden kann je nach Ausmaß der Hämostasestörung die Indikation großzügiger gestellt werden.

Im klinischen Alltag sollte immer individuell, unter Abwägung aller Parameter wie z. B. relevante kardiopulmonale Vorerkrankungen, Aspirationsrisiko bei Notfalleingriffen, V. a. schwierige Intubationsverhältnisse gegen die Gefahr einer lokalen Hämatomentstehung abgewogen werden.

Als „Faustregel" gilt folgendes: Je oberflächlicher der zu blockierende Nerv liegt, je weniger Muskelmasse mit der Stimulationskanüle durchdrungen werden muss und je besser ein potentiell blutendes Gefäß bzw. Gewebe von außen komprimiert werden kann, desto großzügiger kann die Indikation zur peripheren Regionalanästhesie gestellt werden.

Nervenblockaden bei Kindern

Alle Nervenblockaden, die bei Erwachsenen angelegt werden können, sind auch bei Kindern durchführbar [6, 14, 17, 26]. Überlicherweise wird je nach Alter des Kindes die Regionalanästhesie zur postoperativen Schmerzbehandlung in Allgemeinanästhesie angelegt. Hierbei müssen die besondere Anatomie des Kindes und angepaßte Lokalanästhetikadosen beachtet werden. Zu bevorzugen sind periphere Blockaden gemischter Nerven, da hierbei über die motorische Kontrolle mit einem Nervenstimulator das Auffinden des Nervs in Narkose verifiziert werden kann. Eine Kooperation des Kindes ist somit nicht erforderlich. Die Konzentration des Lokalanästhetikums sollte möglichst niedrig gewählt werden, da bei Kindern eine motorische Blockade in der Regel unerwünscht ist.

Kosten

Die Kosten von Regionalanästhesien sind im Vergleich zur Allgemeinanästhesie deutlich geringer [25]. Auch die Auslastung des OP wird, wie eine Metaanalyse mit 1874 Patienten gezeigt hat, trotz zeitlichen Mehraufwands für die Anlage der Regionalanästhesie und Abwarten der Anschlagzeit nicht gemindert, d. h. die Durchführung von Regionalanästhesien führt nicht zu einer Verlängerung der Überleitungszeiten und somit auch nicht zu einer Behinderung der Abläufe [7].

Allgemeine Voraussetzungen für Regionalanästhesien

Regionalanästhesiologische Verfahren stellen besondere Anforderungen an den durchführenden Anästhesisten: Neben manueller Geschicklichkeit, die durch Übung verfeinert werden kann, und Freude an der Durchführung peripherer Nervenblockaden muss der Anästhesist über Organisationstalent verfügen, um bei der Durchführung regionalanästhesiologischer Verfahren durch die zu erwartende Anschlagzeit der Lokalanästhetika im Klinikalltag die Abläufe nicht zu verzögern. Weiterhin muss der Anästhesist die Bereitschaft zur Kommunikation mit dem Patienten mitbringen: So darf sich die Führung eines wachen Patienten im Verlauf des operativen Eingriffs nicht auf die Injektion eines Benzodiazepins oder das Anbieten von Musik über einen Kopfhörer beschränken (s. Übersicht).

Praktische Tipps für junge Anästhesisten
- Ruhige, sichere *Patientenführung,* Patienten vor Anlage der Anästhesie schon leicht sedieren, ggf. Musik anbieten. Nie einen Patienten zu einer Regionalanästhesie gegen seine Überzeugung überreden! Nicht jeder Patient ist für eine Regionalanästhesie geeignet.
- Punktionsgebiet großflächig desinfizieren; anatomische Leitstrukturen zur besseren Orientierung mit einem sterilen Stift auf der Haut markieren. Entwickeln Sie eine genaue Vorstellung von der topografischen Anatomie und ein dreidimensionales Verständnis für die anatomischen Gegebenheiten!
- Bei Punktion ruhige, langsame Handbewegungen, bei Richtungswechsel die Stichrichtung um maximal 5° verändern, so verpassen Sie den Nerv nicht!
- Der *Einsatz eines Nervenstimulators* erleichtert fast alle Blockaden, die Erfolgsrate von Unerfahrenen nimmt deutlich zu. Direkter Nervenkontakt kann vermieden werden. Das anatomische Verständnis wird geschult. Bei Injektion von NaCl oder des Lokalanästhetikums läßt die motorische Antwort nach, da die Nadelspitze vom Nerven durch das Injektionsvolumen entfernt wird. Patienten mit Regionalanästhesieerfahrung können eine motorische Antwort aber auch simulieren!
- Um direkte Nervenläsionen zu vermeiden, nicht senkrecht auf einen Nerv zustechen, sondern, wenn möglich, in einem schrägen Winkel. Bei *Schmerzangaben* während der Injektion sofort die Injektion unterbrechen und die Kanüle etwas zurückziehen.
- Die *Technik der immobilen Nadel* erleichtert die präzise Injektion des Lokalanästhetikums an den Nerv.
- Seien Sie bei kleinen chirurgischen Eingriffen zurückhaltend mit der Infusionsmenge – Unruhe und Tachykardie sprechen entweder für eine unzureichende Anästhesie oder eine volle Blase!

Nicht zuletzt muss der regionalanästhesiologisch tätige Anästhesist umfassende Kenntnisse der anatomischen Strukturen haben (Abb. 1). Durch das präzise Erkennen von Leitstrukturen und die Kenntnis begleitender, verletzungsträchtiger Gefäße bzw. Organe kann das Gewebetrauma minimiert und die Inzidenz von Verletzungen begleitender Strukturen gesenkt werden. Weiterhin kann durch genaue Kenntnis der Autonom- und Maximalinnervationsgebiete der einzelnen Nerven der Blockadeerfolg vor Beginn der Operation präzise getestet werden. Kenntnisse der in den peripheren Nerv ziehenden efferenten motorischen Fasern erleichtern die Anlage der Blockade mit dem Nervenstimulator wesentlich, entscheidend ist also nicht „dass etwas zuckt", sondern dass die motorische Antwort auch die für die jeweilige Blockade richtige ist.

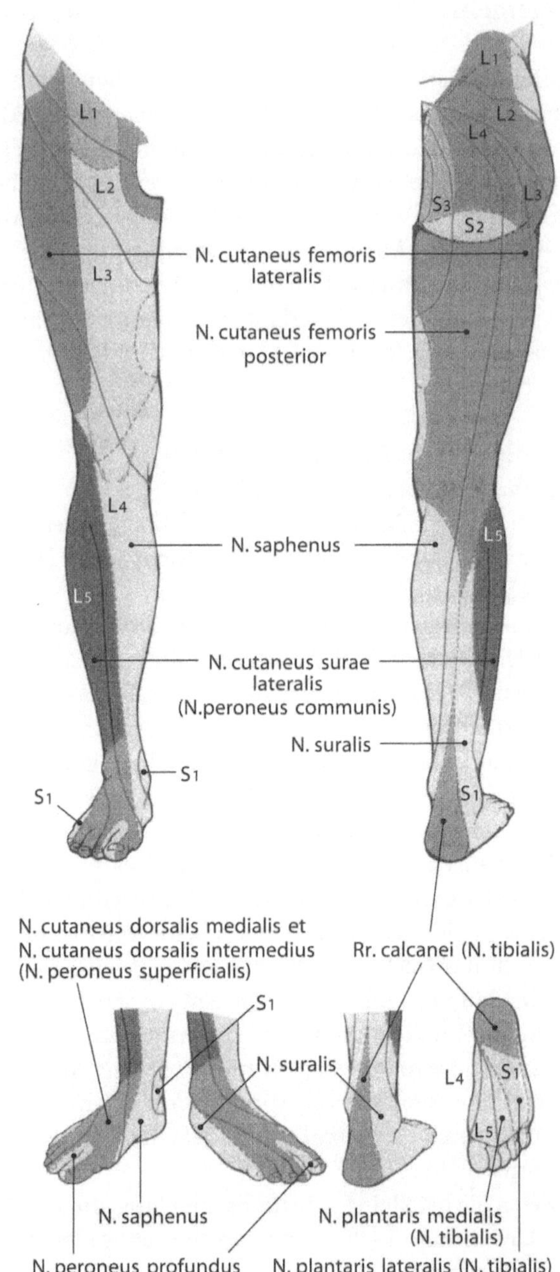

Abb. 1. Versorgungsgebiete der Nerven und des Fußes einschließlich der Dermatome (aus [20], mit Genehmigung).

Material

Kanülen

Für die meisten Nervenblockaden werden 22- bis 25-G-Nadeln mit flacher, kurzer Spitze eingesetzt, um die Wahrscheinlichkeit einer Nervenverletzung zu minimieren [20]. Der Einsatz von stumpfen Kanülen ist umstritten. Zwar lassen sich mit stumpfen Kanülen Widerstandsverluste besser spüren, jedoch sind die Widerstände im Gewebe z. T. nicht unerheblich hoch. Gerade bei hohen Widerständen kann es durch plötzliches, ruckartiges

Vorschieben mit „Hineinrutschen", doch zu einer Nerven- oder Gefäßverletzung kommen. Für die elektrische Nervenstimulation sind stumpfe Kanülen kaum erforderlich, da bei behutsamen Vorschieben der Nerv frühzeitig lokalisiert werden kann.

Verwendung von Nervenstimulatoren

Der Einsatz eines elektrischen Nervenstimulators ist bei gemischten Nerven sinnvoll, da hierbei die motorischen Fasern stimuliert werden und der Nerv aufgrund der motorischen Antwort lokalisiert und so die korrekte Lage der Kanülenspitze objektiviert werden kann [23]. Vorteile der Technik sind der Verzicht auf das Auslösen unangenehmer Parästhesien und somit auf einen direkten Nervenkontakt und die Durchführung der Nervenblockade auch ohne Kooperation des Patienten, ggf. auch in Allgemeinnarkose am unrelaxierten Patienten.

Die Entfernung der Kanülenspitze von den motorischen Anteilen des Nervs kann durch den Einsatz eines Nervenstimulators eingeschätzt werden, da mit Näherung der Kanülenspitze an den Nerv die für die Depolarisation bzw. Stimulation des Nervs erforderliche Stromstärke abnimmt. Für die Lokalisation des Nervs sollten Muskelkontraktionen bei Impulsamplituden von 0,2–0,5 mA bei einer Impulsbreite von 0,1 ms ausgelöst werden. Für den ungeübten Anästhesisten ist die Verwendung von Nervenstimulatoren empfehlenswert, da die Erfolgsrate erhöht und die anatomische Zuordnung der neuralen Strukturen besser erlernt werden kann.

Technik der immobilen Nadel

Die Technik der immobilen Nadel hat sich insbesondere für den Anfänger bewährt. Hierbei führt der Anästhesist die Stimulationkanüle mit seiner dominanten Hand, während die Assistenzperson mit der Spritze aspiriert, den Nervenstimulator bedient bzw. das Lokalanästhetikum injiziert. So kann die Kanülenspitze exakt in der korrekten Position gehalten werden, ohne dass es bei Aspiration und Injektion zu einem „Herausrutschen" der Nadel kommen kann.

Auswahl des Lokalanäshetikums

Für regionale Nervenblockaden werden verschiedene Lokalanästhetika eingesetzt. Je nach erwünschter Anschlagzeit, geplanter Operations- und somit erforderlicher Wirkdauer des Lokalanästhetikums und möglichen Kontraindikationen für einen Vasopressorzusatz sollte die jeweilige Substanz mit oder ohne Adrenalinzusatz ausgewählt werden. Zur Verfügung stehen Lidocain 1–1,5%, Mepivacain 1–1,5%, Prilocain 1–2%, Bupivacain 0,25–0,5%, Etidocain 0,5–1% und Ropivacain 0,5–0,75% [9]. Empfehlungen für die maximalen Höchstdosen der jeweiligen Lokalanästhetika am peripheren Nerv sollten beachtet werden.

Techniken

An der unteren Extremität sind folgende Blockaden klinisch gebräuchlich:

- Blockade des Plexus lumbalis:
  - Psoaskompartmentblock oder
  - perivaskulärer inguinaler Block (3-in-1-Block).
- Blockade des N. femoralis,
- Blockade des N. cutaneus femoris lateralis,
- Blockade des N. obturatorius,
- Blockade des N. ischiadicus.
  - Klassischer Zugang nach Labat in der Regio glutealis,
  - anteriorer Zugang im Bereich des Oberschenkels.
- Periphere Blockaden im Bereich des Kniegelenks als selektive Blockaden des:
  - N. peroneus communis,
  - N. tibialis,
  - N. saphenus. Oder als
  - distale Blockade des N. ischiadicus mit posteriorem oder lateralem Zugang.
- Periphere Blockaden im Bereich des Knöchels (Fußblock).

Blockade des Plexus lumbalis (Psoaskompartmentblock)

Bei dieser Technik wird der Plexus lumbalis durch Injektion eines Lokalanästhetikums in die Faszienloge zwischen den M. psoas und den M. quadratus lumborum blockiert (Abb. 2).

Indikationen

In Kombination mit einer Ischiadikusblockade eignet sich der Psoaskompartmentblock für alle Eingriffe an der unteren Extremität, diagnostisch und therapeutisch bei Schmerzerkrankungen.

Anatomie

Untere Bauchwand, Oberschenkel, Kniegelenk, Unterschenkel, Sprunggelenk und Fuß werden von peripheren Nerven innerviert, die dem Plexus lumbosacralis entstammen. Nach ihrem Austritt aus den Foramina intervertebralia bilden die ersten vier lumbalen Spinalnerven den *Plexus lumbalis* (L_1–L_4). Der Plexus lumbalis liegt tief im M. psoas und anterior zum Processus transversus des jeweiligen Lendenwirbels und teilt sich rasch in seine einzelnen Nerven auf. Dazu gehören:

- N. iliohypogastricus,
- N. ilioinguinalis,
- N. genitofemoralis,
- N. cutaneus femoris lateralis,
- N. obturatorius,
- N. femoralis.

Der *N. iliohypogastricus* (Th_{12}–L_1) erhält auch Fasern von Th_{12} und versorgt die Haut oberhalb des Os pubis und die vordere Hüftregion sensibel. Der *N. ilioinguinalis* (L_1) innerviert den medialen Oberschenkel und Skrotum bzw. Labien, der *N. genitofemoralis* (L_1–L_2) mit seinem genitalen Ast ebenfalls die Haut des Skrotums bzw. Labien und mit

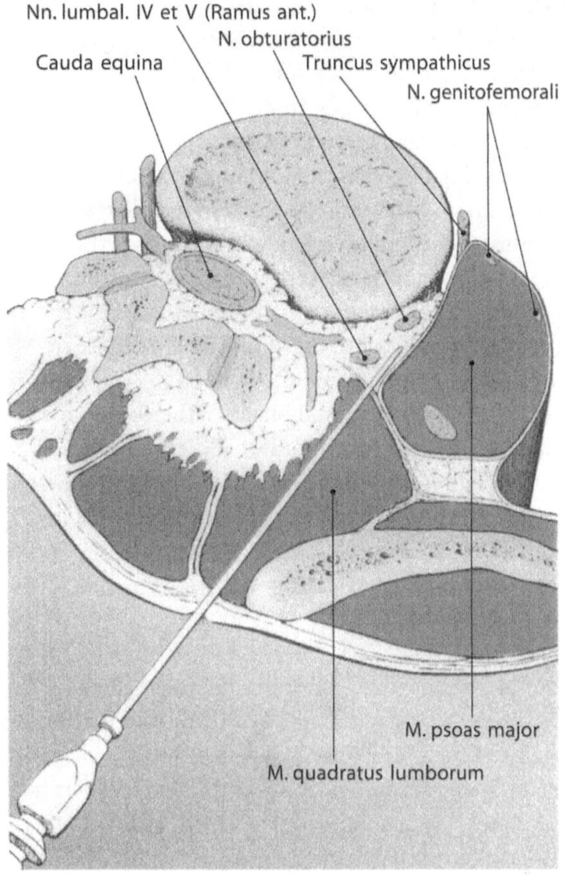

Abb. 2. Psoaskompartmentblock (aus [20], mit Genehmigung).

dem femoralen Ast das Femoralisdreieck. Die Haut über dem lateralen Oberschenkel wird vom *N. cutaneus femoris lateralis* (L$_2$–L$_3$) sensibel versorgt, die des medialen Oberschenkels vom *N. obturatorius* (L$_2$–L$_4$). Der stärkste Nerv aus dem Plexus lumbalis ist der *N. femoralis* (L$_2$–L$_4$), der sich in verschiedene Äste aufteilt und die Haut des anterioren Oberschenkels, der Kniegelenkregion und über den Endast, den *N. saphenus*, den medialen Unterschenkel, den Innenknöchel und die mediale Fußkante innerviert.

Lagerung und und technisches Vorgehen

Der Patient wird für die Blockade auf der Seite oder sitzend gelagert. Wird der Patient in Seitenlage gebracht, so empfiehlt es sich, den Rücken, vergleichbar mit der Lagerung für eine Spinal- oder Periduralanästhesie, beugen zu lassen. Die zu blockierende Seite wird nach oben gelagert. Knöcherne Leitpunkte sind der Beckenkamm und der Processus spinosus von L$_4$. Die Lumbalregion wird steril abgewaschen und mit Tüchern abgedeckt. Vom Processus spinosus von L$_4$ wird senkrecht eine 3 cm lange Linie nach kaudal gezogen. Von diesem Punkt aus wird im rechten Winkel nach lateral eine 5 cm lange Linie auf die zu blockierende Seite markiert. Dieser Punkt entspricht zumeist der medialen Ecke des Beckenkamms und ist der Punktionsort.

Durch eine Hautquaddel wird eine 10–15 cm lange 20–22 G Spinalnadel senkrecht zur Haut bis auf Knochenkontakt, üblicherweise in 5–10 cm Tiefe, vorgeschoben. Dieser knöcherne Widerstand zeigt die Lage der Kanülenspitze am Processus transversus von L5 an. Die Nadel wird etwas zurückgezogen, die Richtung der Kanüle etwas nach kranial korrigiert, also die Spitze der Nadel etwas angehoben, dass diese über die Oberkante des Processus von L5 hinweg in die Tiefe gleitet. Bei Verwendung einer Loss-of-resistance-Technik wird der Plexus üblicherweise in 8–12 cm Tiefe erreicht.

Die Nadelspitze liegt dann genau in der Psoaskammer, zwischen dem M. quadratus lumborum und vor dem M. psoas. Wird die Nadelspitze tiefer in den M. psoas vorgeschoben, nimmt der Injektionswiderstand zu; wird sie zurückgezogen, kann der Widerstandsverlust wieder ausglöst werden. Bei Verwendung eines elektrischen Nervenstimulators sollte eine motorische Antwort im M. quadriceps ausgelöst werden. Wird eine Tuohy-Nadel verwendet, kann hierüber für eine kontinuierliche Blockadetechnik ein Katheter in der Psoasloge eingebracht werden [11]. Nach sorgfältiger Aspiration wird zunächst eine Testdosis von 3–4 ml Lokalanästhetikum injiziert, anschließend insgesamt 30–40 ml Lokalanästhetikum fraktioniert. Es empfiehlt sich, den Patienten anschließend einige Minuten in der Seitenlage zu belassen, damit das seitliche Abfließen des Lokalanästhetikums minimiert wird.

Komplikationen

Komplikationen des Psoaskompartmentblocks sind bei sorgfältigem Vorgehen selten. Allerdings sind intrathekale, epidurale und intravaskuläre Injektionen möglich, dementsprechend muss ein kontinuierliches Monitoring gewährleistet sein. Auch die Forderungen an hämostasiologische Parameter entsprechen denen für ein rückenmarknahes Verfahren, da rückenmarknahe Hämatome möglich sind [8]. Parästhesien und Nervenverletzungen sind selten.

Perivaskuläre inguinale Blockade des Plexus lumbalis (3-in-1-Block)

Bei dieser *Technik nach Winnie* [31] soll der Plexus lumbalis von unterhalb des Leistenbandes aus durch eine perivaskuläre Injektion ausreichend hoher Lokalanästhetikamengen geblockt werden. Betroffen sind folgende 3 Hauptnerven des Plexus lumbalis: N. femoralis, N. cutaneus femoris lateralis und der N. obturatorius, die „sandwichartig" zwischen dem M. psoas major, dem M. quadratus lumborum und dem M. iliacus und deren Faszien gelegen sind. Für diese Technik werden mindestens 30 ml Lokalanästhetikum empfohlen, unter der Vorstellung, dass das Lokalanästhetikum sich nach proximal zwischen den Faszien ausbreitet und so alle 3 Nerven, insbesondere auch den N. obturatorius blockiert.

Wie die klinische Erfahrung zeigt, wird dieser bereits sehr hoch abgehende Nerv jedoch trotz hoher Volumina oft nicht blockiert. Lang [19] berichtet sogar über eine Anästhesierate von nur 4% für den N. obturatorius, wohingegen der sensorische und motorische Femoralisblock in 81% erfolgreich war und der N. cutaneus femoris lateralis sogar in 96%. Ist klinisch eine Anästhesie des N. obturatorius erwünscht, sollte der Nerv selektiv blockiert werden (s. unten). Die Technik des 3-in-1-Blocks entspricht weitgehend der Technik des Femoralisblocks (s. unten).

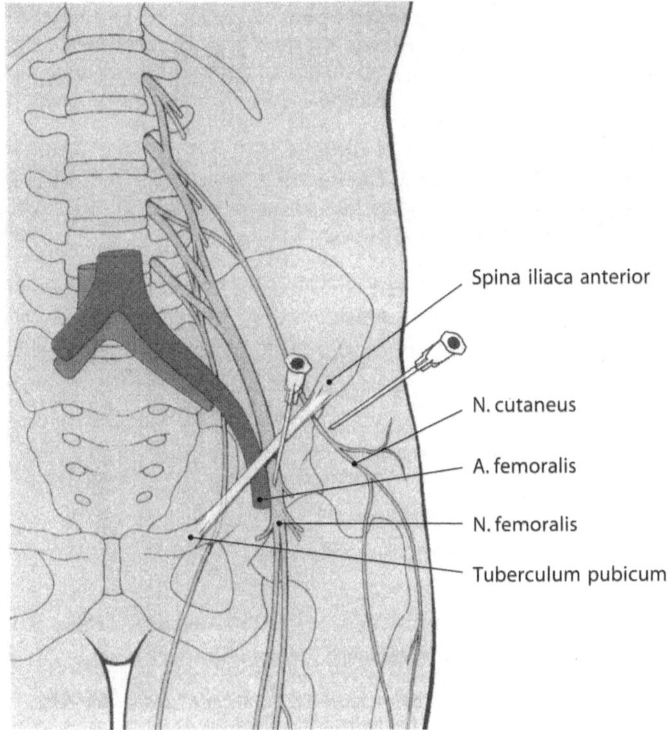

Abb. 3. Blockade des N. femoralis und des N. cutaneus femoris lateralis (aus [20], mit Genehmigung).

Blockade des N. femoralis

Bei dieser Technik wird der N. femoralis unmittelbar unterhalb des Leistenbandes geblockt (Abb. 3). Diese Technik entspricht weitgehend der 3-in-1-Technik und gilt als einfach durchzuführen, mit einer hohen Erfolgsrate und nur minimalen Nebenwirkungen behaftet [11].

Indikationen

Eingriffe im Bereich des vorderen und seitlichen Oberschenkels – wenn erforderlich in Kombination mit einer Blockade des N. ischiadicus – bei Eingriffen im Kniegelenk [25], Femurfrakturen, Schenkelhalsfrakturen. Gut geeignet zur Schmerzbehandlung bei Erwachsenen und Kindern.

Anatomie

Der *N. femoralis* (L_1–L_4) ist ein gemischter Nerv mit sensorischen und motorischen Fasern und bildet den stärksten Ast des Plexus lumbalis. Der N. femoralis zieht am Seitenrand über dem M. psoas major bis zum Leistenband und unter diesem hindurch durch die Lacuna musculorum zur Ventralseite des Oberschenkels. In Höhe des Leistenbandes liegt der N. femoralis dem M. iliopsoas auf, lateral der A. femoralis, und teilt sich fächerförmig in mehrere Äste.

Dabei ist für die klinische Praxis wichtig zu wissen, dass das anteriore, mehr oberflächlich gelegene Nervenbündel vorwiegend sensorische Fasern enthält, während das posteriore, tiefer gelegene Bündel überwiegend motorische Fasern für die Streckmuskulatur des Oberschenkels abgibt. Aus dem anterioren Bündel gehen die Rami cutanei anteriores hervor, die die Vorderseite des Oberschenkels sensibel versorgen. Weiterhin gehen sensible Fasern zum Kniegelenk ab.

Der *N. saphenus* tritt als rein sensibler Endast des N. femoralis durch den Adduktorenkanal, durchbricht die Membrana vastoadductoria und zieht an der medialen Seite des Kniegelenks und Unterschenkels gemeinsam mit der V. saphena magna bis zum Knöchel. Der N. saphenus gibt unterhalb des Kniegelenks den Ramus infrapatellaris ab und versorgt über diesen Ast die Haut unterhalb der Patella sensibel. Die weiteren Äste innervieren als Rami cutanei mediales die Haut an der vorderen und medialen Fläche des Unterschenkels. Das Innervationsgebiet kann sich über die Tibiakante hinaus an der Vorderseite des Unterschenkels und am medialen Fußrand bis zum Großzeh erstrecken. Das Autonomgebiet des N. saphenus erstreckt sich an der medialen Seite des Unterschenkels von der Patella bis etwa zum Malleolus medialis.

Lagerung und technisches Vorgehen

Bei der klassischen *Technik nach Labat* [18] wird der Patient auf den Rücken gelagert, das Punktionsgebiet desinfiziert und steril abgedeckt. Bei leicht abduziertem Bein werden die anatomischen Leitstrukturen getastet. Zwischen der Spina iliaca anterior superior und dem Tuberculum des Os pubis wird das Leistenband markiert und direkt unterhalb des Lcistenbandes die A. femoralis palpiert. 1–2 cm lateral der Arterie liegt die Punktionsstelle. Eine 3–5 cm langen Kanüle wird langsam, unter sorgfältiger Aspiration, senkrecht zur Haut (bzw. schräg nach proximal) durch die Faszie vorgeschoben.

Das Auslösen von Parästhesien bzw. der Einsatz eines Nervenstimulators erleichtert die Beurteilung der korrekten Lage der Kanülenspitze. Werden mit der Stimulationskanüle Kontraktionen des M. quadriceps ausgelöst, können durch langsame Führung bzw. Kippung der Kanüle von medial nach lateral der Vastus medialis, intermedius und lateralis selektiv stimuliert werden. Um eine ausreichende Blockade der sensiblen Fasern auzulösen, sollten gezielt der M. rectus femoris und Vastus intermedius stimuliert werden (tanzende Patella). Nach sorgfältiger Aspiration zum Ausschluss einer intravasalen Lage werden 15–20 ml eines Lokalanästhetikums injiziert. Das Volumen des Lokalanästhetikums kann fraktioniert in Portionen von medial nach lateral injiziert werden, um es sicher über allen Faseranteilen des N. femoralis zu verteilen [11].

Komplikationen

Möglich sind die intravaskuläre Injektion in die Arterie oder Vene (Monitoring!) sowie ein Hämatom bei Gefäßverletzung. Eine direkte Nervenverletzung ist hingegen sehr unwahrscheinlich, aber nicht gänzlich ausgeschlossen. Die Sympathikusblockade ist hämodynamisch zumeist nicht relevant und die Mitblockade des N. cutaneus femoris lateralis und des N. obturatorius klinisch nicht von Bedeutung.

Blockade des N. cutaneus femoris lateralis

Bei dieser Technik wird der sensible N. cutaneus femoris lateralis im Bereich der Spina iliaca anterior superior blockiert (Abb. 3). Die Technik ist mit einer hohen Erfolgsrate einfach durchzuführen [11].

Indikationen

Weichteileingriffe im Bereich des lateralen Oberschenkels, diagnostisch und therapeutisch bei Meralgia parästhetica. Meist in Verbindung mit anderen Nervenblockaden für operative Eingriff an Oberschenkel und Kniegelenk. Analgesie bei Tourniquetschmerz durch die Blutsperre.

Anatomie

Der *N. cutaneus femoris lateralis* (L_2–L_3) ist ein rein sensibler Nerv und direkter Ast des Plexus lumbalis. Er verläuft im Becken entlang dem lateralen Rand des M. psoas über dem M. iliacus superior bis unter die Spina iliaca anterior superior. Er zieht unter dem Leistenband nach außen auf den Oberschenkel durch die Fascia lata bis zur Haut und versorgt mit seinem größeren vorderen Ast den anterolateralen Oberschenkel bis zur Patella und mit seinem hinteren Ast die Haut unterhalb des Trochanters bis zur Mitte des Oberschenkels sensibel.

Lagerung und technisches Vorgehen

Der Patient wird auf dem Rücken gelagert, das Punktionsgebiet desinfiziert und steril abgedeckt. Die Punktionsstelle befindet sich 2 cm medial und 2 cm unterhalb der Spina iliaca anterior superior. Durch eine Hautquaddel wird eine 3–4 cm lange Kanüle senkrecht zur Haut auf die Faszia lata vorgeschoben. Die Perforation der Faszie ist als deutlicher Widerstandsverlust zu spüren. Nach sorgfältiger Aspiration werden etwa 10–15 ml Lokalanästhetikum oberhalb und unterhalb der Faszie fächerförmig injiziert, der größere Anteil wird unterhalb der Faszie eingebracht.

Komplikationen

Die direkte Nervenverletzung ist sehr unwahrscheinlich.

Blockade des N. obturatorius

Bei dieser Technik wird der N. obturatorius mit seinen sensiblen oder motorischen Anteilen im Bereich des Foramens obturatorium bzw. weiter distal in seinem Verlauf blockiert. Die Blockade wird zumeist in Verbindung mit weiteren Nervenblockaden an der unteren Extremität kombiniert.

Indikationen

Meist in Kombination mit anderen Nervenblockaden für Eingriffe am Oberschenkel und Kniegelenk, sowie für Weichteileingriffe am medialen Oberschenkel. Bei urologischen Eingriffen an der lateralen Blasenwand kann die Unterdrückung der Kontraktion der Adduktoren des Oberschenkels durch direkte motorische Stimulation des Nervs im Bereich der Blasenwand erwünscht sein. Diagnostisch und therapeutisch bei Schmerzsyndromen am Hüftgelenk sowie bei Adduktorenspasmus.

Anatomie

Der *N. obturatorius* (L_2–L_4) stammt aus dem Plexus lumbalis und versorgt motorisch die Adduktoren des Oberschenkels. Er zieht am medialen Rand des M. psoas major im kleinen Beckens abwärts, tritt mit der A. und V. obturatoria durch das Foramen obturatorium auf den Oberschenkel über und zweigt sich hier in einen vorderen und hinteren Ast auf. Der vordere Ast versorgt das Hüftgelenk, die vorderen Adduktoren und die Haut an der unteren Innenseite des Oberschenkels. Der hintere Ast innerviert die tiefen Adduktoren und häufig auch das posteriore Kniegelenk.

Lagerung und technisches Vorgehen

Der Patient wird mit leicht abduziertem Bein auf dem Rücken gelagert, das Punktionsgebiet desinfiziert und steril abgedeckt. Als Landmarken werden das Tuberculum des Os pubis und die Spina iliaca anterior superior markiert und das Leistenband dazwischen eingezeichnet. An der Punktionsstelle, 1–2 cm lateral und 1–2 cm kaudal des Tuberculums des Os pubis, wird eine Hautquaddel angelegt.

Eine 7–10 cm lange Stimulationskanüle wird senkrecht zur Haut, in leicht medialer Richtung, auf den unteren Schambeinast vorgeschoben. Nach Knochenkontakt in 1,5–4 cm Tiefe wird die Kanüle leicht zurückgezogen und die Stichrichtung nach lateral, 2–3 cm tiefer als der Schambeinast, korrigiert. Sie liegt dann in unmittelbarer Nähe zum Foramen obturatorium. Zur Verifizierung der korrekten Kanülenposition müssen sichtbare Kontraktionen der Adduktoren mit 0,5 mA, alternativ mit der Nadel Parästhesien, ausgelöst werden. Nach sorgfältiger Aspiration werden 10–15 ml Lokalanästhetikum, ggf. fächerförmig, an den N. obturatorius injiziert. Der Blockadeerfolg hängt hier oft vom verwendeten Volumen des Lokalanästhetikums ab.

Bei einer weiteren Blockadetechnik wird die Kanüle vom oben beschriebenen Punktionsort nach kaudal unter den M. adductor longis in Richtung auf die A. femoralis vorgeschoben. In 3–6 cm Tiefe zeigen Muskelkontraktionen der Adduktoren die Lage der Kanülenspitze am Nerv an. Diese Technik ist einfach, vermeidet den Richtungswechsel und den Kontakt der Nadel mit dem Periost.

Komplikationen

Intravasale Injektion in die A. und V. obturatoria. Die knöchernen Leitpunkte und Insertionstiefen sollten sorgfältig beachtet werden, um ein Vorschieben der Kanüle bei der erstgenannten Technik in die Blase, Vagina oder das Rektum zu vermeiden.

Blockade des N. ischiadicus

Der gemischt sensomotorische N. ischiadicus ist der dickste und längste Nerv des menschlichen Körpers. Die periphere Blockade des Nervs führt zu einer Anästhesie im Bereich des lateralen Unterschenkels, des Außenknöchels und des gesamten Fußes mit Ausnahme des medialen Fußrandes. Bei Kombination mit weiteren Nervenblockaden muss allerdings mit hohen Lokalanästhetikaspiegeln im Blut gerechnet werden. Kathetertechniken zur kontinuierlichen Ischiadikusblockade sind möglich.

Die *Erfolgsquote* von Ischiadikusblockaden variiert je nach Autor von einer hohen Rate an Versagern [11] bis zu einem Blockadeerfolg von 93% bzw. 95% [10, 15]. Hilfreich scheint der Einsatz eines elektrischen Nervenstimulators zu sein, insbesondere auch um – wenngleich seltene – Nervenverletzungen durch die Kanülenspitze zu vermeiden.

Für die Blockade des N. ischiadicus kommen verschiedene Techniken in Frage [3, 21], die klinisch am häufigsten angewandten 2 Methoden sind:

1. *klassischer Zugang nach Labat in der Regio glutealis,*
2. *anteriorer Zugang im Bereich des Oberschenkels.*

Indikationen

Alle operativen Eingriffe an der unteren Extremität im Bereich des lateralen Unterschenkels, des Außenknöchels und des gesamten Fußes. In Kombination mit weiteren Nervenblockaden (N. femoralis, N. cutaneus femoris lateralis, N. obturatorius) können alle Eingriffe an der unteren Extremität in Oberschenkelblutsperre durchgeführt werden. Diagnostisch und therapeutisch bei Schmerzerkrankungen.

Anatomie

Der *N. ischiadicus* (L4–S3) stammt aus dem Plexus sacralis, in dem sich Fasern des vierten Lumbalastes mit L5 sowie den sakralen Ästen S1–S3 vereinigen. Die sakralen Äste treten aus den Foramina sacralia pelvina des Kreuzbeines aus und vereinigen sich auf der Vorderfläche des M. piriformis zum Plexus. Der N. ischiadius besteht aus zwei Hauptkomponenten, dem N. peroneus communis (N. fibularis) und dem N. tibialis. Beide Nerven sind im Bereich des Beckens und Oberschenkels bis etwa zur Fossa poplitea von einer gemeinsamen Bindegewebshülle, dem Epineurium, umscheidet, so dass der Eindruck eines großen einheitlichen Nervs entsteht.

Der N. ischiadicus zieht durch das Foramen infrapiriforme unter dem M. glutaeus maximus und dem M. biceps femoris auf der Rückseite des Oberschenkels zum Kniegelenk. Er verläuft hinter dem M. obturatorius internus, dem M. quadratus femoris sowie dem M. adductor magnus. In seinem Verlauf in der Bindegewebshülle liegt der N. peroneus dem N. tibialis im kleinen Becken obenauf, im Oberschenkel liegt der N. peroneus lateral und etwas oberflächlicher, während der N. tibialis medial und eher etwas weiter in der Tiefe verläuft. Selten kommen isolierte Nervenverläufe vor, in diesen Fällen zieht der N. tibialis allein durch das Foramen infrapiriforme, während der N. peroneus den M. piriformis direkt durchbohrt.

Der *N. peroneus* innerviert die Haut im Bereich des lateralen Unterschenkels, den Fußrücken sowie lateral die Ferse und den lateralen Fußrand. Der *N. tibialis* versorgt sensibel die Haut der Fußsohle, den medialen Hautbezirk über der Ferse, die Interdigitalräume und die Haut der Kleinzehengegend.

Der *N. cutaneus femoris posterior* geht aus dem Plexus sacralis hervor und innerviert sensibel die Rückseite des Oberschenkels.

Blockade des N. ischiadicus nach Labat in der Regio glutealis –Lagerung und technisches Vorgehen

Für die Blockade wird der Patient auf die Seite gelagert, mit der zu betäubenden Extremität nach oben. Das oben liegende Bein wird im Hüftgelenk um ca. 30° und im Kniegelenk um 90° gebeugt (Abb. 4). Knöcherne Leitpunkte sind die Spina iliaca posterior superior, der Trochanter major und das Os coccygeum. Die Regio glutäalis wird steril abgewaschen und mit Tüchern abgedeckt. Zwischen dem Trochanter major und der Spina iliaca posterior superior wird eine Verbindungslinie gezogen und die Mitte dieser Linie markiert. Von diesem Punkt wird eine Senkrechte (ca. 3–5 cm) auf eine weitere Linie, die den Trochanter major mit dem Os coccygeum verbindet, gefällt. Der Schnittpunkt der Senkrechten mit dieser zweiten Linie ist die Punktionsstelle.

Durch eine Hautquaddel wird eine 7–15 cm lange Stimulationskanüle senkrecht zur Haut langsam vorgeschoben. Es empiehlt sich, zunächst mit hohen Amplituden zu stimulieren; nach sichtbaren Stimulationsantworten wird die Stromstärke entsprechend reduziert. Wird keine motorische Antwort ausgelöst, sollte nicht blind injiziert, sondern die Stichrichtung in kleinen Winkeln von jeweils 5° korrigiert werden, um den Nerv nicht zu „verpassen". Je nach Lage der Kanülenspitze am Nerv, weisen eine Dorsiflexion und Pronation auf die Stimulation des N. peroneus und eine Plantarflexion und Supination auf die des N. tibialis hin. Nach sorgfältiger Aspiration werden 20–30 ml Lokalanästhetikum injiziert.

Es erscheint sinnvoll, beide nervalen Komponenten getrennt zu stimulieren und jeweils die Hälfte des Lokalanästhetikums an den N. peroneus und an den N. tibialis selektiv zu injizieren. Bei dieser *„doppelten Injektionstechnik"* kann mit einer kompletteren, früher einsetzenden Nervenblockade gerechnet werden [1].

Bei dieser Technik wird der N. cutaneus femoris posterior mitblockiert, so dass bei Kombination mit einem Femoralisblock eine Oberschenkelblutsperre toleriert wird. Einige Patienten empfinden die Blockade des N. ischiadicus in der Regio glutealis als unangenehmer und beeinträchtigender als andere Ischiadikusblockaden [10, 15].

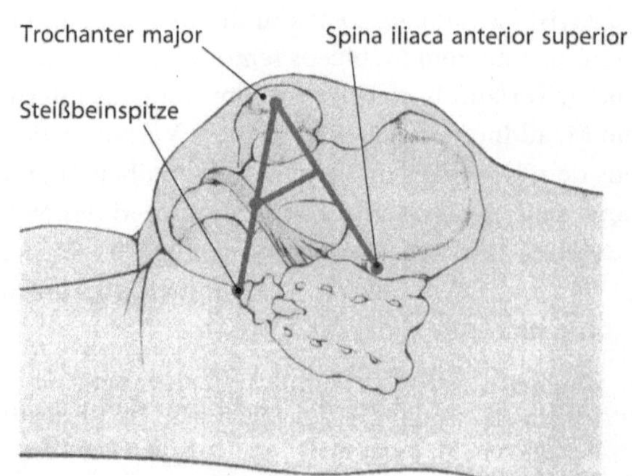

Abb. 4. Blockade des N. ischiadicus, posteriorer Zugang nach Labat [18] (aus [20], mit Genehmigung).

Blockade des N. ischiadicus mit anteriorem Zugang
im Bereich des Oberschenkels –
Lagerung und technisches Vorgehen

Der große Vorteil der vorderen Ischiadikusblockade besteht darin, dass der Patient auf dem Rücken gelagert wird. Es hat sich bewährt, die vordere Ischiadikusblockade mit einem Femoralisblock zu kombinieren. Einerseits ist so eine komplette Anästhesie der unteren Extremität gewährleistet, andererseits kann, nach vorherigem Femoralisblock, die Blockade des N. ischiadicus schmerzfrei am Oberschenkel angelegt werden. Sollte der N. cutaneus femoris posterior nicht blockiert sein, kann dies selektiv mit einem subkutanen Ringwall in der Mitte der Glutäalfalte erfolgen, damit der Patient die Blutsperre am Oberschenkel auch toleriert.

Der Patient wird auf den Rücken gelagert, das Bein im Hüftgelenk leicht abduziert. Leistengegend und vorderer Oberschenkel werden sorgfältig steril abgewaschen und mit Tüchern abgedeckt. Als anatomische Leitpunkte werden zunächst die Spina iliaca anterior superior und das Os pubis markiert; das Leistenband wird eingezeichnet und in drei gleich große Abschnitte geteilt. Vom Trochanter major wird eine zum Leistenband parallele Linie über den Oberschenkel gezogen. Vom Leistenband wird eine Senkrechte am Punkt „Übergang mediales in mittleres Drittel" auf diese parallele Linie gefällt. Der Schnittpunkt mit dieser Linie ist der Punktionsort.

Eine 10 cm lange Stimulationskanüle wird leicht lateral zur Senkrechten bis zum Kontakt mit dem Femur vorgeschoben. Danach wird die Kanüle zurückgezogen, die Stichrichtung leicht nach senkrecht bzw. medial korrigiert und die Nadel erneut vorgeschoben, etwa 4–5 cm über den Femur hinaus. Motorische Antworten weisen auf die korrekte Lage der Kanülenspitze hin (s. oben). Nach sorgfältiger Aspiration werden 15–30 ml des Lokalanästhetikums injiziert.

Komplikationen beider Blockadetechniken

Komplikationsmöglichkeiten sind die intravasale Injektion, Hämatome und vorübergehende Parästhesien (<2% nach [10]). Bleibende Nervenverletzungen scheinen sehr selten zu sein.

Periphere Blockaden
im Bereich des Kniegelenks

Drei Nerven können auf Höhe des Kniegelenks betäubt werden: der rein sensible N. saphenus als Endast des N. femoralis und zwei gemischte sensomotorische Nerven, der N. peroneus communis und der N. tibialis, als Hauptäste des N. ischiadicus. Der Vorteil von Nervenblockaden im Bereich des Kniegelenks ist eine gute Anästhesie im Bereich des distalen Unterschenkels, Sprunggelenks und Fußes ohne die potentiellen Komplikationensmöglichkeiten eines rückenmarknahen Verfahrens. Weiterhin ist die Anlage deutlich weniger unangenehm als die proximale Blockade des N. ischiadicus. Ein weiterer Vorteil der Techniken ist, dass auch eine Blutsperre oberhalb des Sprunggelenks angelegt werden kann.

Im Bereich des Kniegelenks kommen folgende Techniken in Frage:
1. selektive Blockade von N. peroneus, N. tibialis und N. saphenus;

2. distale Blockade des N. ischiadicus in der Fossa poplitea von
   a) posterior und von
   b) lateral,
gf. in Kombination mit einer Blockade des N. saphenus.

Indikationen

Operative Eingriffe am distalen Unterschenkel, Sprunggelenk und Fuß. Postoperative
Analgesie, Diagnostik und Behandlung von Schmerzsyndromen an Sprunggelenk und
Fuß.

Anatomie

Im Bereich des medialen Kniegelenks verläuft subkutan die V. saphena magna mit dem
sie begleitenden *N. saphenus* (L_1–L_4).

In der Kniegelenkregion, der Regio genus posterior, fällt die Fossa poplitea als rautenförmige, von Muskeln umrahmte Grube auf, die das Fettpolster der Kniekehle enthält
(Abb. 5). Bei gestrecktem Kniegelenk ist die Fascia poplitea, ein Ausläufer der Fascia lata
des Oberschenkels, gestreckt und erschwert die Palpation der anatomischen Strukturen.
Bei Beugung im Kniegelenk entspannt sich die Fascia poplitea, die muskulären Leistruk-
turen werden sichtbar und bei schlanken Patienten kann sogar die A. poplitea in der
Mittellinie getastet werden. Muskulär begrenzt wird die Fossa poplitea medial vom
M. semitendinosus und M. semimembranosus, lateral vom Caput longum des M. biceps
femoris. Die distale Begrenzung bilden die beiden Köpfe des M. gastrocnemius.

Bei der überwiegenden Zahl der Patienten teilt sich der N. ischiadicus nach Eintritt in
die Fossa poplitea in seine beiden Hauptnerven, den medial und tiefer gelegenen N. tibialis und den lateral und oberflächlicher gelegenen N. peroneus communis auf. Die
gemeinsame Bindegewebshülle des N. ischiadicus folgt den beiden nervalen Komponenten [30]. Die Aufteilung der Nerven unterliegt erheblichen individuellen Schwankungen
und kann bei einigen Patienten schon weit proximal erfolgen: So wurden Aufteilungen

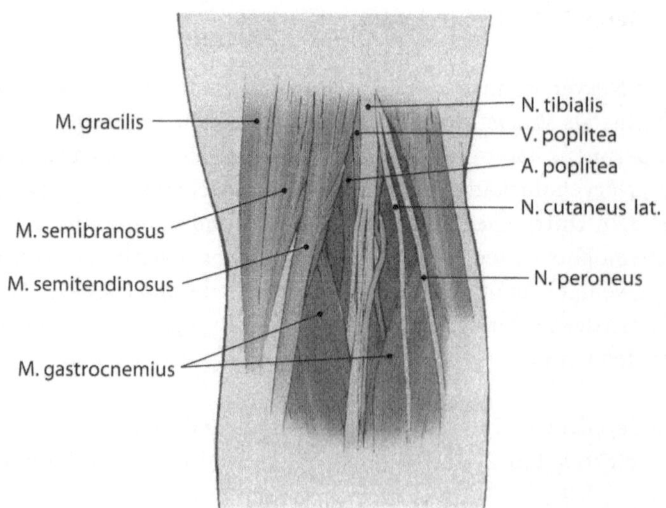

Abb. 5. Topographie der
Fossa poplitea posterior (aus
[20], mit Genehmigung).

von 0–15,5 cm oberhalb der Kniekehlenbeugefurche beobachtet [2, 12, 29]. Mitten in der Fossa poplitea liegen die A. und V. poplitea in einer gemeinsamen Gefäßscheide; sie verlaufen tiefer und medial der Nerven.

Am lateralen Rand der Fossa poplitea gibt der N. peroneus communis zwei sensible Hautnerven, den *N. cutaneus surae lateralis* und den *Ramus communicans peroneus* ab. Der N. cutaneus surae lateralis innerviert die Haut im Bereich des lateralen Unterschenkels und der Ramus communicans peroneus vereinigt sich mit dem N. cutaneus surae medialis aus dem N. tibialis zum *N. suralis.* Dieser zieht lateral von der Achillessehne hinter den lateralen Malleolus und innerviert lateral die Ferse und den Fußrand.

Nach Teilung des N. ischiadicus in der Fossa poplitea folgt der *N. peroneus communis* dem Verlauf des M. biceps femoris am lateralen Rand der Kniekehle und zieht so zum Fibulaköpfchen. Er schlingt sich um das Collum fibulae herum, tritt auf die Vorderseite des Unterschenkels und teilt sich in seine beiden Anteile, den *N. peroneus superficialis* und den *N. peroneus profundus.* Der N. peroneus superficialis enthält überwiegend sensible Nervenfasern und versorgt sensibel die Haut des Fußrückens mit dem Autonomgebiet direkt auf dem Fußrücken. Lediglich der Interdigitalraum D1/2 wird nicht von ihm sensibel innerviert. Der N. peroneus profundus versorgt motorisch die Streckmuskulatur des Unterschenkels und des Fußes und sensibel den Interdigitalraum D1/2.

Der *N. tibialis* liegt in der Fossa poplitea lateral zur A. und V. poplitea und zieht unter den M. gastrocnemius, gelangt an der Rückseite der Tibia in den Knöchelbereich und teilt sich dann in seine beiden Endäste, den *N. plantaris medialis* und den *N. plantaris lateralis.* Er innerviert sensibel die Haut über der Ferse, Fußsohle, Interdigitalräume D1–4 und Kleinzehengegend.

Blockade des N. peroneus communis

Für die Blockade des N. peroneus communis wird der Patient auf den Rücken gelagert, das Bein im Kniegelenk leicht flektiert und der Nerv direkt unterhalb des Fibulaköpfchens durch lokale Infiltration betäubt. Der Einsatz eines Nervenstimulators für diese Blockade ist eher unüblich, da die anatomischen Strukturen gut zu tasten sind. Das Auslösen von Parästhesien sollte nicht unbedingt erzwungen werden. Einige Autoren empfehlen, auf diese Blockade zu verzichten, da vereinzelt über bleibende Parästhesien bzw. Neuritiden berichtet worden ist.

Für die selektive Blockade des N peroneus communis im Bereich des Kniegelenks benötigt man ca. 5–10 ml eines Lokalanästhetikums.

Blockade des N. tibialis

Für die Blockade des N. tibialis wird der Patient auf den Bauch gelagert, die Leitstrukturen der Fossa poplitea und die Kniekehlenbeugefalte werden markiert. Die Kniekehlenbeugefalte wird halbiert und 1 cm lateral der Mitte bzw. der zu tastenden Arterie, nach Anlage einer Hautquaddel, der N. tibialis mit der Kanüle durch Auslösen von Parästhesien bzw. mit dem Nervenstimulator aufgesucht. Zumeist kann der N. tibialis in der Tiefe von 2,5–5 cm lokalisiert werden. Die typische motorische Antwort bei Anwendung eines Nervenstimulators ist die Plantarflexion, aber auch eine Supination ist möglich.

Vor der Injektion des Lokalanästhetikums, benötigt werden ca. 5–10 ml, sollte durch sorgfältige Aspiration die intravasale Lage in der A. oder V. poplitea ausgeschlossen werden. Direkte Nervenverletzungen sind selten.

Blockade des N. saphenus

Der mit der V. saphena verlaufende N. saphenus wird subkutan durch einen Ringwall
über dem medialen Kondylus der Tibia blockiert. Dazu werden 5–10 ml Lokalanästhetikum tief subkutan, in einem ca. 5 cm langen Bogen, genau unterhalb der medialen
Oberfläche des Tibiakondylus injiziert. Der N. saphenus ist ein rein sensibler Nerv, der
den medialen Unterschenkel sowie den medialen Malleolus und bei einigen Patienten die
mediale Fußseite bis hin zum großen Zeh versorgt. Eine direkte Nervenläsion ist eher
unwahrscheinlich, subkutane Hämatome sind möglich.

Distale Ischiadikusblockade im Bereich der Fossa poplitea

Für eine vollständige Anästhesie des Sprunggelenks und Fußes wird der distale Ischiadi-
kusblock mit einer Anästhesie des N. saphenus kombiniert (s. oben).

Posteriorer Zugang

Die distale Blockade des N. ischiadicus in der Fossa poplitea wurde erstmals 1923 von
Labat [18] beschrieben und von Rorie 1980 [24] erneut aufgegriffen (Abb. 6). Bei dieser
Technik wird der Patient in Bauchlage gebracht und gebeten, seinen Fuß ca. 30° im
Kniegelenk zu beugen. Durch diese Maßnahme entspannt sich die Poplitealfaszie und die
Fossa poplitea erscheint als typisch rautenförmige Struktur. Die Kniekehle wird großzü-
gig steril abgewaschen und abgedeckt.

Die proximalen Grenzen, medial die Mm. semitendinosus et semimembranosus und
lateral der M. biceps femoris, und die Kniekehlenbeugefalte werden markiert und das
entstehende Dreieck in zwei gleiche, ein mediales und ein laterales, Dreieck geteilt. Vom
Mittelpunkt der Kniekehlenbeugefurche wird im Abstand von 5 cm nach proximal ein
Punkt markiert, von dem aus im rechten Winkel 1 cm nach lateral ein Hautpunkt
markiert wird. An dieser Stelle wird eine subkutane Hautquaddel gesetzt und mit einer
5 cm langen 22 G Nadel in einem Winkel von 45–60° zur Haut die Nadelspitze in anterio-

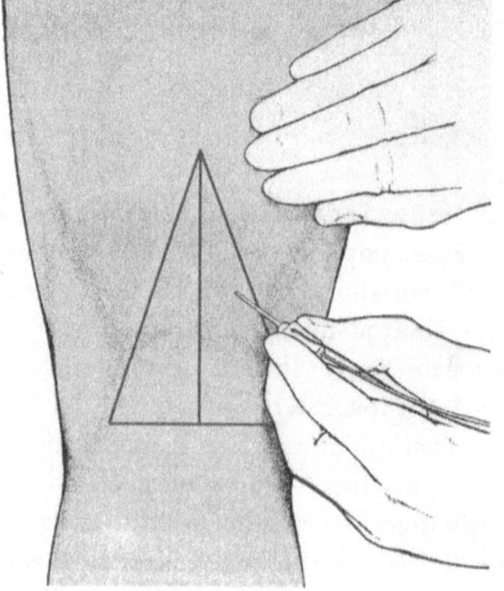

Abb. 6. Distale Ischiadikusblockade im Bereich des
Kniegelenks mit posteriorem Zugang nach Rorie
[24] (aus [20], mit Genehmigung).

rer und superiorer Richtung langsam vorgeschoben. Üblicherweise kann in einer Tiefe von 2–4 cm, bei adipösen Patienten auch in über 5 cm, der Nerv mit einem Nervenstimulator oder durch das Auslösen von Parästhesien lokalisiert werden.

Zur Vermeidung von Einkomponentenblockaden wird empfohlen, entweder ein hohes Lokalanästhetikumvolumen zu injizieren (20–45 ml) oder beide Nerven selektiv mit dem Nervenstimulator aufzusuchen und getrennt zu blockieren [15]. Vor der Injektion des Lokalanästhetikums sollte in jedem Fall sorgfältig aspiriert werden. Bei der elektrischen Nervenstimulation scheint für eine erfolgreiche sensible Blockade des Fußes die entscheidende motorische Antwort die Supination oder Dorsiflexion zu sein. Nach Pronation oder Plantarflexion ist die Versagerrate mit inkopletter Anästhesie wesentlich höher [2].

Auch über den Einsatz von *poplitealen Ischiadikuskathetern* zur erfolgreichen kontinuierlichen Nervenblockade wurde berichtet (continuous popliteal sciatic nerve block = CPSB) [27]), in 25% traten jedoch technische Probleme mit dem Katheter auf. Die posteriore popliteale Ischiadikusblockade ist auch ein bei Kindern evaluiertes und standardisiertes Verfahren, das als einfach, mit hoher Erfolgsrate durchzuführen und ohne Komplikationen behaftet beschrieben worden ist [17]. Der Erfolg der distalen Ischiadikusblockade liegt bei über 90%. Gelegentlich wurde über mechanisch bedingte Parästhesien oder eine Verletzung eines Poplitealgefäßes berichtet.

Lateraler Zugang

Collum beschrieb erstmals 1993 die Blockade des N. ischiadicus in der Fossa poplitea durch lateralen Zugang [4]. Eine modifizierte Technik wurde 1998 von Zetlaoui vorgestellt [32]. Der Patient wird in Rückenlage gebracht und gebeten, das Knie zur besseren Identifizierung der anatomischen Strukturen zu beugen und anschließend wieder zu strecken. Das Punktionsgebiet wird steril abgewaschen und abgedeckt. Der Oberrand der Patella wird getastet und die Furche zwischen Vastus lateralis und der Sehne des M. biceps femoris palpiert und eingezeichnet. Vertikal vom Oberrand der Patella wird eine Linie gezogen; der Schnittpunkt mit der intermuskulären Grube gilt als Insertionspunkt für die Blockade.

Eine 5 cm lange, 22-G-Stimulationskanüle wird in einem Winkel von 20–30° posterior zur horizontalen Ebene in leicht kaudaler Richtung vorgeschoben. Beide Komponenten des N. ischiadicus werden mit dem Nervenstimulator getrennt aufgesucht und nach sorgfältiger Aspiration an jeden Nerv 10 ml eines Lokalanästhetikums injiziert. Zumeist wird zunächst der N. peroneus communis stimuliert (Dorsiflexion), 1, 5–2 cm tiefer der N. tibialis (Plantarflexion). Die Kanüle sollte nicht horizontal geführt werden, um eine Punktion der A. oder V. poplitea zu vermeiden [28]. Auch bei lateralem Zugang erhöht die doppelte Injektionstechnik die Erfolgrate erheblich (Erfolgsrate 88% bei Doppel- vs. 54% bei Einzelinjektionstechnik) [22].

Wie eine den posterioren und lateralen Zugang vergleichende Untersuchung gezeigt hat [12], sind beide Techniken der distalen Ischiadikusblockade in ihrer Erfolgsrate vergleichbar, der posteriore Zugang scheint jedoch technisch einfacher zu sein. Bei lateralem Zugang trifft man typischerweise zunächst auf den N. peroneus communis (Stimulationsantwort: Dorsiflexion), bei der posterioren Technik dagegen auf den N. tibialis (Stimulationsantwort: Plantarflexion). Ein deutlicher Vorteil des lateralen Zugangs ist, dass der Patient in Rückenlage verbleiben kann.

Periphere Blockaden im Bereich des Knöchels (Fußblock)

Alle 5 Nerven können in Höhe des Sprunggelenks selektiv blockiert werden [13, 16, 20].
Hierbei werden 3 Nerven subkutan (N. saphenus, N. peroneus superficialis und N. suralis) und 2 Nerven subfaszial (N. peroneus profundus und N. tibialis posterior) blockiert.
Der Vorteil von Nervenblockaden im Bereich des Sprunggelenks ist eine gute Anästhesie
im Bereich des Fußes für Eingriffe, die ohne Blutsperre durchgeführt werden. Bei einfacher Technik mit hoher Erfolgsrate, auch in der Hand des Ungeübten [11], wird auf das
Auslösen von Parästhesien bzw. den Einsatz eines elektrischen Nervenstimulators verzichtet. Der Fußblock ist technisch einfach durchzuführen und hat eine geringe Versager-
und Komplikationsrate. Denkbar wären lokale Hämatome, Infektionen, Parästhesien
und direkte Nervenläsionen.

Indikationen

Alle operativen Eingriffe im Bereich des Fußes, diagnostisch und therapeutisch zur
Analgesie.

Durchführung

Für den Fußblock werden 5 Nerven in Höhe des Sprunggelenks selektiv blockiert:
- Subkutan:
  - N. saphenus,
  - N. peroneus superficialis und
  - N. suralis.
- Subfaszial:
  - N. perouneus profundus und
  - N. tibialis posterior.

Für die selektive Blockade benötigt man je Nerv ca. 3–5 ml eines Lokalanästhetikums
ohne Adrenalinzusatz. Der Patient wird dazu auf den Rücken gelagert, das Bein von einer
Hilfskraft hochgehalten und Fuß, Sprunggelenk und distaler Unterschenkel großzügig
steril abgewaschen. Das Bein wird etwas erhöht mit dem Unterschenkel auf einem Kissen
gelagert.

Unter den Fuß wird ein steriles Tuch gelegt und der Unterschenkel mit sterilen
Tüchern abgedeckt. Je nach Nervenblockade kann das Bein nach innen oder außen rotiert
werden.

Die subkutan gelegenen 3 Nerven – N. saphenus, N. peroneus superficialis und N. suralis – werden mit einem *subkutanen Ringwall* ca. 2 cm proximal der Malleolen rund um
das Sprunggelenk betäubt. Die Technik des subkutanen Ringwalls ist auch für den
Ungeübten einfach durchzuführen. Es empfiehlt sich eine dünne Kanüle (z. B. 25-G mit
Quincke-Schliff) zu verwenden, um den Punktionsschmerz für den Patienten zu minimieren. Dabei wird die Kanüle durch eine Hautquaddel subkutan vorgeschoben und
jeweils nach Aspiration das Lokalanästhetikum injiziert.

Der rein sensible *N. saphenus* ist der Endast des N. femoralis. Er zieht subkutan mit
der V. saphena magna über den medialen Unterschenkel zum Innenknöchel und versorgt
sensibel die Haut über dem Innenknöchel und den medialen Fußrand, bei einigen
Patienten sogar bis zur großen Zehe. Mit dem subkutanen Ringwall über dem Innenknö-

chel wird der N. saphenus betäubt. Beachtet werden muss, dass Nerven im subkutanen Gewebe tiefer als die sie begleitenden Venen liegen. Die Infiltration sollte daher ausreichend tief subkutan – unter der V. saphena magna hindurch – erfolgen.

Der gemischt sensomotorische *N. peroneus superficialis* zieht subkutan vor dem Außenknöchel unter dem Retinaculum hindurch auf den Fußrücken und versorgt über den N. cutaneus dorsalis medialis und den N. cutaneus dorsalis intermedius die Haut des Fußrückens und der Zwischenzehenräume – mit Ausnahme D1/2 – sensibel. Mit dem subkutanen Ringwall proximal und medial vom Außenknöchel wird der N. peroneus superficialis blockiert.

Der Ramus communicans peroneus vereinigt sich mit dem N. cutaneus surae medialis aus dem N. tibialis zum *N. suralis*. Dieser rein sensible Nerv zieht subkutan mit der V. saphena parva lateral über die Rückseite des Unterschenkels. Er verläuft zwischen Achillessehne und lateralem Malleolus und innerviert lateral die Ferse und den Fußrand. Der N. suralis wird mit dem subkutanen Ringwall proximal des Außenknöchels zwischen Außenknöchel und Achillessehne subkutan betäubt.

Die beiden subfaszial gelegenen Nerven – N. peroneus profundus und N. tibialis posterior – werden jeweils selektiv aufgesucht und nach Anlage einer Hautquaddel blockiert.

Der gemischt sensomotorische *N. peroneus profundus* verläuft mit der A. tibialis anterior auf den Fußrücken und liegt medial der Sehne des M. extensor hallucis longus. Der Nerv versorgt motorisch die Extensoren der Zehen und sensibel die Haut des Interdigitalraums 1/2. Kann der Puls der A. tibialis anterior auf dem Fußrücken direkt, je nach Technik, ober- oder unterhalb des Retinaculums palpiert werden, ist die Lokalisation des Nervs sehr einfach. Jeweils medial und lateral der Arterie werden nach sorgfältiger Aspiration 2–2,5 ml Lokalanästhetikum injiziert.

Der gemischt sensomotorische *N. tibialis posterior* gelangt an der Rückseite der Tibia in den Knöchelbereich und zieht hinter den Malleolus medialis zusammen mit der A. tibialis posterior. Hier teilt er sich dann in seine beiden Endäste, den N. plantaris medialis und den N. plantaris lateralis. Der N. plantaris medialis gibt noch motorische Äste an die Fußmuskulatur ab und versorgt dann sensibel die Haut der medialen Fußsohle und der Interdigitalräume von D1–4. Der N. plantaris lateralis versorgt ebenfalls mit motorischen Ästen Teile der Fußmuskulatur und innerviert sensibel die Haut der lateralen Fußsohle und der Kleinzehengegend.

Der Puls der A. tibialis posterior wird hinter dem Malleolus medialis palpiert und dann, jeweils nach sorgfältiger Aspiration, 2–2,5 ml Lokalanästhetikum medial und lateral von der Arterie injiziert. Ist die Arterie nicht tastbar, wird in Höhe des Oberrandes des Innenknöchels direkt hinter dem Malleolus punktiert. Die injizierte Menge an Lokalanästhetikum kann dann auf 5–10 ml erhöht werden.

Komplikationen

Komplikationen des Fußblocks wie intravaskuläre Injektionen, Hämatome, locoregionale Infektionen und bleibende Parästhesien sind sehr selten.

Zusammenfassung

Periphere Nervenblockaden an den unteren Extremitäten sind in der klinischen Praxis etabliert und gelten mit hohen Erfolgs- (90%) und geringen Nebenwirkungsraten (<2%) als sichere Verfahren [10]. Der Vorzug regionalanästhesiologischer Verfahren gegenüber der Allgemeinanästhesie liegt in der geringen Rate von:

- postoperativen Beschwerden,
- kürzeren Überwachungs- und Krankenhausaufenthaltszeiten,
- geringerem Analgetikabedarf und
- verminderten Kosten bei hoher Patientenzufriedenheit.

Komplikationen wie Hämatome, Infektionen an der Punktionsstelle oder bleibende Parästhesien sind selten. Vom regionalanästhesiologisch tätigen Anästhesisten werden grundlegende anatomische Kenntnisse, manuelle Geschicklichkeit, eine einfühlsame und sichere Patientenführung sowie organisatorisches Talent erwartet.

Oberschenkel, Kniegelenk, Unterschenkel, Sprunggelenk und Fuß werden von Nervenfasern aus dem Plexus lumosacralis innerviert. Je nach Operations- und Innervationsgebiet sind verschiedene, auch kombinierte Blockadetechniken klinisch gebräuchlich: Blockade des Plexus lumbalis als Psoaskompartmentblock oder perivaskulärer inguinaler Block (3-in-1-Block), Blockade des N. femoralis, N. cutaneus femoris lateralis, N. obturatorius, Blockade des N. ischiadicus via klassischem Zugang nach Labat oder von anterior, periphere Blockaden im Bereich des Kniegelenks als selektive Blockaden des N. peroneus communis, N. tibialis und N. saphenus oder als distale Blockade des N. ischiadicus mit posteriorem oder lateralem Zugang und periphere Blockaden im Bereich des Knöchels. Auch Katheterverfahren an großen Nerven sind klinisch etabliert.

Literatur

1. Bailey SL, Parkinson SK, Little WL, Simmerman SR (1994) Sciatic nerve block: A comparison of single vs. double injection technique. Reg Anesth 19: 9–13
2. Benzon HAT, Kim C, Benzon H et al. (1997) Correlation between evoked motor response of the sciatic nerve and sensory blockade. Anesthesiology 87: 547–552
3. Chang PC, Lang SA, Yip RW (1993) Reevaluation of the sciatic nerve block. Reg Anesth 18: 18–23
4. Collum CR, Courtney PG (1993) Sciatic nerve blockade by a lateral approach to the popliteal fossa. Anaesth Intensive Care 21: A236–237
5. Cousins MJ, Bridenbaugh PO (eds) (1998) Neural blockade in clinical anesthesia and management of pain. Lippincott-Raven, Philadelphia
6. Dalens B (1993) Lower limb blocks in children. Can J Anaesth 41: 635–41
7. Dexter F (1998) Regional anesthesia does not signifikantly change surgical time vs. general anesthesia – A meta-analysis of randomized studies. Reg Anesth Pain Med 23: 439–443
8. Deutsche Gesellschaft für Anästhesiologie und Intensivmedizin (1997) Rückenmarknahe Regionalanästhesien und Thromboembolieprophylaxe/Antikoagulation. Empfehlungen Oktober 1997. Anaesthesiol Intensivmed 12: 623–628
9. Fanelli G, Casati A, Beccaria P et al. (1998) A double-blind comparison of ropivacaine, bupivacaine and mepivacaine during sciatic and femoral nerve blockade. Anesth Analg 87: 597–600
10. Fanelli G, Casati A, Garancini P, Torri G (1999) Nerve stimulator and multiple injection technique or upper and lower limb blockade: failure rate, patient acceptance, and neurologic complications. Study Group on Regional Anesthesia. Anesth Analg 88: 847–852
11. Hahn MB, McQuillan PM, Sheplock GJ (1996) Regional Anesthesia – An Atlas of Anatomy and Techniques. Mosby, St. Louis
12. Hadzic A, Vloka JD (1998) A Comparison of the posterior vs. lateral approaches to the block of the sciatic nerve in the popliteal fossa. Anesthesiology 88: 1480–6
13. Hess J (1998) A review of regional blocks for the foot. AANAJ 66: 82–87

14. Kempthorne PM, Brown TC (1984) Nerve blocks around the knee in children. Anaesth Intensive Care 12: 14–17
15. Kilpatrick AWA, Coventry DM, Todd JG (1992) A comparison of two approaches to the sciatic nerve block. Anaesthesia 47: 155–157
16. Kofoed H (1982) Peripheral nerve blocks at the knee and ankle in operations for common foot disorders. Clin Orthop 168: 97–101
17. Konrad Ch, Jöhr M (1998) Blockade of the sciatic nerve in the popliteal fossa: a system for standardization in children. Anesth Analg 87: 1256–8
18. Labat G (1924) Regional anesthesia: its technique and clinical application. Saunders, Philadelphia
19. Lang SA, Yip RW, Chang PC, Gerard MA (1993) The femoral 3 – in – 1 block revisited. J Clin Anesth 5: 292–296
20. Larsen R (1999). Anästhesie. 6. Aufl. Urban & Schwarzenberg, München
21. Niesel HC (1994) Regionalanästhesie, Lokalanästhesie, regionale Schmerztherapie. Thieme, Stuttgart
22. Paqueron X, Bouaziz H, Macalou D et al. (1999) The lateral approach to the sciatc nerve at the popliteal fossa: one or two injections? Anesth Analg 89: 1221–5
23. Pither CE, Raj PP, Ford DJ (1985) The use of peripheral nerve stimulators for regional anesthesia. A review of experimental characteristics, technique, and clinical application. Reg Anesth 10: 49–58
24. Rorie DK, Byer DE, Nelson DO, Sittipong R, Johnson KA (1980) Assessment of block of the sciatic nerve in the popliteal fossa. Anesth Analg 59: 371–6
25. Sansone V, De Ponti A, Fanelli G, Agostoni M (1999) Combined sciatic and femoral nerve block for knee arthroscopy: 4 years experience. Arch Orthop Trauma Surg 119: 163–167
26. Schulte-Steinberg O (1990) The use of regional blocks in children. Anaesthesiol Reanim 15: 43–54
27. Singelyn FJ, Aye F, Gouverneur JM (1997) Continuous popliteal sciatic nerve block: an original technique to provide postoperative analgesia after foot surgery. Anesth Analg 84: 383–386
28. Vloka J, Hadzic A, Kitain E et al. (1996) Anatomic considerations for sciatic nerve block in the popliteal fossa through the lateral approach. Reg Anesth 21: 414–8
29. Vloka JD, Hadzic A, Singson R, Koorn R, Thys DM (1997) The popliteal nerve block revisited: Results of an MRI simulation study. Anesth Analg 84: 344
30. Vloka JD, Hadzic A, Lesser JB et al. (1997) A common epineural sheath for the nerves in the popliteal fossa and ist possible implications for sciatic nerve block. Anesth Analg 84: 387–90
31. Winnie AP, Ramamurthy S, Durrani Z (1963) The inguinal paravascular technique of lumbar plexus anesthesia: „the 3-in-1 block". Anesth Analg 52: 989
32. Zetlaoui PJ, Bouaziz H (1998) Lateral approach to the sciatic nerve in the popliteal fossa. Anesth Analg 87: 79–82

Analgosedierung und Sedierung für diagnostische Eingriffe im Kindesalter (Stillhaltenarkose)

P. Schippel, L. Wild

Die Entwicklung der wissenschaftlichen Grundlagenforschung sowie der unaufhaltsame Fortschritt der Technik führen auch in der Medizin, v. a. in Bereichen der diagnostischen Radiologie und Nuklearmedizin, zur Etablierung zahlreicher neuer Verfahren. Das Ergebnis hochsensitiver bildgebender Verfahren hängt häufig von der Kooperation des Patienten (absolutes Ruhigliegen) und der Tolerierung unangenehmer Begleitumstände (Lärmbelästigung, enge Räumlichkeiten) über einen längeren Zeitraum ab.

Endoskopische Untersuchungen erfordern von Seiten des Patienten Verständnis und Einsicht für nicht ganz angenehme „Gefühle" während der Untersuchung.

Die erforderliche Einsicht in die Notwendigkeit einer Untersuchung und eine gewisse Toleranz gegenüber allen erforderlichen Maßnahmen sind jedoch die echten „Stolpersteine" für pädiatrische Patienten. Bereits ein Krankenhausaufenthalt und die damit verbundene Trennung von der Bezugsperson werden von Kindern oft nur schlecht toleriert.

Nicht immer und in jedem Fall ist für diese Art der Untersuchung eine Sedierung der Kinder nötig. Im Einzelfall bzw. bei größeren Kindern können verschiedene diagnostische Prozeduren durch die Anwesenheit einer Bezugsperson, durch entsprechende Aufklärung bzw. Erklärung oder psychologische Führung ohne medikamentöse Hilfe durchgeführt werden. Bei Säuglingen, kleineren und geistig behinderten Kindern sowie während invasiver schmerzhafter Maßnahmen wird fast immer eine Sedierung oder Narkose nötig sein.

Die Ziele einer Sedierung bzw. Analgosedierung im Kindesalter sind:
- Die Herstellung optimaler Untersuchungsbedingungen durch Ruhigstellung des Patienten.
- Die Abschirmung des Patienten vor allen unangenehmen, nicht zumutbaren oder schmerzhaften Manipulationen.

Im deutschsprachigen Raum gibt es immer noch keine allgemeingültigen Richtlinien für die Durchführung einer Analgosedierung oder Sedierung speziell im Kindesalter. Die American Academy of Pediatrics hat in ihren 1992 veröffentlichten Richtlinien [7] wertvolle Anhaltspunkte für die Bewältigung dieser Problematik gegeben.

Dort wurden erstmals Definitionen für eine leichte bzw. tiefe Sedierung sowie eine Allgemeinanästhesie formuliert:
- *Leichte Sedation („conscious sedation"):* Medikamentös induzierte Bewusstseinsstörung, bei der die protektiven Reflexe erhalten sind, der Patient volle Luftwegskontrolle hat und prompt durch physische und akustische Reize zu zielgerichtetem Handeln erweckbar ist.
- *Tiefe Sedation („deep sedation"):* Der Patient ist durch kontrollierte Medikation stark in seiner Vigilanz bis zur Bewusstlosigkeit eingeschränkt, er ist nicht ohne weiteres

erweckbar. Sie geht einher mit teilweisem oder komplettem Verlust der protektiven Reflexe sowie der Atemwegskontrolle. Der Patient ist nicht in der Lage zielgerichtet auf physische oder verbale Aufforderungen zu reagieren.
– *Anästhesie („general anesthesia"):* Bewusstlosigkeit mit Verlust der protektiven Reflexe einschließlich der Atemwegskontrolle und die Unfähigkeit zielgerichtet auf physische Stimulation oder verbale Aufforderungen zu reagieren.

Die Übergänge zwischen diesen drei Stadien sind selbstverständlich fließend, eine Unterscheidung in der klinischen Praxis ist oft schwierig. Mit jedem Medikament kann eine leichte Sedation in eine tiefe überführt werden.

Bei der Durchführung eines Sedierungsverfahrens für eine spezielle diagnostische Maßnahme muss gewährleistet sein, dass:
– die vitalen Funktionen des Patienten während der Untersuchung nicht gefährdet werden (freie Atemwege, suffiziente Atmung, stabiler Kreislauf),
– der Patient gegenüber unangenehmen und schmerzhaften Maßnahmen ausreichend abgeschirmt wird,
– der Patient nach der Untersuchung die Entlassungskriterien schnell erfüllt (wach, suffiziente Spontanatmung, stabile Herz- Keislaufverhältnisse).

Patientenvorbereitung

Zur Vorbereitung der Patienten gehören, wie vor einer Allgemeinnarkose, eine Prämedikationsvisite, eine orientierende Untersuchung und ein Aufklärungsgespräch. Dabei sollen neben der Grunderkrankung des Patienten Erkrankungen des Herz-Kreislauf-Systems, des pulmonalen Systems, des ZNS sowie vorbestehende Allergien (Narkotika, Kontrastmittel) besondere Beachtung finden. Anhand der erhobenen Daten wird entschieden, welches Sedierungsverfahren bei den jeweiligen Patienten für die entsprechende Untersuchung am Geeignetsten ist. Bestehen erhöhte Risiken für die Durchführung einer Sedierung und das diagnostische Verfahren ist dringend, sollte die Untersuchung zum Schutz des Patienten mit entsprechender Vorbereitung in Allgemeinanästhesie durchgeführt werden.

Im Rahmen des Anästhesieaufklärungsgespräches zum jeweiligen Sedierungsverfahren muss die Einwilligung der erziehungsberechtigten Person (Eltern) eingeholt werden.

Vor einer geplanten Sedierung bzw. Analgosedierung müssen die Patienten wie vor einer Allgemeinnarkose eine entsprechende Karenzzeit einhalten.

Personal

Die Durchführung einer tiefen Sedierung oder Narkose soll bei Kindern in der Regel erfahrenen Anästhesisten vorbehalten bleiben. Eine rechtliche Vorschrift gibt es dafür allerdings nicht. Die American Society of Anesthesiologists hat 1996 [3] praktische Richtlinien zur Durchführung einer Sedation und Analgesie durch Nichtanästhesisten veröffentlicht.

Darin wird gefordert, dass der Durchführende Kenntnisse über die Pharmakologie der zur Sedierung/Analgesie eingesetzten Medikamente sowie ihrer Antagonisten besitzt und fähig ist, die vitalen Funktionen des Patienten aufrechtzuerhalten, wenn erforderlich zu stabilisieren und gegebenenfalls eine kardiopulmonale Wiederbelebung durchzuführen.

Weiterhin wird gefordert, dass Personen, die die Überwachung der vitalen Funktionen des Patienten übernehmen, nicht gleichzeitig die Untersuchung durchführen.

Apparative Ausrüstung und Monitoring

Diagnostische Eingriffe im Kindesalter müssen fast ausschließlich an Arbeitsplätzen durchgeführt werden, die für eine Anästhesie und für die Behandlung von Kindern nicht ausgerüstet sind. Die Standorte sind häufig weit entfernt von den Kinderkliniken, sodass der organisatorische und personelle Aufwand für die Betreuung der Kinder enorm ist. Da die Sicherheit der Kinder auch unter diesen erschwerten Bedingungen nicht gefährdet werden darf, muss folgende apparative Ausrüstung vorhanden sein [3, 7]:

- vollständiges anästhesiologisches Instrumentarium für alle Altersklassen,
- Instrumentarium zur Aufrechterhaltung der Atemwege,
- Möglichkeit der Sauerstoffapplikation (>90%) für mindestens 60 min,
- Möglichkeit zur Beatmung,
- Pulsoxymetrie,
- Atemparametermonitoring (AMV/p_{aw}/F_IO_2/AZV/endtidales CO_2),
- Absaugmöglichkeit,
- nichtinvasive Blutdruckmessung,
- EKG,
- Notfallmedikamente (inkl. Antagonisten für Sedativa und Analgetika).

In der Praxis ist die Bereitstellung eines für alle Altersgruppen geeigneten Notfallinstrumentariums und Monitorings um so problematischer, je seltener in dem Bereich Kinder betreut werden. In unserer Einrichtung benutzen wir deshalb einen speziell zusammengestellten Notfallkoffer, der vom jeweiligen Anästhesisten zum Einsatzort mitgenommen wird und alle nötigen Gerätschaften enthält.

Die Pulsoxymetrie als Überwachungsparameter ist bei jedem Sedierungsverfahren bei Kindern obligat! Die Überwachung von Blutdruck, EKG und den Parametern der Atemfunktion richtet sich im Einzelfall nach den Notwendigkeiten und örtlichen Gegebenheiten.

Medikamente

An die zum Einsatz kommenden Medikamente werden folgende Anforderungen gestellt:
- schneller Wirkungseintritt und kurze Wirkdauer,
- wenig Nebenwirkungen,
- keine Atemdepression und
- kindgerechte Applikationsmöglichkeit. Nach Applikation von EMLA® gestaltet sich die Venenpunktion bei Kindern schmerzarm bzw. -frei. Somit kann heute die intravenöse Applikation von Medikamenten zu den kinderfreundlichen Varianten gezählt werden.

Einheitliche Sedierungsprotokolle existieren nicht. Die angewandten Sedierungs- und Analgosedierungsverfahren variieren zwischen den einzelnen Einrichtungen z. T. erheblich, oft schon innerhalb einer Abteilung zwischen den unterschiedlichen Ärzten.

Im Folgenden werden die Besonderheiten der im Kindesalter am häufigsten durchgeführten diagnostischen Maßnahmen kurz dargestellt sowie die bestehende Sedierungskonzepte und die dazugehörigen Medikamente vorgestellt.

Magnetresonanztomographie

Die Magnetresonanztomographie (MRT) hat in den letzten Jahren zunehmend an Bedeutung gewonnen. Die Vorteile der MRT sind die hervorragende Bildqualität bei fehlender Strahlenbelastung. Die Untersuchungen dauern im Durchschnitt zwischen 20 und 50 min. Um eine entsprechende Bildqualität zu erreichen, muss der Patient absolut still liegen. Das ruhige Liegen in der relativ engen Untersuchungsröhre und der Lärm, den das Gerät zur Signalgewinnung erzeugt, stellen erhebliche psychische Belastungen für die Kinder dar, obwohl sie in keiner Weise schmerzhaft ist. Während ab dem Schulkindalter mit vielen Patienten durch entsprechende Aufklärung und psychische Führung [30] die Untersuchung meist ohne besondere Maßnahmen durchgeführt werden kann (Ausnahme: Klaustrophobie), ist bei fast allen Säuglingen, kleinen und geistig behinderten Kindern eine tiefe Sedierung bzw. Narkose notwendig.

Folgenden Problemen steht der Anästhesist bei der Durchführung einer Sedierung im MRT gegenüber:
- Während des gesamten Untersuchungszeitraums ist der direkte Blick auf den Patienten nicht möglich.
- Ein Sedierungverfahren darf deshalb die Sicherheit der Atemwege nicht beeinflussen.
- Eine ausreichende Oxygenierung muss gewährleistet sein.
- Zur Überwachung der Patienten können aufgrund der im Untersuchungsraum herrschenden starken Magnetfelder nur speziell zugelassene Geräte benutzt werden (entferrisierte Geräte).
- Die wirtschaftliche Betreibung der Geräte erfordert eine zügige Einleitung und eine schnelle Aufwachphase.
- Eine optimale Betreuung eines lange nach der Untersuchung noch schlafenden Kindes wird in den meisten Einrichtungen nur schwer zu realisieren sein.
- Einleitungs- oder Aufwachräume stehen nur eingeschränkt zur Verfügung.

Zahlreiche Publikationen aus den letzten Jahren beschäftigten sich mit der Sedierung von Kindern zur MRT. Die vorgestellten Verfahren reichen von der oralen bzw. rektalen Applikation von *Chloralhydrat* [11, 16, 19, 25, 26, 32, 36], der rektalen Gabe von *Thiopental* [5, 10] oder *S(+)-Ketamin/Midazolam* [18] über die Sedierung mit intravenös applizierten Hypnotika wie *Propofol* [13; 14; 17, 23; 25, 27, 28], *Methohexital* [17, 37] sowie γ-*Hydroxybuttersäure* [22] bei erhaltener Spontanatmung bis zur Allgemeinanästhesie mit Intubation und Beatmung [9]. Alle Verfahren wurden letztendlich von den Untersuchern als geeignet befunden. Bezüglich der Einschlafzeit, der Sedierungsdauer, aufgetretener Nebenwirkungen sowie des Zeitbedarfes für die Ein- und Ausleitung unterscheiden sie sich jedoch erheblich.

Das häufig zur Sedierung bei einer MRT bei Kindern benutzte *Chloralhydrat* ist ein Hypnotikum, das bereits seit vielen Jahren v. a. in der Pädiatrie verwendet wird. In einer Dosierung von (25)–75–(100) mg/kgKG führt die orale bzw. rektale Applikation zur tiefen

Sedierung bei Erhaltung stabiler Atmungs- und Kreislaufverhältnisse. Nachteile dieser Methode sind v. a. langsamer Wirkungseintritt (ca. 30 min) und lange Wirkdauer (90 min und länger). Die Steuerbarkeit der Sedierungstiefe ist aufgrund der oralen/rektalen Applikation schlecht, die Erfolgsrate liegt um 95%. In der Aufwachphase wurden relativ häufig Unruhe, Hyperaktivität sowie Erbrechen beobachtet. Wir halten Chloralhydrat nicht mehr für das Mittel der Wahl zur Sedierung für diese Untersuchungen. Gleiches gilt für die rektale Applikation von *Thiopental*.

Die Sedierung mit *Propofol* bei erhaltener Spontanatmung scheint eine geeignete Methode zu sein. Zahlreiche Berichte über die erfolgreiche Anwendung von Propofol bei erhaltener Spontanatmung bei Kindern aller Altersgruppen zur MRT liegen vor. Alle Untersucher berichten über stabile Kreislaufverhältnisse, stabile Spontanatmung, keine signifikanten CO_2-Anstiege, gute Steuerbarkeit, schnelle Einschlaf- und Aufwachphasen mit subjektivem Wohlbefinden des Kindes. Propofol wurde dabei mit einer Initialdosis von 2–3 mg/kgKG gegeben, die Aufrechterhaltung der Narkose erfolgt über intermittierende Bolusgaben von 0,5–1 mg/kgKG [17, 28] bzw. über kontinuierliche Applikation von 4–8 mg/kgKG Propofol [14, 23, 25, 27]. Wenn keine MR-geeignete Spritzenpumpe bei den Untersuchungen zur Verfügung stand, erfolgte die kontinuierliche Applikation per Infusion nach Verdünnung des *Propofols*.

In unserer Einrichtung bevorzugen wir ebenfalls die Sedierung mit Propofol unter erhaltener Spontanatmung zur MRT. Nach anfänglicher Bolusgabe von 2–3 mg/kgKG wird die Sedierung mit 3–5 mg/kgKG/h Propofol aufrechterhalten. Dazu benutzen wir eine normale Spritzenpumpe, die außerhalb des Untersuchungsraumes plaziert wird. Die Strecke zwischen Patient und Perfusor wird mit einer 8,5 m langen Spiralleitung der Fa. Braun (1,0 × 1,9 × 8500 mm, Füllvolumen 0,78 ml/100 cm) überbrückt, die an den Dreiwegehahn in unmittelbarer Nähe des venösen Zuganges angeschlossen wird. Die Steuerung der Sedierung ist damit ausgesprochen gut. Die Überwachung erfolgt mittels Pulsoxymetrie. Über eine nasal gelegte Sauerstoffsonde werden ca. 1–3 l/min O_2 appliziert. Zur sicheren Freihaltung der Atemwege wird der Kopf des Kindes in reklinierter Position gelagert. Die untersuchten Kinder erwachen in den meisten Fällen bereits, wenn sie am Ende der Untersuchung vom Untersuchungstisch gehoben werden. Nach ca. 15 min können sie sicher auf die Station zurück transportiert werden bzw. spätestens 1 h nach Untersuchungsende nach Hause entlassen werden.

Eine weitere in der Literatur beschriebene Methode ist die Sedierung mit *Methohexital*. Nach einer Einschlafdosis von 1,5–2,5 mg/kgKG (titriert nach Wirkung), erfolgen bei Bedarf intermittierende Bolusgaben von ca. 0,5–1 mg/kgKG [17, 37] zur Aufrechterhaltung der Sedierung.

Für Patienten aus dem intensivmedizinischen Bereich ist die Durchführung einer MRT in Intubationsnarkose mit Beatmung bei Vorhandensein eines entsprechend geeigneten Beatmungsgerätes jederzeit möglich. Der Meinung mancher Autoren, dass für eine MRT-Untersuchung bei jedem Kind eine Intubationsnarkose zur sicheren Aufrechterhaltung der Oxygenierung nötig sei [9], können wir uns nicht anschließen.

Computertomographie

Eine Computertomographie (CT) dauert im Gegensatz zur MRT nur wenige Minuten. Auch hier muss der Patient während der Untersuchung absolut still liegen. Die Anwesenheit des Anästhesisten im Untersuchungsraum selbst ist möglich, aufgrund der Strahlenbelastung jedoch nicht wünschenswert. Eine Überwachung des Patienten ist vom Schaltraum aus durch ein großes Fenster möglich (Thoraxbewegungen, Abwehrbewegungen der Kinder, Pulsoxymetrie).

Eine tiefe aber kurz anhaltende Sedierung ist für eine CT-Untersuchung von Kindern notwendig. Diese erreicht man letztlich nur durch einmalige i. v. Bolusgaben der kurzwirkenden Hypnotika *Propofol* (2–3 mg/kgKG), *Thiopental* (3–5 mg/kgKG) oder *Methohexital* (1,5–2,5 mg/kgKG), wobei wir Propofol (kürzere Eliminationshalbwertszeit) eindeutig den Vorzug geben. Die orale oder rektale Applikation von verschiedenen anderen Hypnotika und Sedativa (*Chloralhydrat, Diazepam, Midazolam, Thiopental)* sind sicherlich möglich, aber aufgrund der verlängerten Anflutung und längeren Wirkdauer für den Routinebetrieb nicht zu empfehlen. Die Vorteile einer Sedierung unter erhaltener Spontanatmung gegenüber einer Allgemeinanästhesie mit Intubation konnte von verschiedenen Untersuchern [8, 20] gezeigt werden, da sie bei der Durchführung von Thorax-CT's unter Intubationsnarkose gehäuft narkosebedingte Atelektasen fanden, die zur Fehlinterpretation des Untersuchungsergebnisses führen können.

Die CT-Untersuchung unter Intubationsnarkose mit Beatmung bleibt den Patienten aus dem intensivmedizinischen Bereich vorbehalten.

Nuklearmedizinische Untersuchungen

Nuklearmedizinische Untersuchungen wurden in den letzten Jahren auch bei Kindern zunehmend häufiger durchgeführt. Von der Untersuchungsmethode selbst ist prinzipiell keine Indikation zur Sedierung abzuleiten. Ein absolutes Stillliegen der Patienten ist selten erforderlich. Eine relative Indikation ergibt sich bei Kindern, die aufgrund ihres Alters noch nicht sprechen können, aber sich schon lebhaft bewegen (Altersbereich 5 Monate bis 1,5 Jahre). Eine weitere relative Indikation zur Sedierung ergibt sich bei der Hirnszintigraphie (Neurospekt mit ^{99m}Tc), da dort durch das relativ kleine Feld der Kollimatoren eine Bewegung des Patienten zu Bildartefakten führt. Weiterhin können einzelne Untersuchungen so lange dauern (120 min), dass es für die Patienten zu unbequem wird. Von Mandell et al. [24] wurden 1997 Richtlinien für die Durchführung einer Sedierung bei Kindern in der Nuklearmedizin veröffentlicht. Diese sind hauptsächlich für Nichtanästhesisten zusammengefasst, jedoch wird auch dort auf die empfehlenswerte Zusammenarbeit mit (Kinder)anästhesisten und Pädiatern hingewiesen (insbesondere bei Risikopatienten). Das Spektrum der zur Sedierung verfügbaren Medikamente ist lang und umfasst nahezu alle bekannten Sedativa, Hypnotika und Analgetika. Einheitliche Richtlinien werden nicht gegeben.

Wir bevorzugen bei einer notwendigen Sedierung zur Immobilisation des Kindes die intravenöse Gabe von *Propofol* (Initialbolus und kontinuierliche Applikation) unter erhaltener Spontanatmung mit den bereits genannten Dosierungen. Aufgrund der gezeigten guten Steuerbarkeit kann die Sedierung schnell und unverzüglich begonnen werden, die Untersuchungsdauer spielt eine untergeordnete Rolle. Der Anästhesist kann im Untersuchungsraum direkt beim Patienten anwesend sein, sodass die Überwachung des Patienten keine Probleme bereiten dürfte.

Strahlentherapie

Die Strahlentherapie ist in den letzten Jahren zunehmend häufiger ein Bestandteil der standardisierten Therapieschemata bei onkologischen Erkrankungen im Kindesalter geworden. Die reine Therapiezeit dauert nur Sekunden bis wenige Minuten. Die Positionierung des Kindes im Strahlengang zur genauesten Lokalisation des Strahlenbündels erfordert die Kooperation des Kindes, da nur die pathologisch veränderten Bereiche der hohen Strahlendosis ausgesetzt werden dürfen. Bezugspersonen oder medizinisches Personal dürfen während der eigentlichen Bestrahlung nicht mit im Behandlungsraum anwesend sein.

Bei größeren Kindern kann eine Strahlentherapie meist ohne Sedierung durchgeführt werden, wenn man ihnen die Prozedur erklären kann, sie von Pädiatern und Eltern psychologisch gut vorbereitet werden und keine unbequemen Positionen während der Strahlentherapie nötig sind. Bei kleineren Kindern gelingt die Positionierung der Kinder im Strahlenfeld oft nicht mit ausreichender Sicherheit, sodass eine Sedierung notwendig wird.

Eine Strahlentherapie besteht immer aus mehreren Einzelsitzungen (meist 20–30). Für das Kind ergeben sich daraus besondere psychische Belastungen, da es wiederholt aus seinem normalen Tagesablauf gerissen wird. Eine Sedierung muss deshalb so durchgeführt werden, dass dem Kind noch genügend Zeit bleibt um zu essen, zu spielen und zu schlafen (individuelle Verkürzung der Nüchternzeiten wenn möglich). Die Sedierung muss deshalb durch kurzwirkende Sedativa durchgeführt werden, die bei wiederholter Anwendung nicht kumulieren und frei von Nebenwirkungen wie Übelkeit und Erbrechen sind.

Das einzige Therapiekonzept, dass sich diesbezüglich bewährt hat, ist die Sedierung mit *Propofol* (2–3 mg/kgKG) unter erhaltener Spontanatmung. Zur Feldbestimmung und besonders bei Anfertigung von Gesichtsmasken bei Hirn-Tumoren hat sich die kontinuierliche Applikation von *Propofol* (3–5 mg/kgKG) über Perfusor als günstig erwiesen. Alle anderen Therapiekonzepte müssen scheitern [34]. Die Überwachung des Patienten kann vom Schaltraum her durch zwei Kameras erfolgen (eine ist auf den Kopf des Patienten eingestellt, eine auf das Pulsoxymeter).

Diagnostische Punktionen

Diagnostische Punktionen in der Hämatologie zur Diagnostik onkologischer Erkrankungen wie die Lumbalpunktion und v. a. die Knochenmarkpunktion sind schmerzhafte Eingriffe. Bei der einmaligen Lumbalpunktion sind außer einer lokalen Applikation von EMLA® in der Regel keine weiteren Maßnahmen notwendig. Bei Kombination der Lumbalpunktion mit der sehr schmerzhaften Kochenmarkpunktion muß eine suffiziente Analgesie in Kombination mit einer Sedierung durchgeführt werden. Da diese Punktionen nur selten einmalige Ereignisse darstellen, sondern in fest definierten Zeitabständen begleitend zur Chemotherapie durchgeführt werden, ist die Akzeptanz des Kindes für das gewählte Analgosedierungsverfahren besonders wichtig.

Die intravenöse Allgemeinanästhesie mit *Midazolam* (0,1 mg/kgKG) und *Ketamin* (2 mg/kgKG) hat sich dabei besonders bewährt [31]. Einige Kinder klagen darunter jedoch über unangenehme Träume, sodass bei diesen Kindern alternative Methoden im Verlauf der Behandlung durchgeführt werden sollten. Die Kombinationen von *Propofol* (2 mg/kg/KG) mit Ketamin (2 mg/kgKG) oder S(+)-Ketamin (2–4 mg/kgKG) bzw. von

Propofol (2 mg/kgKG) mit Alfentanil (5–10 µg/kgKG) oder aber auch Thiopental (5 mg/kgKG)/Isofluran/Lachgas bzw. Propofol/Lachgas stellen praktikable Alternativen dar [12]. Die mögliche Knochenmarkdepression durch Lachgas wäre dabei zu bedenken [1, 15]. Größere, „erfahrene" Kinder bevorzugen manchmal eine alleinige Analgesie für diese Prozedur, wobei die Kombination von EMLA® lokal, einer Infiltrationsanästhesie des Periosts und die intravenöse Gabe von Pethidin (1 mg/kgKG) und Midazolam (0,1 mg/kgKG) von den Kindern gut akzeptiert wird [33].

Dopplersonographie

Die Dopplersonographie als nichtinvasives, schmerzloses Verfahren erfordert im Allgemeinen auch beim Kind keine Sedierung. Die heute mögliche Lasertherapie von Hämangiomen im Säuglings- und Kleinkindalter erfordert im Rahmen der Operationsvorbereitung und der Verlaufskontrolle immer wieder eine sonographische Verifizierung der Gefäßverläufe im Hämangiom. Bei Lokalisation des Hämangioms im Gesichts- und Halsbereich kann es zu Problemen bei der Bildherstellung kommen, da sich die Säuglinge gegen das Aufsetzen des Schallkopfes in diesem sensiblen Bereich wehren. Wir führen deshalb bei diesen Patienten nach entsprechender Indikationsstellung durch den Radiologen eine intravenöse Sedierung mit *Propofol* durch. Die Einschlafdosis beträgt 2–3 mg/kgKG und nach Bedarf werden 0,5 mg/kgKG als Bolus nachinjiziert.

Der Anästhesist sitzt während der Untersuchung direkt neben dem Kind, sodass die Überwachung der vitalen Funktionen keine Probleme bietet. Die Freihaltung des Atemweges ist durch entsprechende Lagerung des Kopfes möglich.

Angiographie mit und ohne Embolisation

Angiographien werden im Kindesalter hauptsächlich zur Diagnostik von Gefäßfehlbildungen durchgeführt. Bei Indikation kann in der gleichen Sitzung eine Embolisation durchgeführt werden. Die kleinen Gefäßverhältnisse beim Kind verlangen vom Untersucher ein hohes technisches Geschick. Für optimale Untersuchungsbedingungen ist die Durchführung einer Allgemeinanästhesie aus unserer Sicht bei Kindern aller Altersgruppen notwendig. Die Durchführung einer Angiographie in Sedierung bei erhaltener Kooperation des Kindes dürfte nur in Einzelfällen mit guten Ergebnissen möglich sein. Die zur Narkose verwendeten Narkotika richten sich nach den Grunderkrankungen des Kindes und den Vorlieben des Anästhesisten.

Endoskopien des Digestionstrakts

Die Endoskopie des Verdauungstraktes gehört bei Kindern ebenso wie bei Erwachsenen zu den etablierten Methoden der Diagnostik von gastroenterologischen Erkrankungen. Die Prozedur der Untersuchung ist sehr unangenehm und häufig auch schmerzhaft für den Patienten. Bei Durchführung einer nur leichten Sedierung (wie sie häufig bei Erwachsenen durchgeführt wird) müssen die Kooperativität des Patienten sowie die Schutzreflexe erhalten bleiben. Kinder sind im Sinne des Endoskopikers selten kooperativ.

Die Durchführung einer Allgemeinanästhesie für diese Untersuchungen ist deshalb dringend notwendig. Ein Intubationsschutz ist dabei auf jeden Fall für Endoskopien des oberen Digestionstraktes zu fordern (potentielle Gefahr der Atemwegskompression). Die in der Literatur immer wieder beschriebenen tiefen Sedierungen zur Endoskopie ohne Intubationsschutz [2, 4, 6, 29] sind mit dem hohen Risiko einer Hypoxie verbunden [21].

Bronchoskopie

Diagnostische Bronchoskopien im Kindesalter sind ein unverzichtbarer Bestandteil der Diagnostik von angeborenen Fehlbildungen bzw. akuten und chronischen Erkrankungen des oberen Respirationstraktes. Bei therapeutischen Bronchoskopien dominiert im Kleinkindalter die Entfernung von aspirierten Fremdkörpern.

Bei den Patienten handelt es sich häufig um polymorbide, respiratorisch stark eingeschränkte Kinder. Die Prozedur selbst ist äußerst unangenehm und stellt für ein waches, unsediertes Kind jeder Altersgruppe eine große psychische Belastung dar, die durch eine leichte Sedierung selten kopiert werden kann. Zur zügigen und komplikationsarmen Durchführung der Untersuchung ist eine Allgemeinanästhesie mit suffizienter Atemwegsicherung und ausreichender Reflexdämpfung nötig. Die Einzelheiten der Methode (Beatmung oder Erhalt der Spontanatmung) richten sich nach dem Zustand des Patienten (intubiertes, beatmetes Kind) und nach der bevorzugten Untersuchungstechnik (Beatmungsbronchoskop, starre Optik, Fiberbronchoskop).

Die zur Allgemeinanästhesie verwendeten Narkotika richten sich nach den Grunderkrankungen des Kindes und den Vorlieben des Anästhesisten. Sowohl Inhalationsanästhesien (Halothan, ohne Lachgas!) als auch totale intravenöse Anästhesien mit Propofol und Alfentanil, Remifentanil oder Ketanest können angewandt werden. Einige Untersucher wünschen bei Durchführung einer Bronchoskopie bei größeren Kindern mit dem Fiberbronchoskop einen kooperativen Patienten mit leichter Sedierung und ausgeprägter Anxiolyse. Dazu eignet sich die Kombination von Midazolam (0,3 mg/kgKG oral, bedarfsadaptiert 0,1 mg/kgKG i.v.) mit einer Oberflächenanästhesie der Schleimhaut [35].

Zum Abschluß soll hier noch einmal betont werden, dass die Liste der möglichen und in der Literatur veröffentlichten Sedierungsverfahren und Medikamente aus heutiger Sicht kritisch bewertet werden muss. Hier wurde versucht, sich auf praktikable und bewährte Medikamente zu begrenzen.

Wichtig ist, dass unsere kleinen Patienten bei diagnostischen Maßnahmen Hilfestellungen in Form einer Sedierung bzw. Analgosedierung erhalten, wenn dies erforderlich ist. In Zukunft werden dabei die Anforderungen an uns Anästhesisten steigen, um jedem Kind eine optimale Versorgung ohne Schmerzen und überdimensionale psychische Belastungen bei ausreichender Sicherheit zu ermöglichen.

Literatur

1. Aken Hv (1991) Lachgas: auch in Zukunft noch? In: Laubenthal H, Puchstein C, Sirtl C (Hrsg) Inhalationsanästhesie- eine Standortbestimmung. Wiss Verl-Abt Abbott GmbH, Wiesbaden, S 134–139
2. Ament ME, Berquist WE, Vargas J, Perisic V (1988) Fiberoptic upper intestinal endoscopy in infants and children. Pediatr Clin North Am 35: 141–155

3. American Society of Anesthesiologists (1996) Practice guidelines for sedation and analgesia by non-anesthesiologists. Anesthesiologie 84: 459–471

4. Bahal-OMara N, Nahata MC, Murray RD et al. (1993) Efficacy of diazepam and meperidine in ambulatory pediatric patients undergoing endoscopy: a randomized, double-blind trial. J Pediatr Gastroenterol Nutr 16: 387–392

5. Beekmann RP, Hoorntje TM, Beek FJA, Kuijten RH (1996) Sedation for children undergoing magnetic resonance imaging: efficacy and safety of rectal thiopental. Eur J Pediatr 155: 820–822

6. Behrens R, Seiler A, Rupprecht T, Lang T (1993) Sedierung vs. Allgemeinnarkose in der pädiatrischen Endoskopie. Klin Pädiatr 205: 158–161

7. Committee on Drugs, the American Academy of Pediatrics (1992) Guidelines for monitoring and management of pediatric patients during and after sedation for diagnostic and therapeutic procedures. Pediatrics 89: 1110–1115

8. Damgaard-Pedersen K, Qvist T (1980) Pediatric pulmonary CT-scanning. Anaesthesia-induced changes. Pediatr Radiol 9: 145–148

9. Funk W, Hörauf K, Held P, Taeger K (1997) Anästhesie zur Magnetresonanztomographie bei Neonaten, Säuglingen und Kleinkindern. Radiologe 37: 159–164

10. Glasier CM, Stark JE, Brown R, James CA, Allison JW (1995) Rectal thiopental sodium for sedation of pediatric patients undergoing MR and other imaging studies. AJNR/Am J Neuroradiol 16: 111–114

11. Greenberg SB, Faerber EN, Aspinall CL, Adams RC (1993) High-dose chloral hydrate sedation for children undergoing MR imaging: safety and efficacy in relation to age. AJR/Am J Roentgenol 161: 639–641

12. Harling DW, Harrison DA, Dorman T, Barker I (1997) A comparison of thiopentone/isoflurane anaesthesia vs propofol infusion in children having repeat minor haematological procedures. Paediatric Anaesthesia 7: 19–23

13. Kain ZN, Gaal D, Jaeger DD, Rimar S (1993) Sedation for MRI in children: Propofol vs. Barbiturates. Anesthesiologie 79: A 1158

14. Kain ZN, Gaal DJ, Kain TS, Jaeger DD, Rimar S (1994) A first-pass cost analysis of propofol vs. barbiturates for children undergoing magnetic resonance imaging. Anesth Analg 79: 1102–1106

15. Kamp H-D (1993) Nebenwirkungen und Risiken bei der Anwendung von Lachgas im Rahmen der Allgemeinanästhesie. In: Rügheimer E (Hrsg) Konzepte zur Sicherheit in der Anästhesie. Teil 2: Risiken durch Pharmaka. Springer, Berlin Heidelberg New York Tokio, S 17–24

16. Kao SC, Adamson SD, Tatman LH, Berbaum KS (1999) A survey of post-discharge side effects of conscious sedation using chloral hydrate in pediatric CT and MR imaging. Pediatr Radiol 29: 287–290

17. Kessler P, Alemdag Y, Hill M, Dietz S, Vettermann J (1996) Intravenöse Sedierung von spontanatmenden Säuglingen und Kleinkindern während der Magnetresonanztomographie. Anästhesist 45: 1158–1166

18. Köhn G, Haeseler G, Zuzan O, Leuwer M (1999) Anaesthesia with Midazolam and S(+)-Ketamine in spontaneously breathing paediatric patients during magnetic resonance imaging. Anästhesiol Intensivmed Notfallmed Schmerzther (Suppl 2) 34: S152

19. Kuhn JP (1995) What is the simplest and most easily monitored regimen of sedation for CT and MR in children in a setting in which only occasional outpatients are scanned? AJR/Am J Roentgenol 165: 223–224

20. Lam WW, Chen PP, So NM, Metreweli C (1998) Sedation vs. general anaesthesia in paediatric patients undergoing chest CT. Acta Radiol 39: 298–300

21. Lamireau T, Dubreuil M, Daconceicao M (1998) Oxygen saturation during esophagogastroduodenoscopy in children: general anesthesia vs. intravenous sedation. J Pediatr Gastroenterol Nutr 27: 172–175

22. Laub A, Theurer G, Bodensohn M, Bürger U (1997/98) Sedierung von Kindern mit γ-Hydroxybuttersäure für MRT-Untersuchungen. Pädiat Prax 53: 687–692

23. Levati A, Colombo N, Arosio EM et al. (1996) Propofol anaesthesia in spontaneously breathing paediatric patients during magnetic resonance imaging. Acta Anaesthesiol Scand 40: 561–565

24. Mandell GA, Cooper JA, Majd M, Shalaby-Rana EI, Gordon I (1997) Procedure guideline for pediatric sedation in nuclear medicine. J Nucl Med 38: 1640–1643

25. Merola C, Albarracin C, Lebiwitz P, Bienkowski RS, Barst SM (1995) An audit of adverse events in children sedated with chloral hydrate or propofol during imaging studies. Paediatric Anaesthesia 5: 375–378

26. Neumann GG, Kushins LG, Ferrante S (1992) Sedation for children undergoing magnetic resonance imaging and computed tomography. Anesth Analg 74: 931–932

27. Obbergh LJv, Muller G, Zeippen B, Dooms G (1992) Propofol infusion and laryngeal mask for magnetic resonance imaging in children. Anesthesiology 77: A 1177

28. Reinhold P, Graichen B (1999) Propofol zur Sedierung bei pädiatrischen Kernspintomographie-Untersuchungen. Klin Pädiatr 211: 40–43

29. Rodeck B (1996) Gastrointestinale Endoskopie im Kindesalter. In: Beushausen T, Kraus G-B, Strauß J (Hrsg) Sedierung und Narkose bei diagnostischen Eingriffen im Kindesalter. Springer, Berlin Heidelberg New York Tokio, S 149–160

30. Rosenberg DR, Sweeney JA, Gillen JS et al. (1997) Magnetic resonance imaging of children without sedation: preparation with simulation. J Am Acad Child Adolesc Psychiatry 36: 853–859

31. Schierle P (1996) Sedierung oder Narkose bei diagnostischen Maßnahmen im Kindesalter? In: Beushausen T, Kraus G-B, Strauß J (Hrsg) Sedierung und Narkose bei diagnostischen Eingriffen im Kindesalter. Springer, Berlin Heidelberg New York Tokio, S 139–146

32. Slovis TL, Parks C, Reneau D et al. (1993) Pediatric sedation: short-term effects. Pediatr Radiol 23: 345–348

33. Strauß G, Schrappe M, Riehm H (1996) Indikation zur Knochenmarkpunktion. In: Beushausen T, Kraus G-B, Strauß J (Hrsg) Sedierung und Narkose bei diagnostischen Eingriffen im Kindesalter. Springer, Berlin Heidelberg New York Tokio, S 133–137

34. Strauss H (1996) Anästhesie und Sedierung bei neuroradiologischen Verfahren und Bestrahlungen. In: Beushausen T, Kraus G-B, Strauß J (Hrsg) Sedierung und Narkose bei diagnostischen Eingriffen im Kindesalter. Springer, Berlin Heidelberg New York Tokio, S 117–128

35. Strauß JM (1996) Narkose zur Bronchoskopie und Bronchographie im Kindesalter. In: Beushausen T, Kraus G-B, Strauß J (Hrsg) Sedierung und Narkose bei diagnostischen Eingriffen im Kindesalter. Springer, Berlin Heidelberg New York Toikio, S 171–182

36. Vade A, Sukhani R, Dolenga M, Habisohn-Schuck C (1995) Chloral hydrate sedation of children undergoing CT and MR imaging: safety as judged by American Academy of Pediatrics Guidelines. AJR/Am J Roentgenol 165: 905–909

37. Wulf J-G (1996) Kernspinuntersuchungen beim niedergelassenen Radiologen. In: Beushausen T, Kraus G-B, Strauß J (Hrsg) Sedierung und Narkose bei diagnostischen Eingriffen im Kindesalter. Springer, Berlin Heidelberg New York Tokio, S 91–98

Eine Sache von Leben und Tod – Was muss der Anästhesist über juristische und ethische Aspekte des Hirntodes wissen?

Hans Lilie

Im Jahre 1840 hat der berühmte Jurist Friedrich Karl von Savigny in seinem System des heutigen Römischen Rechts formuliert:

> *Der Tod, als die Gränze der natürlichen Rechtsfähigkeit, ist ein so einfaches Naturereigniß, dass derselbe nicht, so wie die Geburt, eine genaue Feststellung seiner Elemente nöthig macht.*

Diese hübsche Formulierung von Savignys zeigt eindrücklich eine Vorstellung, die heute noch das Bild vom Tod in der Vorstellung vieler Menschen prägt. Für viele bleibt der Tod ein katastrophales Ereignis, das für jedermann wahrnehmbar als Ende der menschlichen Existenz begriffen wird. Dieses durch Tradition und Erziehung geprägte Bild vom Ende des menschlichen Lebens hat jedoch tief greifende Veränderungen erfahren.

Dass ein Thema wie das heutige notwendig wird, ist eigentlich ein Indiz für ein Versäumnis der Medizin. Eigentlich unbemerkt von einer breiten Öffentlichkeit hat die Wissenschaft einen kulturhistorisch geprägten Begriff an neue Voraussetzungen geknüpft. Dabei hat die medizinische Fachwelt die Anknüpfung an die Gesellschaft insoweit verloren, als die Allgemeinheit gar nicht realisiert hat, dass man im Bereich der Intensivmedizin das Ende der menschlichen Existenz anhand völlig neuer Kriterien feststellt.

Das Erste, was den Anästhesisten/die Anästhesistin immer wieder an den Hirntod erinnern sollte, ist m. E. folgendes: Die Medizin bewegt sich nicht mehr auf der gleichen Ebene wie der normale Patient. Aber augenscheinlich hat selbst die Medizin größere Wahrnehmungsschwierigkeiten als sie selbst zuzugeben bereit ist. Gerade im Verhältnis von Hirntod und Herz-Kreislauf-Tod sprechen Mediziner immer wieder – auch wenn es nur ein Lapsus ist – bezüglich des Herz-Kreislauf-Todes vom „wirklichen" oder „richtigen" Tod. Solche sprachlichen Ungenauigkeiten oder Gedankenlosigkeiten sind nur ein Indiz für die gleichen Verständnisschwierigkeiten wie beim medizinischen Laien.

Das Phänomen Hirntod greift tief in unsere Tradition ein, doch emotional haben die meisten diese Veränderung nicht verinnerlicht. Früher wurde das Herz als Verkörperung der „Lebensmitte", als entscheidendes „atrium mortis" angesehen. Der Zusammenbruch des Organismus nach längerem Sauerstoffmangel des Gehirns durch den irreversiblen Atemstillstand war zwangsläufig. Nunmehr bleibt der Organismus durch künstliche Beatmung am Leben erhalten und der irreversible, komatöse Patient ist ein für uns alle neuer Zustand. Der Prozesscharakter des Sterbens tritt damit stärker in den Vordergrund: der „traditionelle" Tod der Person fällt auseinander mit dem Tod des Organismus als Ganzem. Neu ist auch, dass ein Herz nach einer Herztransplantation den individuellen Tod des Spenders überlebt und der neue Organempfänger den Tod seines eigenen Herzens überleben kann.

Diese Entwicklung hat zwangsläufig zu Missverständnissen geführt, die erneut die Kommunikation zwischen Medizinern und Juristen, aber auch die dieser beiden Fachgruppen gegenüber den betroffenen Menschen erschwert. Auf der einen Seite steht der

Mensch als biologischer Organismus im Vordergrund, während es auf der anderen Seite seine Rechtssubjektivität und Menschenwürde sind. Dabei ist gerade der Todeszeitpunkt in seiner rechtlichen Bedeutung zu betonen. Geht es doch um die Rechtsfähigkeit der Person, den strafrechtlichen Schutz für menschliches Leben und die verfassungsrechtliche Fürsorge und Schutzpflicht des Staates für seine Bürger.

Nicht zu Unrecht wurde deshalb gefragt: „Wie viele Tode darf der Gesetzgeber dem Betroffenen, der Gesellschaft zumuten?"[1] Nach der Anhörung vor der abschließenden Beratung des Transplantationsgesetzes hatte Steffen schon zu bedenken gegeben, dass der Gesetzgeber, der auf keine allgemeine gesetzliche Definition des Todes zurückgreifen könne, nun in Erklärungszwang geraten sei. Gerade wegen der gegensätzlichen Auffassungen über die Reichweite des Lebensschutzes sei deshalb der Gesetzgeber nun aufgefordert, eine klare Position dazu zu beziehen, wann der Mensch von Rechts wegen als tot zu gelten habe.[2] Ob dies mit dem Transplantationsgesetz geglückt ist, wird noch zu zeigen sein.

Der Hirntod als juristischer Begriff

In unserem Rechtssystem entfaltet der Todesbegriff an ganz unterschiedlichen Stellen eine besonders gravierende Wirkung. Bevor man jedoch die juristischen Konsequenzen des Todesbegriffs näher betrachtet, ist zunächst festzuhalten, dass im Zusammenhang mit dem Tod drei unterschiedliche Ebenen voneinander abgeschichtet werden müssen.

Zunächst geht es um den Todesbegriff, der die Definition dessen enthält, was als Tod in einem Rechtssystem gelten soll. Zweitens sind die Todeskriterien zu definieren, die die Zeichen dessen sind, was den so definierten Tod anzeigt. Vom Todeskriterium wiederum ist die Todesfeststellung zu unterscheiden, die das Verfahren ist, mit dem die Todeskriterien festgestellt werden.[3] Wenn man also die drei Begriffe, nämlich Todesbegriff, Todeskriterium und Todesfeststellung sorgfältig trennt, wird schon auf den ersten Blick deutlich, in welchem Problemfeld sich z. B. das Transplantationsgesetz bewegt. Das Gesetz, das sich mit der Frage des Todes als eine der Voraussetzungen einer Organentnahme befassen muss, schweigt freilich dazu und trifft keine eigene Todesdefinition.

Damit stellt sich zugleich die grundsätzliche Frage, wer die Definition des Todesbegriffs in einer Rechtsordnung überhaupt festlegen kann. Die Gefahr der Funktionalisierung dieser Begrifflichkeit ist hierbei nicht von der Hand zu weisen. Immer wieder gründen gerade darauf die Hirntodgegner ihre Vorwürfe gegenüber der Kommission der Harvard Medical School und ihrem 1968 vorgelegten Papier.

Das eigentliche Problem –und das wurde bereits eingangs angedeutet - liegt darin, dass der essentielle Begriff des menschlichen Lebens durch naturwissenschaftliche Urteile geprägt wird. Der Rechtsbegriff des Todes - als Ende der individuellen Rechtssubjektivität - knüpft an einen bestimmten biologischen Befund bzw. Zustand an. Dabei hat insbesondere die Diskussion um das Transplantationsgesetz gezeigt, dass diese Definiti-

[1] Steffen, NJW 1997, 1619.
[2] Steffen, a.a.O.
[3] Merkel, Hirntod und kein Ende. Zur notwendigen Fortsetzung einer unerledigten Debatte, Jura 1999, S. 113 (S. 114).
[4] Höfling/Rixen, S. 53, Beecher HK (1968) A definition of irreversible coma. Report of the Harvard Medical School for Examine the Definition of Brain Death. JAMA 205: 85 ff.

on des Todes umkämpft ist und wohl auch in Zukunft umkämpft bleiben wird. Dies hängt letztlich auch damit zusammen, dass im Todesbegriff ein Bündel von Wertungen zusammentrifft, die juristischer, medizinischer, theologischer, philosophischer und anthropologischer Herkunft sind.

Dabei besteht zumindest Einigkeit darüber, dass der Tod nicht einen Einschnitt im Sinne eines biologisch definierbaren Augenblicks darstellt. Vielmehr geht man heute davon aus, dass es sich um einen lang andauernden Prozess handelt, der erst lange Zeit nach der Bestattung mit der totalen Nekrose und Autolyse aller Körperzellen sein wirkliches Ende erreicht.[5] Einigkeit besteht insoweit jedenfalls darüber, dass dieser Prozess ab einem bestimmten Punkt unumkehrbar ist. Deshalb ist es für die Festschreibung des Inhalts des Todesbegriffs notwendig, aus diesem Prozess eines länger andauernden Geschehens jenes Ereignis herauszugreifen, das allein das rechtlich Maßgebliche darstellen kann.[6]

Damit wird zugleich auch deutlich, dass der Todesbegriff eine normative Konvention und nicht eine bloße medizinische Vorgegebenheit ist. Das bedeutet für die Gesellschaft, dass sie klären muss, wie sie selbst diese Verantwortung für Leben und Tod übernehmen kann, ohne die Definition dieses entscheidenden Begriffs der Medizin zu überlassen und die bloßen naturwissenschaftlichen Erkenntnisse quasi einfach als vorgegeben zu übernehmen. Nur so wird die Gesellschaft auch ihrer Aufgabe gegenüber der grundrechtlichen Schutzgarantie für Menschenwürde und Leben, wie sie in Artikel 1 und 2 des Grundgesetzes formuliert sind, gerecht.

Hier muss auch die entscheidende Transformationsleistung erbracht werden: dass der Tod als soziales Ereignis erfahrbar bleibt und nicht als eine durch die Medizin fremdbestimmte – möglicherweise sogar willkürliche – Entscheidung über das Leben erlebt wird. Eine bloße Anbindung etwa an die Gewissensentscheidung von Medizinern wäre eine unzulässige Delegation dieser gesellschaftlichen Verantwortung und böte keine Absicherung gegen möglichen Missbrauch. Auch braucht im Übrigen das Recht eine klare Definition. Schließlich ist das Leben als höchstes Schutzgut des Strafrechts herausgehoben geschützt und muss deshalb exakt begrenzbar sein.

Ein effektiver Lebensschutz ist auch hier überhaupt nur denkbar, wenn ein für jedermann verständlicher und nachvollziehbarer Todesbegriff existiert. Ohne hier nochmals die Diskussion um die Differenzen zwischen Herz-Kreislauf-Tod und Hirntod neu aufwerfen zu wollen, bleibt doch zumindest festzustellen, dass ein Festhalten allein am Herz-Kreislauf-Tod zu schwer nachvollziehbaren und oft auch unbefriedigenden Ergebnissen führt.

Insbesondere der Vorschlag, „bloß"-hirntote Menschen als Lebende zu behandeln, führt zu rechtlich nicht vertretbaren Ergebnissen. Zu bedenken ist hier, dass die Ablehnung des Hirntodes als Individualtod des Menschen unter dem zunächst plausiblen Schlagwort „in dubio pro vita", das sich aus Art. 2 Abs. 2 S. 1 GG ergeben soll und zunächst einen höheren Schutzstandard suggeriert, in der Konsequenz zu einer Verkürzung des Lebensschutzes im Bereich des strafrechtlichen Güterschutzes führt. Und schon allein die Vorstellung, dass Hirntote unter einer solchen Hirntoddefintion über unbestimmte Zeiten einen unbegrenzten Behandlungsanspruch haben, verdeutlicht die sich aus dieser Definition ergebenden Probleme für die Praxis. Auch wenn gerade in den Grenzbereichen des Lebens von Kosten nicht gesprochen werden kann, so würde dies doch einen unaufhaltsamen Zusammenbruch der Intensivmedizin nach sich ziehen.

---

[5] Merkel, a.a.O., S. 115.
[6] Funck (1992) Der Todeszeitpunkt als Rechtsbegriff. MedR: 182 (184).

Demgegenüber geht die Auffassung vom Hirntod als Individualtod davon aus, dass das Gehirn als physische Voraussetzung des Gefühls- und Geisteslebens anzusehen ist. Der Verlust von Selbstständigkeit und Steuerungsfähigkeit, Spontanität und Integration des Organismus machen das Ende der menschlichen Existenz aus. Der damit einhergehende unwiderrufliche Verlust der Wahrnehmungs-, Beobachtungs- und Empfindungsfähigkeit markiert jene Zäsur, die den Zustand als Tod des Menschen auch als Rechtssubjekt beschreiben. Die Festlegung dieses Begriffes hat das Transplantationsgesetz (TPG) umgangen. Im Streit zwischen Hirntodbefürwortern und -gegnern formuliert der Gesetzestext in § 3 Abs. 2 Nr. 2 des TPG lediglich, dass eine Entnahme von Organen vor Feststellung des Hirntodes unzulässig ist.

Dabei verwendet der Gesetzestext selbst nicht den Begriff des Hirntodes, sondern spricht von dem endgültigen, nicht behebbaren Ausfall der Gesamtfunktion des Großhirns, des Kleinhirns und des Hirnstamms, die nach Verfahrensregeln, die dem Stand der Erkenntnisse der medizinischen Wissenschaft entsprechen, festgestellt werden müssen. Damit ist eine Entnahme vor diesem Zeitpunkt unzulässig. Daneben muss vor jeder Organentnahme der Tod des Patienten festgestellt werden.

Hier knüpft das Gesetz an den Stand der medizinischen Wissenschaft, wie er in den Richtlinien der Bundesärztekammer festgeschrieben ist, an. Dort ist der Hirntodnachweis als Nachweis des Todes des Menschen festgeschrieben, ohne dass sich diese Definition im Gesetz findet. Damit ist nach dem gegenwärtigen Stand der medizinischen Wissenschaft der Tod des Menschen der Hirntod.

Das Recht knüpft an den Tod des Menschen unterschiedlichste und schwerwiegende Rechtsfolgen: Es erlischt die sogenannte Rechtsfähigkeit, d. h. dieses Individuum hat die Fähigkeit verloren, selbständiger Träger von Rechten und Pflichten zu sein. Mit dem Zeitpunkt des Todes geht daher auch das gesamte Vermögen gemäß § 1922 BGB auf die Erben über. Gleichzeitig erlöschen sämtliche eigene Renten- und Versorgungsansprüche.

Auch für das Strafrecht muss das Rechtsgut Leben genau begrenzt und begrenzbar sein. Maßstab des strafrechtlichen Todesbegriffs muss daher ein effektiver Lebensschutz sein. Denn mit dem Eintritt des Todes ist der Endpunkt des Schutzes durch die Tötungs- und Körperverletzungsdelikte gegeben. Der Schutz des menschlichen Körpers besteht im Strafrecht gleichwohl fort. Hier ist aber nur noch ein gegenüber dem Schutz des Lebens und der körperlichen Unversehrtheit eingeschränkter Schutz des Leichnams durch § 168, StGB, Störung der Totenruhe, vorgesehen.

Schutzgüter sind dann das fortwirkende Persönlichkeitsrecht des Verstorbenen und das allgemeine Pietätsempfinden. Im Rahmen medizinrechtlicher Fragestellungen markiert der Todeseintritt zugleich die Grenze der ärztlichen Behandlungspflicht. Seit dem Inkrafttreten des TPG ist mit dem Todeseintritt auch eine der Voraussetzungen für die Organentnahme gegeben.[7]

Todeskriterium

Ist so der Todesbegriff definiert, ist es eine davon unabhängige und selbständige Aufgabe, nunmehr die Zeichen, die den so definierten Tod anzeigen, also die Todeskriterien, festzuschreiben. Während die Definition des Todesbegriffs nicht allein der Naturwissenschaft und Medizin überlassen werden kann, sondern eine zentrale gesellschaftliche

---

[7] Zum Ganzen vgl. Koch in: Lexikon Medizin, Ethik, Recht, Stichwort: Tod, 2. Recht.

Aufgabe ist, sind die Todeskriterien durch die medizinische Wissenschaft vorgegeben und werden ständig weiterentwickelt. Nach § 16 TPG ist der Bundesärztekammer die Aufgabe übertragen worden, hierzu den Stand der Erkenntnisse der medizinischen Wissenschaft in Richtlinien festzulegen.

Damit einhergehend ist auch das Verfahren, mit dem die jeweiligen Todeszeichen festzustellen sind, zu regeln. Das Besondere hierbei ist, dass der Gesetzgeber mit großer Klarheit die Festschreibung der Todeskriterien und der Todesfeststellung dem Aufgabenkreis des ärztlichen Standesrechts zugeschrieben hat. Es liegt also maßgeblich in der Hand der Ärzteschaft, hier für sichere, nachvollziehbare und allgemein verständliche und akzeptierte Kriterien zu sorgen. Insbesondere die Transparenz der Todeskriterien und des Feststellungsverfahrens sind dafür verantwortlich, dass weite Teile der Bevölkerung einen Zugang zu dem vormals so einfachen Ereignis unter den heutigen medizinischen Bedingungen und Möglichkeiten finden können. Die gesetzlichen Vorgaben hierfür und die Art der öffentlichen Diskussion in der Öffentlichkeit sind gegenwärtig nicht die besten.

In der Beratung des TPG hat Rupert Scholz[8] ausgeführt, dass der Gesetzgeber nach dem Wesentlichkeitsgrundsatz des Bundesverfassungsgerichts eindeutig und klar die Frage des Todes entscheiden müsse. Wer sie offen lasse und hier keine klare und rechtssichere Antwort gebe, der schaffe nicht nur Rechtsunsicherheit in einem mehr oder weniger formalen Sinn, sondern – so führt Scholz weiter aus – der schaffe auch nicht Recht. Zutreffend sind dabei das Recht auf Leben und Gesundheit sowie der Schutz der Menschenwürde gemeint. Diese Rechte stehen dem möglichen Organspender zu und bringen letztlich auch demjenigen Sicherheit, der auf ein gespendetes Organ hofft. Die Frage des Todes kann deshalb nicht offen gelassen werden.

Indes hat man sich im Bundestag nicht entschließen können, den Begriff des Hirntodes auch im Gesetz als Tod des Menschen zu definieren. Es hat sich zwar eine Mehrheit für die sogenannte erweiterte Zustimmungslösung gefunden. Letztendlich hat man sich wohl doch dem Argument nicht ganz verschließen können, dass die Gleichsetzung der Hirntoddiagnose mit der Todesfeststellung des Menschen einzig und allein dem Wertungsinteresse der Transplantationsmedizin geschuldet sei.

Nun wird man sich freilich völlig zu Recht fragen müssen, ob der Gesetzgeber überhaupt richtig beraten gewesen wäre, wenn er gerade im Rahmen eines Transplantationsgesetzes den Todeszeitpunkt des Menschen gesetzlich geregelt hätte. Zu bedenken war hier insbesondere, dass die Kritiker des Hirntodes von einem Transplantationssystem sprechen, das die normative Kraft des medizinischen Wissens beanspruche, auf diese Weise einen Schlüsselfaktor einsetze und mit professioneller Steuerungskompetenz eine transplantationsadäquate Todessemantik fördere.[9] Dieser Eindruck wird leider auch in der öffentlichen Meinung immer wieder durch Berichte über den unverantwortlichen Umgang mit Sterbenden und deren Angehörigen verstärkt.

Die Kritiker des Hirntodes werden nicht aufgeben. Nach der Anhörung vor der abschließenden Beratung des TPG hatte Steffen schon zu bedenken gegeben, dass der Gesetzgeber in Erklärungszwang geraten sei. Gerade wegen der gegensätzlichen Auffassungen über die Reichweite des Lebensschutzes sei deshalb der Gesetzgeber aufgefordert, eine klare Position dazu zu beziehen, wann der Mensch von Rechts wegen als tot zu gelten habe. Mit dem Transplantationsgesetz ist dies jedenfalls nicht gelungen.

---

[8] Bundestag-Plenarprotokoll 13/183, S. 16420.
[9] Feuerstein (1995) Das Transplantationssystem, S. 358 f.

Literaturempfehlungen

Ach JS, Quante M (Hrsg) (1997) Hirntod und Organverpflanzung. Ethische medizinische, psychologische und rechtliche Aspekte der Transplantationsmedizin. Stuttgart - Bad Cannstatt

Dencker F (1992) Zum Erfolg der Tötungsdelikte. NStZ: 311 ff.

Eser A (1997) in: Schönke A (Hrsg) Strafgesetzbuch Kommentar, 25. Aufl., vor §§ 211 ff., insbes. Rdnr. 16 ff.

Frowein RA, Forster B (1992) Art. Todesfeststellung. In: Eser A et al. (Hrsg) Lexikon Medizin–Ethik–Recht. Freiburg Basel Wien, Sp. 1187 ff.

Funck J-R (1992) Der Todeszeitpunkt als Rechtsbegriff. MedR: 182

Geilen G (1972) Medizinischer Fortschritt und juristischer Todesbegriff. In: Festschrift für Ernst Heinitz, S 373 ff.

Giesen D (1990) Ethische und rechtliche Probleme am Ende des Lebens. JZ: 929 ff.

Höfling W, Rixen S (1996) Verfassungsfragen der Transplantationsmedizin. Hirntodkriterium und Transplantationsgesetz in der Diskussion. Tübingen

Höglinger G, Kleinert S (Hrsg) (1998) Hirntod und Organtransplantation. Berlin New York

Hoff J, in der Schmitten J (Hrsg) (1994) Wann ist der Mensch tot? Organverpflanzung und „Hirntod"-Kriterium. Reinbek bei Hamburg

Joerden JC (1993) Tod schon bei „alsbaldigem" Eintritt des Hirntodes. NStZ: 268 ff.

Karl C (1995)Todesbegriff und Organtransplantation gezeigt am Beispiel der Bundesrepublik Deutschland, der ehemaligen DDR und Österreich. Wien

Kluth W (1996) Die Hirntodkonzeption. Medizinisch-anthropologische Begründung, verfassungsrechtliche Würdigung, Bedeutung für den vorgeburtlichen Lebensschutz. Zeitschrift für Lebensschutz: 3 ff.

Lackner K, Kühl K (1999) Strafgesetzbuch mit Erläuterungen, 23. Aufl., vor §§ 211 Rdnr. 4 f.

Merkel R (1999) Hirntod und kein Ende. Zur notwendigen Fortsetzung einer unerledigten Debatte. Jura:113–122

Rössler D, Koch H-G (1992) Art. Tod. In: Eser A et al. (Hrsg) Lexikon Medizin–Ethik–Recht. Freiburg Basel Wien, Sp. 1174 ff.

Schmidt-Jortzig E (1999) Wann ist der Mensch tot? Vortrag gehalten vor der Juristischen Studiengesellschaft Regensburg am 12.5.1998. München (Schriftenreihe der Juristischen Studiengesellschaft Regensburg e.V., Bd 20) .

Steffen E (1997) Wieviele Tode stirbt der Mensch? NJW: 1619

Postoperative Übelkeit und Erbrechen – Inzidenz, Prophylaxe, Therapie

J. Scholz, H.-J. Hennes, H.J. Bardenheuer, F.-J. Kretz

Die Bedeutung der postoperativen Übelkeit und des postoperativen Erbrechens (PONV) wird nach wie vor unterschiedlich eingeschätzt. Die Beeinträchtigung des Wohlbefindens des Patienten durch PONV ist unbestritten. Neben der Angst vor dem operativen Eingriff ist die Angst vor Schmerzen und Erbrechen bei den Patienten sehr stark ausgeprägt. Postoperative Übelkeit und postoperatives Erbrechen können, insbesondere nach abdominellen Eingriffen, auch den postoperativen Schmerz verstärken. Darüber hinaus besteht die Gefahr der Aspiration und Störung des Elektrolythaushaltes. Gerade nach ambulanten Anästhesien kann sich eine verlängerte Zeit im Aufwachraum oder die Notwendigkeit der stationären Aufnahme bzw. Wiederaufnahme bei schwerer Übelkeit und schwerem Erbrechen als problematisch erweisen. In ganz seltenen Fällen kommt es durch gehäuftes Erbrechen zur Nahtdehiszenz.

Die anästhesiebedingte Mortalität ist mit 0,01% sehr niedrig. Ebenso sind andere perioperative Komplikationen, wie z. B. das Auftreten eines Schlaganfalls 0,02% bis 0,07% oder eines Herzinfarkts mit einer Häufigkeit von 0,1% bis 0,7% eher selten. Selbst sehr invasive Überwachungsmethoden wie das Einlegen eines Pulmonalarterienkatheters sind mit einer Komplikationsrate von 2% bis 3% relativ risikolos möglich. Betrachtet man dagegen die Inzidenz des „big little problem" PONV mit 20%–30%, so erkennt man, dass hier ein klinischer Handlungsbedarf gegeben ist.

Eine Befragung postoperativer Patienten hat ergeben, dass die Patienten, unabhängig vom operativen Eingriff, vor PONV große Angst haben (72%). Dieser Punkt wird wesentlich häufiger genannt als die Angst vor postoperativen Schmerzen oder die Angst vor dem operativen Eingriff bzw. vor dem Nichtmehrerwachen aus der Narkose.

Während in der „Ätherära" das PONV-Risiko mit etwa 60% (bei gynäkologischen Eingriffen sogar bis zu 75%) sehr hoch war, konnte in größeren Untersuchungen der letzten Jahre eine PONV-Inzidenz von 20–30% gezeigt werden. Diese Inzidenzrate ist bis heute trotz neuer Operations- und Anästhesietechniken sowie neuer Anästhetika unverändert. Hierbei ist jedoch zu beachten, dass deutliche Unterschiede zwischen bestimmten Patientengruppen bestehen. Betrachtet man besondere Risikopatienten (Frauen bei laparoskopischen Eingriffen >2 h Dauer), ergeben sich häufig Inzidenzraten von mehr als 50%.

Physiologie – Pathophysiologie

Die Übelkeit ist eine subjektiv unangenehme Empfindung mit dem Gefühl des sich anbahnenden Erbrechens. Erbrechen ist ein physiologischer und in höchstem Maße koordinierter Prozess mit dem Ziel, toxische Substanzen aus dem Körper zu eliminieren. Im Allgemeinen geht die Übelkeit mit einem gesteigerten Druckgefühl im Epigastrium, dem Verlust des Magentonus und dem Reflux von Darminhalt in den Magen einher. Das

Erbrechen ist die „explosionsartige" Entleerung von Mageninhalt entgegen der antegraden Motilität des Ösophagus und der Magenmuskulatur.

Das Erbrechen ist ein physiologischer Schutzreflex, der der Elimination von mit der Nahrung aufgenommenen Toxinen dient. Der Vorgang des Erbrechens ist im Sinne eines Rückkoppelungsmechanismus selbstlimitierend. Erbrechen als unerwünschte Reaktion liegt dann vor, wenn der das Erbrechen auslösende Stimulus (z. B. ein Anästhetikum) bewusst appliziert wird. Da durch induzierte Übelkeit und Erbrechen der Stimulus nicht eliminiert werden kann, ist die Reaktion des Organismus nicht selbstlimitierend. Unter diesen Bedingungen muss die Therapie auf die medikamentöse Unterdrückung der Stimulus-Antwort-Reaktion gerichtet sein.

Die physiologische Magenentleerung wird von lokal wirksamen, im Duodenum gebildeten Hormonen gesteuert, die fördernden (Motilin) und hemmenden (Enterogastron, Gastrin II, „gastric inhibitory polypeptide") Einfluss auf die Magenmotilität haben. Darüber hinaus wird der Tonus der Magenmuskulatur durch intramurale Nervenplexus registriert und reguliert, wobei der N. vagus in der zentralen Vermittlung nervaler Impulse eine Schlüsselrolle innehat. Die Menge, Zusammensetzung, Partikelgröße und der Typ der Nahrung haben unmittelbaren Einfluß auf die Magen- und Darmmotorik, wobei der Weitertransport der Nahrung einen zeitlich exponentiellen Verlauf nimmt.

Das emetische Zentrum in der Medulla oblongata besteht aus einem dichten Netzwerk neuronaler Zellen, die bei gegenseitiger Beeinflussung in engem Kontakt zu benachbarten vegetativen Zentren (Schluckzentrum, Vasomotorenzentrum, Atemzentrum) sowie zu auf- und absteigenden zerebralen und zerebellaren Nervenbahnen (z. B. N. vagus) stehen. Man darf diese netzartige Struktur nicht als streng isoliertes „Zentrum" im engeren Sinn des Wortes verstehen. Vielmehr handelt es sich um ein funktionell eng miteinander verknüpftes Nervengeflecht, was auch die klinische Vielfältigkeit der Begleitreaktionen während der Übelkeit und des Erbrechen verdeutlicht. Die enge anatomische Nähe kreislaufregulatorischer Zentren zum emetischen Zentrum macht verständlich, dass kardiovaskuläre Ereignisse wie Hypotonie und Hypovolämie die Trigger der Übelkeit und des Erbrechens sein können. Außerdem unterliegt das emetische Zentrum zahlreichen Einflüssen, die organbezogen den Gastrointestinaltrakt und vestibuläre bzw. visuelle Afferenzen umfassen.

Darüber hinaus sind Intoxikationen durch Nahrungsmittel, Chemotherapie und Bestrahlung sowie systemische Intoxikationen, z. B. während der Sepsis, auslösende Faktoren für eine Stimulation des emetischen Zentrums. Im Besonderen nehmen die Veränderungen des Hormonhaushalts in der Initialphase der Schwangerschaft und die Verdrängung der intestinalen Organe in der Spätphase der Schwangerschaft Einfluss auf die Aktivität des emetischen Zentrums.

Unterschiedliche Stimuli führen unter Beteiligung des emetischen Zentrums zu rhythmischen Kontraktionen verschiedenster Muskelgruppen, die sich klinisch als Würgen und Erbrechen zeigen. Aus funktioneller Sicht wird, dem Ablauf der Ereignisse entsprechend, zwischen folgenden Phasen unterschieden:

- Phase der Detektion von das Erbrechen begünstigenden Faktoren über afferente Impulse (z. B. Dehnungsreiz, Freisetzung von Serotonin),
- Phase der zentralen Integration des afferenten Signals (Bedeutung des emetischen Zentrums),
- Phase der efferenten motorischen Reaktion.

Intestinale Irritationen, Störungen des Gleichgewichtsorgans und mechanische Manipulationen im Bereich des Rachens haben fördernden Einfluss auf das Brechzentrum, das in der Medulla oblongata liegt. Darüber hinaus können visuelle Reize, Geruchs- und

Geschmacksreize in Zusammenwirkung mit übergeordneten zerebralen Systemen und der psychische Zustand (Ekel, Widerwillen) Erbrechen auslösen, das mit den klinischen Zeichen einer begleitenden sympathischen Aktivierung einhergeht. Das Erbrechen ist demzufolge ein komplexer Schutzmechanismus, bei dem es wegen der Nähe zahlreicher Regulationszentren zum emetischen Zentrum in der Medulla oblongata zu einer komplexen und den gesamten Organismus (Herz, Kreislauf, Atmung) betreffenden Systemreaktion kommt.

Die anatomische Nähe der verschiedenen Zentren macht deutlich, dass bestimmte operative Eingriffe, wie z. B. Schieloperationen und Operationen am Innenohr (Ramus auricularis N. vagi), mit einer signifikant gesteigerten Inzidenz des Erbrechens einhergehen.

Der Brechreflex hat zwei hauptsächliche Detektoren – den Gastrointestinaltrakt (peripherer Mechanismus) und die Chemorezeptortriggerzone (zentraler Mechanismus). Der periphere Mechanismus wird über Dehnungsreize aus der Magenmuskulatur aktiviert und nach Umschaltung im Nucleus tractus solitarii über den afferenten N. vagus in das Zentralnervensystem geleitet. Die zentrale Aktivierung erfolgt durch Stimulation der Chemorezeptortriggerzone in der Area postrema, die durch in Blut und Liquor zirkulierende toxische Substanzen aktiviert wird.

Unter physiologischen Bedingungen regeln die ösophagogastrische und die gastrointestinale Barriere sowie die Magen-Darm-Motilität den gerichteten aboralenTransport des Mageninhalts. Der hohe Tonus der glatten Muskulatur des ösophagogastralen Sphinkters verhindert unter physiologischen Bedingungen den Reflux des Mageninhalts. Die im Bereich der Medulla oblongata gelegenen Zentren werden während der Übelkeit und des Erbrechens aktiviert und führen zu rhythmischen Kontraktionen des Diaphragmas, der Atemhilfsmuskulatur und der Bauchmuskulatur.

Die phasenbezogene Aktivierung von Muskeln und Organen während des Würgens, Erbrechens und Schluckens ist durch die komplexe, rhythmische Aktivierung beteiligter Muskelgruppen charakterisiert.

Die *Präejektionsphase* ist durch die erhöhte Aktivität des autonomen Nervensystems charakterisiert. Diese macht sich klinisch bemerkbar durch:
– vermehrte Übelkeit,
– gesteigerte Salivation,
– Schwitzen sowie
– Blässe und
– Tachykardie.

Dieser Zustand – eine allgemein gesteigerte Aktivität des sympathischen und parasympathischen Nervensystems – ist von großer klinischer Bedeutung, da z. B. ein Patient mit Koronarsklerose durch den dynamischen Prozess von Übelkeit und Erbrechen einem potentiell gesteigerten Risiko der Entwicklung einer Myokardischämie ausgesetzt ist. In dieser Weise muß auch die Übelkeit bei der Synkope und/oder dem Myokardinfarkt gesehen werden, die – über myokardiale Afferenzen getriggert – die Aktivität des emetischen Zentrums moduliert.

Die Phase des Erbrechens *(Ejektionsphase)* umfasst das Würgen und Erbrechen. Das Würgen ist durch rhythmische, synchrone Aktivitätssteigerung des Diaphragmas, der Bauchmuskulatur und der externen Interkostalmuskulatur charakterisiert. Während die Glottis und der Mund geschlossen sind, kommt es durch die Kontraktion des Magenantrums und die Relaxation der glatten Muskulatur proximaler Magenanteile zur Oszillation des Mageninhalts innerhalb des Magens gegen den (noch) geschlossenen Ösophagussphinkter. Dadurch steigt der intraabdominelle Druck weiter an, während der intrathorakale Druck abnimmt. Die Relaxation des Ösophagussphinkters führt bei dem über das physiologische Maß hinaus gesteigerten intraabdominellen Druck zur „explosionsartigen" Entleerung von Mageninhalt, dem schwallartigen Erbrechen.

In der Phase des Würgens und Erbrechens ist eine Vielzahl von Muskelgruppen über einen langen Zeitraum aktiviert, die nur indirekt mit dem eigentlichen Vorgang des Erbrechens in Beziehung stehen. Diese umfassende Aktivierung des sympathischen und parasympathischen Systems ist durch eine hohe koordinative Leistung des emetischen Zentrums hinsichtlich der Aktivierung der respiratorischen, gastrointestinalen und abdominalen Muskulatur charakterisiert und deutet auf die Komplexität des Schutzreflexes „Erbrechen" hin.

Die *Nachphase* ist durch die Abschwächung autonomer und viszeraler Reizung charakterisiert.

Das emetische Zentrum liegt in der Formatio reticularis, die funktionell übergeordnete Chemorezeptortriggerzone in der Area postrema. Diese liegt am Eingang des Rückenmarkkanals am Boden der Rautengrube in der Nähe der Apertura mediana und schließt den 4. Ventrikel kaudal ab. Die Area postrema liegt in enger Nachbarschaft zu den Kerngebieten des olfaktorischen und visuellen Systems, der Kreislaufzentren sowie in unmittelbarer Nähe aufsteigender Nervenbahnen (z. B. des N. vagus). Diese Region ist durch starke Vaskularisation und besonderen Flüssigkeitsreichtum charakterisiert. Die in dieser Region nachweisbaren Gefäße enden in fenestrierten Kapillaren, die von großen perivaskulären Räumen umgeben sind.

In dieser Hirnregion existiert keine effektive Blut-Hirn-Schranke, daher kann die Chemorezeptortriggerzone durch chemische Stimuli (z. B. Anästhetika) aktiviert werden, die sowohl über die Blutbahn als auch über den Liquor cerebrospinalis herantransportiert werden.

Die Area postrema ist durch hohe Dichte von Dopamin-, Histamin-, Muskarin- und Serotoninrezeptoren charakterisiert. Während zahlreiche Rezeptoren für Enkephaline im Bereich des Nucleus tractus solitarii nachgewiesen worden sind, ist die rezeptorvermittelte Wirkung für zirkulierende Agenzien, wie Zytostatika (Cisplatin), Opioide und Glykoside bis heute nicht eindeutig geklärt.

Nach heutigem Kenntnisstand sind unterschiedliche Transmittersysteme an der Aktivierung des emetischen Zentrums beteiligt: Nach Aktivierung des Innenohrs und des Magen-Darm-Trakts gelangen emetogene Stimuli über den Blutkreislauf an spezifische Rezeptoren der Chemorezeptortriggerzone im Bereich der Area postrema. Histaminerge und muskarinerge Agonisten, die nach der Stimulation des Innenohrs sowie des Gastrointestinaltrakts vermehrt freigesetzt werden, aktivieren nach Passage der Blut-Hirn-Schranke die entsprechenden Rezeptoren im Nucleus vestibularis bzw. Nucleus tractus solitarii. Diese beiden prinzipiellen Aktivierungswege über den Blutkreislauf und Liquor cerebrospinalis sind wegen der starken Vaskularisation und der fenestrierten Kapillaren möglich.

Der Anästhesist hat zur Therapie der postoperativen Komplikation PONV unterschiedliche Substanzen zur Auswahl (s. auch Abschn. „Therapieempfehlungen"). Diese Antiemetika wirken zuverlässig, haben jedoch eine Reihe von unerwünschten Begleitwirkungen. Die am häufigsten verwendeten Substanzen, wie Droperidol und Metoclopramid (D_2-Rezeptorantagonisten) sowie Phenothiazine (Antihistaminika), haben Nebenwirkungen wie Sedation, extrapyramidale Symptomatik, Hypotonie und Dysphorie. Durch die Entwicklung der 5-Hydroxytryptamin-Rezeptorantagonisten wurde eine neue Klasse von antiemetischen Substanzen in die Klinik eingeführt, deren wichtigste Vertreter als Ondansetron, Tropisetron, Granisetron und Dolasetron zur Verfügung stehen. Diese Medikamente sind bei PONV sowohl prophylaktisch als auch therapeutisch wirksam.

Risikoeinschätzung

Bei der multifaktoriellen Verursachung von PONV unterscheidet man zwischen patientenbedingten, operationsbedingten und anästhesiebedingten Faktoren. Die Identifizierung von Risikofaktoren ist eine wichtige Aufgabe der Epidemiologie. Die Odds-Ratio, auch Chancenverhältnis genannt, ist eine gute Schätzung des relativen Risikos. Ein Odds-Ratio von 2,0 bedeutet, dass das PONV-Risiko bei Zutreffen des Merkmals doppelt so groß ist wie bei dessen Nichtvorhandensein. Odds-Ratio-Werte über 1,0 bedeuten ein erhöhtes Risiko, während Werte unter 1,0 ein vermindertes Risiko widerspiegeln. Die Ergebnisse einer Untersuchung von Cohen et al. zu den Risikofaktoren für PONV belegen den Einfluß der Faktoren:

- Narkosedauer,
- Nichtraucher,
- Art des Eingriffs,
- Anästhetika.

Unsere Daten zeigen: Frauen haben ein deutlich höheres Risiko für PONV als Männer (Odds-Ratio Frauen = 2,2; Männer = 0,5).

Über den Einfluss des Patientenalters und des Body-Mass-Index (BMI) gibt es in der Literatur unterschiedliche Aussagen. Zu einer deutlichen Steigerung des Risikos führen die Anamnese von PONV bei vorausgegangen Narkosen (Odds-Ratio 3,2) und die Anamnese einer Kinetose (Odds-Ratio 2,5). Wie aus mehreren Studien hervorgeht, ist bei Kindern das Alter ein Risikofaktor für die Inzidenz des postoperativen Erbrechens. Neugeborene, Säuglinge und Kleinkinder bis zum 3. Lebensjahr haben eine geringere Inzidenz des Erbrechens. Sie nimmt bei Kindern im Schulalter und bei Jugendlichen um das 4- bis 5 fache zu und erreicht die Inzidenz wie bei erwachsenen Patienten.

Abdominalchirurgische (Eingriffe in der Nierenregion: Odds-Ratio 2,3), gynäkologische und laparoskopische Eingriffe gehen mit einer Erhöhung des PONV-Risikos einher. Dieses gilt auch für neurochirurgische Eingriffe (Kraniotomien).

Eingriffe am Bewegungsapparat (Extremitäten) sowie an Herz, Thorax und Gefäßen gehen mit einem relativ geringen Risiko einher (Odds-Ratio 0,4). Bei Kindern ist die Inzidenz des Erbrechens abhängig von der Art des Eingriffes. Sie ist (gemäß den Angaben in der Literatur) am höchsten nach Eingriffen am Auge (Schieloperationen: 80%).

In eigenen Untersuchungen konnte gezeigt werden, dass orthopädische Eingriffe (große Schmerzhaftigkeit z. B. bei Operationen am Knochen; meist notwendige Gabe von Opioiden; intensive Lachgasexposition bei den meist langen Eingriffen) zu einer höheren Inzidenz des Erbrechens (21%) als Eingriffe im HNO-Bereich (18%) und kinderchirurgische Eingriffe (11%) führen. Ist eine Narkose ausschließlich zu diagnostischen Eingriffen erforderlich, ist die Inzidenz des Erbrechens vernachlässigbar klein.

Ein wesentlicher Faktor für das Auftreten von PONV ist die Dauer der Narkose. Hier gilt, dass eine direkte Korrelation zwischen Anästhesiedauer und Auftreten von PONV besteht. Darüber hinaus ist eine Anästhesie unter Verwendung von volatilen Anästhetika und Lachgas mit einer höheren Inzidenz, der Einsatz einer totalen intravenösen Anästhesie (TIVA) mit einer geringeren Inzidenz der postoperativen Übelkeit und des postoperativen Erbrechens verbunden. Opioide, insbesondere postoperativ verabreicht (Pethidin), führen zu einer erhöhten PONV-Inzidenz.

Grundsätzlich wird *keine* generelle PONV-Prophylaxe empfohlen. Beachtet werden sollte jedoch eine Stratifizierung, d. h. Patienten mit einem PONV-Risiko über 30% sollten eine Prophylaxe erhalten:

1. jeder Patient mit PONV bei früheren Narkosen;
2. wenn 4 der folgenden 6 Punkte vorliegen:
   - Anamnestisch bekannte Kinetosen,
   - Nichtraucher,
   - Frauen mit geplanter Operation >2 h,
   - Männer mit geplanter Operation >3 h,
   - ITN mit volatilen Anästhetika/Lachgas,
   - Operation/Gebiete: Kraniotomie, HNO, Abdomen.

Grundsätzlich sollte bei Auftreten von postoperativer Übelkeit und postoperativem Erbrechen im Aufwachraum eine sofortige „Rescuetherapie" durchgeführt werden.

Therapieempfehlungen

Zur PONV-Therapie stehen eine Reihe von Pharmaka zur Verfügung. So werden Wirkstoffe wie eingesetzt:
- Antihistaminika,
- Benzamide,
- Neuroleptika und
- Serotoninrezeptorantagonisten.

Für alle diese Wirkstoffe besteht eine unterschiedliche Affinität zu den dopaminergen, muskarinergen, histaminergen oder serotoninergen Rezeptoren. Auch für Glukokortikoide sind antiemetische Eigenschaften beschrieben worden, insbesondere in Kombination mit anderen Wirkstoffen, obwohl hier eine klare Rezeptorzuordnung nicht vorliegt.

Vergleicht man die antiemetische Wirkung bezüglich der postoperativen Übelkeit und des postoperativen Erbrechens von *Metoclopramid* mit der von *Droperidol* bei verschiedenen Operationsarten, so findet man bei einer Metoclopramiddosis zwischen 5–20 mg und einer Droperidoldosis zwischen 1,25–2,5 mg, dass Droperidol in allen Studien effektiver antiemetisch wirkt als Metoclopramid. Metoclopramid hat die Wirkung eines Placebos. Die antiemetische Wirkung von Metoclopramid im Vergleich mit der eines Placebos ist in der Literatur nicht belegt. Allerdings finden sich in einigen Studien Hinweise darauf, dass die unerwünschten Wirkungen von Droperidol im Vergleich mit denen von Metoclopramid zu einer Verlängerung der Zeit im Aufwachraum führt.

Vergleicht man die antiemetische Wirkung von Droperidol mit der eines Placebos, so muss man unterscheiden, ob Droperidol vor Narkoseeinleitung oder gegen Operationsende gegeben worden ist. Unabhängig von der Dosis (1–5 mg Droperidol) finden sich jeweils widersprüchliche Daten zur Wirkung von Droperidol bei Narkoseeinleitung. Alle Studien, in denen Droperidol gegen Operationsende gegeben worden ist, belegen jedoch die antiemetische Wirkung von Droperidol im Vergleich mit der eines Placebos.

Die antiemetischen Wirkungen von Droperidol und *Tropisetron* versus Placebo gegen einander aufgetragen, zeigen die antiemetische Wirkung von Droperidol allerdings sind 5 mg Tropisetron effektiver. Werden die Wirkungen von Metoclopramid, Droperidol und *Ondansetron* miteinander verglichen, so zeigt sich, dass Metoclopramid so wirksam ist wie Placebo, Droperidol antiemetisch wirkt, Ondansetron jedoch eine deutlich stärkere antiemetische Wirkung als Droperidol hat.

In einer Dosisfindungsstudie für Ondansetron ist gezeigt worden, dass im Gegensatz zum chemotherapieinduzierten Erbrechen mit 4 mg Ondansetron bereits eine vergleichbare Reduktion des Erbrechens bei vergleichbarer Nebenwirkungsrate erreichen kann. Auch für den Serotoninrezeptorantagonisten Tropisetron ist eine Dosisfindungsstudie durchgeführt worden. Auch hier findet sich eine antiemetische Effektivität bereits bei 2 mg. Diese Dosis ist, bei vergleichbarer Nebenwirkungsrate, niedriger als für das chemotherapieinduzierte Erbrechen. Stellt man die antiemetische Wirksamkeit von Ondansetron der von *Dolasetron* gegenüber, so zeigt sich, dass erst 50 mg Dolasetron wirksamer als ein Placebo und etwa gleich wirksam wie 4 mg Ondansetron sind. Der Vergleich der antiemetischen Wirkung von 4 mg Ondansetron mit der von 2 mg Tropisetron, ergibt eine ähnliche Wirkung beider Substanzen. Sollte es bei Patienten im Aufwachraum zu Übelkeit und Erbrechen kommen und sollten die Patienten zur Prophylaxe keinen Serotoninrezeptorantagonisten erhalten haben, kann man Tropisetron auch als „Rescuemedikation" im Aufwachraum einsetzen.

Das chemotherapieinduzierte Erbrechen hat seine Ursache in einer Steigerung des Serotoninmetabolismus. Auch bei postoperativer Übelkeit und postoperativem Erbrechen ist offensichtlich der Serotoninmetabolismus involviert, was die Effektivität der Serotoninrezeptorantagonisten erklärt. Durch Bestimmung der 5-Hydroxyindolessigsäure im Plasma (Abbauprodukt des Serotonins) kann indirekt nachgewiesen werden, dass der Serotoninmetabolismus bei Patienten mit Erbrechen im Gegensatz zu dem von Patienten ohne Erbrechen deutlich erhöht ist.

Schlussfolgerungen

Da aus Kostengründen nicht alle operativen Patienten eine Prophylaxe mit Serotoninrezeptorantagonisten erhalten können, muss es eindeutige und einfach anwendbare Empfehlungen geben. So sollte keine grundsätzliche Prophylaxe vorgenommen werden, sondern eine Prophylaxe entsprechend einer zu ermittelnden Risikoeinschätzung. Wenn bereits in der Anamnese ein PONV-Risiko vorliegt, so sollte zusätzlich zur PONV-Prophylaxe ein Anästhesieverfahren mit einem niedrigerem PONV-Risiko gewählt werden, also entweder eine Regionalanästhesie oder eine TIVA.

Auch eine „Rescuetherapie" mit Serotoninrezeptorantagonisten bei PONV im Aufwachraum oder auf der peripheren Station ist zu empfehlen. Wird eine Operation in Allgemeinanästhesie geplant, sollte die Entscheidung für oder gegen eine PONV-Prophylaxe nach einem verifizierten Algorithmus erfolgen. So kann auch unter wirtschaftlichen Gesichtspunkten die Frage einer PONV-Prophylaxe auf einer wissenschaftlich fundierten Basis beantwortet werden.

Literatur

1. Allen RW (1990) Metoclopramide – a safe anti-emetic? S Afr Med J 77: 219–221
2. Alon E, Buchser E, Herrera E (1998) Tropisetron for treating established postoperative nausea and vomiting: a randomized, double-blind, placebo-controlled study. Anesth Analg 86: 617–623
3. Alon E, Himmelseher S (1992) Ondansetron in the treatment of postoperative vomiting: a randomized double-blind comparison with droperidol and metoclopramide. Anesth Analg 75: 561–565
4. Andrews PLR (1992) Physiology of nausea and vomiting. Br J Anaesth 69 (Suppl 1): S 2–S 19
5. Borison HL (1989) Area postrema: chemoreceptor circumventricular organ of the medulla oblongata. Prog Neurobiol 32: 351–390
6. Capouet V, Depauw C, Vernet B (1996) Single dose iv tropisetron in the prevention of postoperative nausea and vomiting after gynaecological. Br J Anaesth 76: 54–60

7. Cohen SE, Woods WA, Wyner J (1984) Antiemetic efficacy of droperidol and metoclopramide. Anesthesiology 60: 67–69

8. Cohen MM, Duncan PG, DeBoer DP, Tweed WA (1994) The postoperative interview: assessing risk factors for nausea and vomiting. Anesth Analg 78: 7–16

9. Diemunsch P, Conseiller C, Clyti N (1997) Ondansetron compared with metoclopramide in the treatment of established postoperative nausea and vomiting. Br J Anaesth 79: 322–326

10. Diemunsch P, Kortilla K, Leeser J (1998) Oral dolasetron mesylate for prevention of postoperative nausea and vomiting: a multicenter, double-blind, placebo-controlled study. J Clin Anesth 10: 145–152

11. Fisher DM (1997) The „big little problem" of postoperative nausea and vomiting: do we know the answer yet? Anesthesiology 87: 1271–1273

12. Foster PN, Stickle BR, Laurence AS (1996) Akathisia following low-dose droperidol for antiemesis in day case patients. Anaesthesia 51: 491–494

13. Fujii Y, Tanaka H, Toyooka H (1994) Optimal anti-emetic dose of granisetron for prevention of postoperative nausea and vomiting. Can J Anaesth 41: 794–797

14. Kapur PA (1991) The big „little problem". Anesth Analg 73: 243–245

15. Kauste A, Tuominen M, Heikkinen H (1986) Droperidol, alizapride and metoclopramide in the prevention and treatment of postoperative emetic sequelae. Eur J Anaesthesiol 3: 1–9

16. Koivuranta M, Jokela R, Kiviluoma K, Alahuhta S (1997) The antiemetic efficacy of a combination of ondansetron and droperidol. Anaesthesia 52: 863–868

17. Kortilla K, Kauste A, Auvinen J (1979) Comparison of domperidone, droperidol, and metoclopramide in the prevention and treatment of nausea and vomiting after balanced anesthesia. Anesth Analg 66: 761–765

18. Lawhorn CD, Kymer PJ, Stewart FC, Stoner JM, Shirey R, Volpe P (1997) Ondansetron dose response curve in high-risk pediatric patients. J Clin Anesth 9: 637–642

19. Lopez-Olaondo L, Carrascosa F, Pueyo FJ, Monedero P, Busto N, Saez A (1996) Combination of ondansetron and dexamethasone in the prophylaxis of postoperative nausea and vomiting. Br J Anaesth 76: 835–840

20. McKenzie R, Tantisira B, Karambelkar DJ, Riley TJ, Abdelhady H (1994) Comparison of ondansetron with ondansetron plus dexamethasone in the prevention of postoperative nausea and vomiting. Anesth Analg 79: 961–964

21. Melnick B, Sawyer R (1989) Delayed side effects of droperidol after ambulatory anesthesia. Anesth Analg 69: 748–751

22. Mikawa K, Takao Y, Nishina K (1995) The antiemetic efficacy of prophylactic granisetron in gynecologic surgery. Anesth Analg 80: 970–974

23. Naylor RJ, Inall FC (1994) The physiology and pharmacology of postoperative nausea and vomiting. Anaesthesia 49 (Suppl): 2–5

24. Palacios JM, Wamsley JK, Kuhar MJ (1981) The distribution of histamine H1-receptors in the rat brain: an autoradiographic study. Neuroscience 6: 15–17

25. Pandit SJ, Kothary SP (1989) Dose response study of droperidol and metoclopramide as antiemetics for outpatients anesthesia. Anesth Analg 68: 798–802

26. Pearman MH (1994) Single dose intravenous ondansetron in the prevention of postoperative nausea and vomiting. Anaesthesia 49: 11–15

27. Polati E, Verlato G, Finco G (1997) Ondansetron vs. metoclopramide in the treatment of postoperative nausea and vomiting. Anesth Analg 85: 395–399

28. Rose JB, Watcha MF (1999) Postoperative nausea and vomiting in paediatric patients. Br J Anaesth 83: 104–117

29. Rowbothan DJ (1992) Current management of postoperative nausea and vomiting. Br J Anaesth 69 (Suppl 1): S 46–S 59

30. Scholz J, Hennes HJ, Steinfath M et al. (1998) Tropisetron or ondansetron compared with placebo for prevention of postoperative nausea and vomiting. Eur J Anaesthesiol 15: 676–685

31. Scholz J, Steinfath M, Tonner PH (1999) Postoperative nausea and vomiting. Curr Opin Anaesth 12:

32. Splinter WM, Rhine EJ (1998) Low-dose ondansetron with dexamethasone more effectively decreases vomiting after strabismus surgery in children than does high-dose ondansetron. Anesthesiology 88: 72–75

33. Stefani E, Clement-Cormier Y (1981) Detection of receptors in the area postrema. Eur J Pharmacol 74: 257–260

34. Tang J, Wang B, White PF, Watcha MF, Qi J, Wender RH (1998) The effect of timing of ondansetron administration on its efficacy, cost-effectiveness, and cost-benefit as a prophylactic antiemetic in the ambulatory setting. Anesth Analg 86: 274–282

35. Waeber C, Dixon K, Hoyer D (1988) Localisation by autoradiography of neuronal 5-HT3 receptors in the mouse. Eur J Pharmacol 151: 351–352

36. Wamsley JK, Lewis MS (1981) Autoradiographic localization of muscarinic cholinergic receptors in rat brainstem. J Neurosci 1: 176–191

37. Watcha MF, White PF (1992) Postoperative nausea and vomiting. Anesthesiology 77: 162–184
38. Wilder-Smith OH, Martin NC, Morabia A (1997) Postoperative nausea and vomiting: a comparative survey of the attitudes, perceptions, and practice of Swiss anesthesiologists and surgeons. Anesth Analg 84: 826–831

Target-Controlled Infusion (TCI):
Verabreichung intravenöser Anästhetika
mit computergesteuerten Spritzenpumpen

THOMAS BOUILLON, ANDREAS HOEFT

Jeder Anästhesist ist in der Lage, wechselnde Anforderungen an die „Anästhesietiefe" rasch und sicher zu erzielen und eine bestimmte Anästhesietiefe beliebig lange aufrecht zu erhalten. Die Dosierung von Medikamenten nach Wirkung ist somit jedem Anästhesisten geläufig.

Bei der Verwendung volatiler Anästhetika muss der Anästhesist unter Berücksichtigung der Äquilibrationszeit zwischen Blut und Gehirn eine Beziehung zwischen (eingestellter/endexspiratorischer) Konzentration und Wirkung herstellen, bei der Verwendung injektabler Substanzen zwischen der „dosing history" und dem Zeitverlauf der Wirkung. Letztere kann weiter in eine Beziehung zwischen „dosing history" und Zeitverlauf der Plasmakonzentration, Zeitverlauf der Plasmakonzentration und Zeitverlauf der Konzentration am Wirkort („Effektkompartiment") und letztendlich in eine Beziehung zwischen der Konzentration am Wirkort und dem Effekt aufgesplittet werden. Von Toleranzentwicklung und Sensibilisierungsphänomenen abgesehen, ist letztere zeitunabhängig.

Hieraus folgt unmittelbar, dass die korrekte Dosierung von injektablen Pharmaka bei kontinuierlicher Gabe vor Erreichen des „steady states" erheblich höhere Anforderungen an den Anästhesisten stellt, als die korrekte Steuerung einer Gasnarkose, welche durch das Monitoring der endexspiratorischen Konzentration volatiler Anästhetika noch weiter vereinfacht wird.

Computergesteuerte Spritzenpumpen werden es dem Anästhesisten ermöglichen, seine Überlegungen während einer intravenösen Narkose ausschließlich auf Konzentrationseffektbeziehungen zu richten, was dem Vorgehen während einer Gasnarkose entspricht und somit die total intravenöse Anästhesie erheblich vereinfachen. Obwohl computergesteuerte Spritzenpumpen seit Mitte der 80er Jahre von mehreren Forschungsgruppen mit großem Erfolg im Rahmen klinischer Studien eingesetzt werden, [1–4, 7, 8, 17, 21–26, 31, 47, 49, 50, 56–59] hatte dieses Faktum bisher keine Bedeutung für die/den klinisch tätigen Anästhesistin/Anästhesisten.

Dies änderte sich 1997 abrupt mit der Zulassung der ersten kommerziell erhältlichen computergesteuerten Spritzenpumpe (Diprifusor, Seneca). Wie der Name schon sagt, handelt es sich um eine computergesteuerte Pumpe, mit der *ausschließlich* Propofol verabreicht werden kann.

Es ist zu erwarten, dass diese Applikationsform in naher Zukunft für weitere Medikamente zur Verfügung stehen wird. Primäre Kandidaten sind relativ kurzwirksame und daher gut steuerbare anästhesiologisch relevante Substanzen, die bisher meist kombiniert als Boli und Dauerinfusion verabreicht wurden (Alfentanil, Remifentanil, Sufentanil, Mivacurium, Atracurium). Selbst für Medikamente, die üblicherweise intermittierend als Bolus appliziert wurden (Fentanyl, Vecuronium), ist die computergesteuerte Infusion aufgrund der höheren Prädiktabilität der Wirkung vorzuziehen.

Aus diesem Grunde möchten wir dem klinisch tätigen Kollegen eine Begriffserklärung, eine kurze Beschreibung der Geschichte, der pharmakologischen Grundlagen in verständlicher Form, der zu antizipierenden Probleme/Limitationen bei der Verwendung von computerkontrollierten Spritzenpumpen und eine Literaturübersicht anbieten. Ein kurzer Ausblick auf anstehende Entwicklungen ist ebenfalls enthalten. Dieser Review ist keineswegs erschöpfend und nicht an auf diesem Gebiet wissenschaftlich arbeitende Kollegen, die „in depth information" über die Thematik benötigen, gerichtet. Diese möchten wir auf „Continous Infusions for maintaining anesthesia", [20] „Computer assisted continous infusion of intravenous anesthesia drugs" [49] und einschlägige Publikationen verweisen.

Begriffserklärung

Bei Durchsicht der entsprechenden Literatur fällt auf, dass mehrere Akronyme synonym im Zusammenhang mit computergesteuerten Infusionen verwendet werden. Diese sind CACI (Computer Assisted Continous Infusion), CATIA (Computer Assisted Titration Intravenous Anesthesia), CCIP (Computer Controlled Infusion Pump), TIAC (Titration of Intravenous Agents by Computer) und TCI (Target Controlled Infusion). Bei Literaturrecherchen empfiehlt es sich, nach jedem dieser Begriffe separat zu suchen.

Unserer Meinung nach ist die engl. Bezeichnung „target-controlled infusion" (TCI) die treffendste, da sie auf dem wesentlichen Sachverhalt und nicht auf der hierzu benötigten Ausrüstung basiert.

TCI beschreibt eine Applikationsart für intravenös zu verabreichende Pharmaka, bei der die Infusionsrate so gesteuert wird, dass eine erwünschte Konzentration im Blut/am Wirkort rasch erreicht und beliebig lange aufrechterhalten werden kann. Das bedeutet, dass bei einer TCI-Infusionspumpe nicht die Infusionsrate sondern direkt die anzustrebende Blut/Plasma- oder Wirkortkonzentration durch den Benutzer vorgegeben wird. Im Gegensatz dazu gibt der Anästhesist an „klassischen" Infusionspumpen die Infusionsrate ein, womit diese Applikationsform eigentlich als RCI („rate-controlled infusion") bezeichnet werden müßte.

Da es in praxi nicht möglich ist, die rapide wechselnden Infusionsraten im Rahmen einer TCI präzise „von Hand" zu berechnen und vorzugeben, wird eine computergestützte Applikation implizit vorausgesetzt, was in den restlichen Akronymen zum Ausdruck kommt.

Geschichte

Die ersten Ansätze zur Durchführung einer TCI gehen auf Schwilden zurück, der bereits 1981 basierend auf der Arbeit von Krueger-Thiemer [28] ein mathematisches Verfahren (BET Algorithmus) angab, mit dessen Hilfe Dosierungsschemata zur Erzielung beliebiger Plasmakonzentrationsverläufe in linearen pharmakokinetischen Systemen errechnet werden können [40]. Dieser bahnbrechenden Arbeit folgten mehrere Publikationen aus der gleichen Gruppe, in denen die praktische Durchführbarkeit und der Wert des Verfahrens bewiesen wurden [29, 37–39].

Weitere Arbeitsgruppen, die Software zur Durchführung von TCIs entwickelten, formierten sich unter anderem an der Duke University um Jacobs, Glass und Reves [3] und der Stanford University um Shafer und Stanski [45]. Wie bereits in der Einführung

184

beschrieben, wurde TCI von einer erheblichen Anzahl von Forschungsgruppen mit großem Erfolg im Rahmen klinischer Studien eingesetzt.

Inzwischen ist die Technik nicht nur im „experimental setting" sondern auch zur allgemeinen Patientenbetreuung akzeptiert, was in der Zulassung des Diprifusors 1997 in mehreren europäischen Ländern zum Ausdruck kam. Die klinische Durchführbarkeit einer TCI mit diesem System, Bedienungskomfort und Patientensicherheit werden durchweg positiv beurteilt [9, 12, 14–16, 18, 32, 34, 35, 43, 44, 51–55]. Es ist zu erwarten, dass TCI Pumpen zum Einsatz mit weiteren Medikamenten in den nächsten Jahren auf dem deutschen Markt erscheinen werden.

Pharmakologische Grundlagen

Obwohl mathematische Formeln üblicherweise aversives Verhalten bei Medizinern hervorrufen, wovon sich auch der Erstautor dieses Beitrages bisher nicht freimachen konnte, ist eine Einführung in die Grundlagen der TCI nicht ohne einen kurzen Ausflug in die Pharmakokinetik möglich. Wir beschränken uns hierbei auf die in derzeitigen TCI-Programmen implementierten klassischen pharmakokinetische Modelle, vereinfachen wo möglich und lassen Rezirkulationsvorgänge außer acht. Der mathematisch interessierte Leser wird auf einschlägige Veröffentlichungen verwiesen [5, 40, 46].

Für alle anästhesierelevanten Medikamente erfolgt nach intravenöser Bolusinjektion in klinisch üblicher Dosierung ein multiexponentieller Abfall der Plasma/Blutkonzentration (Abb. 1).

Die Gleichung, die diesen Kurvenverlauf beschreibt, ist eine Summe aus Exponentialfunktionen:

$$C(t) = D \cdot (A \cdot e^{-a \cdot t} + B \cdot e^{-b \cdot t} + C \cdot e^{-c \cdot t})$$

Unter Kenntnis von A, B, und C sowie a, b und c ist es möglich, den Konzentrations-Zeit-Verlauf nach einer beliebigen Dosis zu prädizieren. A, B, C, a, b und c stellen einen Parametersatz dar, der die Pharmakokinetik des Medikamentes beschreibt.

Unserer Auffassung nach ist die mathematisch äquivalente Darstellung als Differentialgleichungssystem besser geeignet, das Prinzip der TCI zu erklären. Das Differentialgleichungssystem läßt sich unmittelbar aus einem Blockdiagramm der Verteilung und der Elimination herleiten (Abb. 2).

Der Massentransfer in diesem System wird durch folgende Gleichungen beschrieben:

$$\frac{dA_1}{dt} = I - A_1 \cdot k_{10} - A_1 \cdot k_{12} - A_1 \cdot k_{13} + A_2 \cdot k_{21} + A_3 \cdot k_{31}$$

$$\frac{dA_2}{dt} = A_1 \cdot k_{12} - A_2 \cdot k_{21}$$

$$\frac{dA_3}{dt} = A_1 \cdot k_{13} - A_3 \cdot k_{31}$$

$$C_1 = \frac{A_1}{V_1}; \quad C_2 = \frac{A_2}{V_2}; \quad C_3 = \frac{A_3}{V_3}$$

Der Messort (Plasma oder Blut) ist per definitionem Bestandteil des zentralen Kompartimentes. Unter Kenntnis von V_1, k_{10}, k_{12}, k_{21}, k_{13} und k_{31} ist es ebenfalls möglich, den Konzentrationsverlauf eines Medikamentes im Plasma/Blut zu prädizieren. Diese stellen

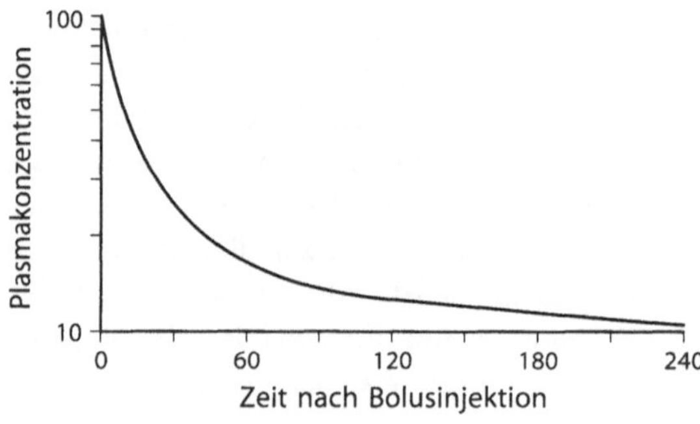

Abb. 1. Simulation des Konzentrations-Zeit-Verlaufs eines nach einer Dreikompartimentkinetik eliminierten Medikaments

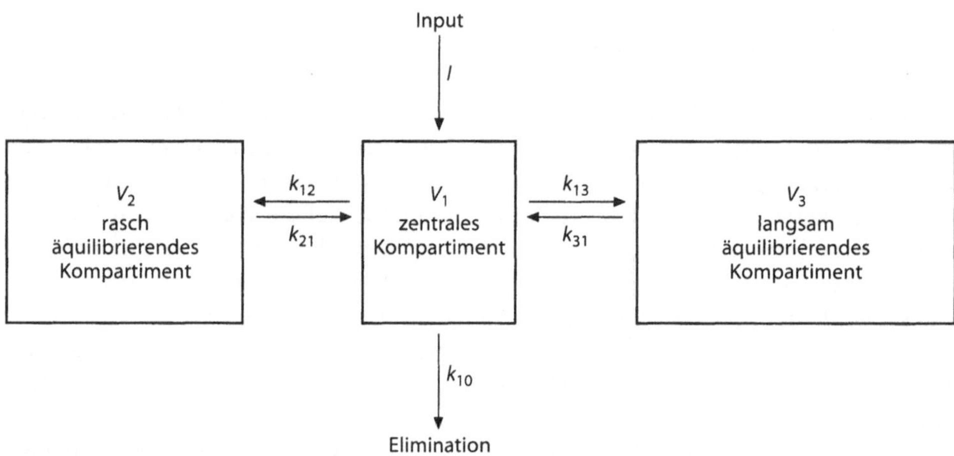

Abb. 2. Blockdiagramm: Verteilung undElimination

somit einen weiteren pharmakokinetischen Parametersatz für die jeweilige Substanz dar. Verschiedene Parametersätze (Parameterisierungen) können mathematisch ineinander übergeführt werden. Der Vorteil letzterer Parameterisierung ist, dass sie unmittelbar mit dem leicht verständlichen Blockdiagramm korrespondiert.

Aus den Differentialgleichungen geht hervor, dass die Richtung des Massenflusses je nach Größe des Produktes aus Menge und entsprechender Mikrokonstante reversibel ist. Solange das Produkt aus A_1 und k_{1n} größer ist als das Produkt aus A_n und k_{n1}, wird Medikament aus Kompartiment 1 in Kompartiment n verschoben. Im umgekehrten Fall erhält Kompartiment 1 Medikament aus dem/den peripheren Kompartimenten. Zu jedem Zeitpunkt wird Medikament aus Kompartiment 1 eliminiert.

Aus didaktischen Gründen möchten wir den Abfall der Plasma/Blutkonzentration zu 3 bestimmten Zeitpunkten betrachten. Unmittelbar nach Injektion befindet sich keine nennenswerte Medikamentenmenge in den peripheren Kompartimenten (Abb. 3).

Somit trägt sowohl der Transfer in beide peripheren Kompartimente, als auch die Elimination aus dem zentralen Kompartiment zum Abfall der Plasmakonzentration bei, was den extrem schnellen Abfall zu den frühen Zeitpunkten in Abb. 1 erklärt.

Im weiteren zeitlichen Verlauf wird sich zunächst die Konzentration im rasch äquilibrierenden Kompartiment der des Plasmas angleichen (Abb. 4).

Somit steht jetzt für die Umverteilung nur noch das langsam äquilibrierende Kompartiment zur Verfügung, die Elimination läuft nach wie vor ab. Der Abfall der Konzentration im zentralen Kompartiment über die Zeit ist nun deutlich verlangsamt. Schließlich, in der terminalen Eliminationsphase, kommt es zum Ausgleich der Konzentration in allen Kompartimenten (Abb. 5).

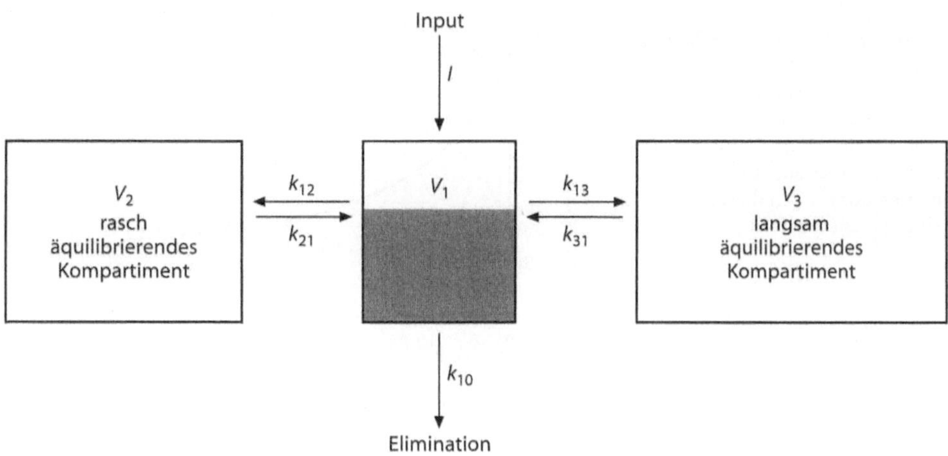

Abb. 3. Verteilung eines Medikamentes im 3-Kompartiment-Modell unmittelbar nach Bolusgabe

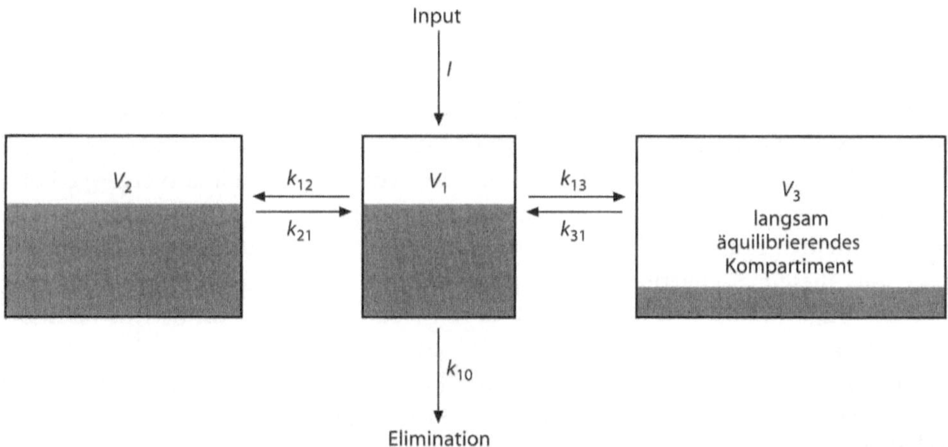

Abb. 4. Verteilung eines Medikaments im 3-Kompartiment-Modell nach Konzentrationsausgleich von zentralem und rasch quilibrierenden Kompartiment

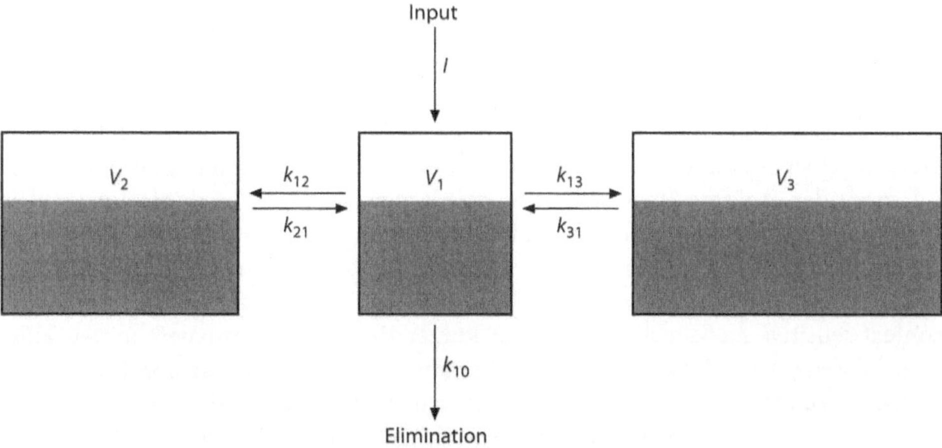

Abb. 5. Verteilung eines Medikamentes im 3-Kompartiment-Modell nach Equilibration aller Konzentrationen (Steady-state)

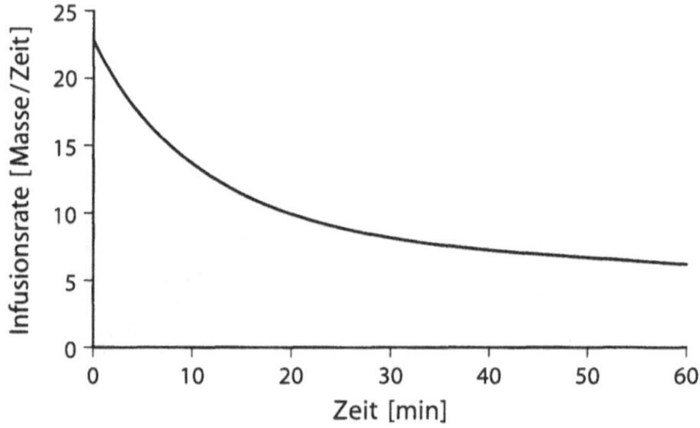

Abb. 6. Infusionsrate zur Erhaltung einer konstanten Plasmakonzentration für ein Medikament mit Mehrkompartimentkinetik. Beachte die allmähliche Annäherung an eine konstante Infusionsrate. Die „loading dose" ist in dieser Darstellung nicht erhalten

Im „steady state" finden keine Umverteilungsvorgänge mehr statt, der einzige Prozess, der zum Abfall der Konzentration im zentralen Kompartiment beiträgt, ist die Elimination.

Wenn das Ziel eines Dosierungsschemas darin besteht, eine konstante Plasmakonzentration aufrechtzuerhalten, muss diesen unterschiedlichen Phasen Rechnung getragen werden. Dies bedeutet, dass zunächst das zentrale Kompartiment aufgefüllt werden muß. Die sog. „loading dose" berechnet sich als Produkt des zentralen Verteilungsvolumens und der erwünschten Konzentration. Danach muss mit einer initial hohen und exponentiell abnehmenden Infusionsrate für die unterschiedlichen Verteilungsvorgänge kompensiert werden. Im „steady state" errechnet sich die Infusionsrate dann aus dem Produkt der erwünschten Konzentration und der Eliminationsclearance und ist somit konstant. Exakt aus diesem Sachverhalt leitet sich die Bezeichnung BET (Bolus, Elimination, Transfer) Algorithmus her. Ein Beispiel für ein resultierendes Infusionsschema findet sich in Abb. 6.

Somit ist die exakte Erhaltung einer bestimmten Plasmakonzentration vor Erreichen des „steady states" nur unter kontinuierlicher Rekalkulation der Infusionsrate möglich, was die Verwendung einer computergesteuerte Infusionspumpe voraussetzt.

Falls der Konzentrationsbereich, in dem die Pharmakokinetik des Medikamentes linear ist, nicht verlassen wird, d. h. die Gültigkeit des Superpositionsprinzips erhalten bleibt, kann eine derartige Pumpe beliebige aufsteigende Konzentrationszeitverläufe erzielen und die „down titration" auf niedrigere Konzentrationen erheblich erleichtern. Bei absteigenden Konzentrationsverläufen ist man selbstverständlich von der Verteilungs- und Eliminationsgeschwindigkeit der Medikamente abhängig, wobei erstere je nach Infusionsdauer variiert („context-sensitive half-time") [19].

Allerdings ist eine computergesteuerte Infusionspumpe in der Lage, die Zeit bis zum Erreichen einer bestimmten Konzentration („Aufwachkonzentration") zu prädizieren und somit den Anästhesisten rechtzeitig zu warnen, wenn er durch ein unglücklich gewähltes Infusionsschema und/oder Medikament im Begriff ist, sein wohlverdientes Mittagessen zu gefährden. Es muss also an dieser Stelle betont werden, dass bei Verabreichung eines Medikamentes mit ungünstigen kinetischen Eigenschaften (exzessive „context sensitive half-times" schon nach kurzer Verabreichungsdauer) mittels einer computergesteuerten Infusionspumpe keine auf wundersame Weise verkürzten Aufwachzeiten zu erzielen sind [„Nature can't be fooled" (R. Feynman)].

Unglücklicherweise ist der Sachverhalt wie bisher dargestellt inkomplett. Da nicht der Zeitverlauf der Plasmakonzentration, sondern der Zeitverlauf der Konzentration am Wirkort den Zeitverlauf und die Intensität der Wirkung bestimmt und sich dieser der Plasmakonzentration asymptotisch annähert (die Geschwindigkeit wird durch die Äqui-

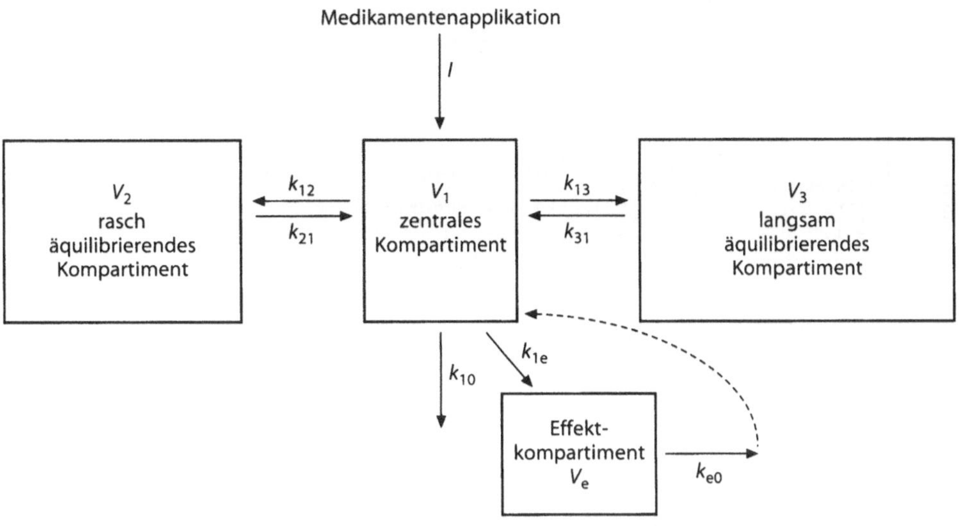

Abb. 7. Dreikompartimentmodell mit Effektkompartiment. Der Konzentrations-Zeit-Verlauf im Effektkompartiment, dessen Volumen so klein ist, das es keine für die Kinetik nennenswerte Medikamentenmenge aufnehmen kann, wird durch den Konzentrations-Zeit-Verlauf im Plasma (zentralen Kompartiment) und die Geschwindigkeitskonstante k_{eo} bestimmt. Bei konstanter Plasmakonzentration beträgt die Konzentration im Effektkompartiment nach 4 Äquilibrationshalbwertszeiten ($\ln 2/k_{eo}$) mehr als 90% der Plasmakonzentration und kann als äquivalent zur Plasmakonzentration angesehen werden

librationshalbwertszeit zwischen Plasma und Wirkort bestimmt), wäre die Erzielung einer konstanten Konzentration am Wirkort der Erzielung einer konstanten Plasmakonzentration vorzuziehen. Abb. 7 stellt ein 3-Kompartiment-Modell mit an das zentrale Kompartiment angehängtem Effektmodell dar.

Abbildung 8 verdeutlicht den Unterschied zwischen Plasmakonzentration und der anhand des Zeitverlaufs des Effekts prädizierten Konzentration im Effektkompartiment. Falls eine computergesteuerte Infusionspumpe wie z. B. der Diprifusor Plasmakonzentrationen ansteuert, sollte nach Möglichkeit die prädizierte Effektkompartimentkonzentration angezeigt werden, um dem Anästhesisten die Möglichkeit zum Vergleich zu geben. Therapeutische Entscheidungen („Die Narkose ist tief genug zur Intubation") sollten neben klinischen Kriterien ausschließlich anhand der prädizierten Konzentration im Effektkompartiment und *nicht* der prädizierten Plasmakonzentration getroffen werden. Inzwischen existieren Algorithmen, um das Effektkompartiment ohne „overshoot" unmittelbar anzusteuern [45]. Bis diese Algorithmen in kommerziell erhältliche Pumpen eingebaut werden, bleibt dem Anästhesisten neben Geduld nur die Möglichkeit, durch Wahl einer initial überhöhten Plasmakonzentration den Konzentrationsanstieg im Effektkompartiment zu beschleunigen („overpressurization"). Gerade bei alten Patienten kann es hierbei jedoch zu häßlichen Blutdruckabfällen kommen, wie der Autor aus eigener leidvoller Erfahrung weiß. Vielleicht sollte man die Effektkompartimentäquilibration außer im Rahmen einer Blitzeinleitung als zusätzlichen Sicherheitsfaktor ansehen. Die Zukunft wird zeigen, welcher Algorithmus sich durchsetzt. Auf jeden Fall muss aber die prädizierte Effektkompartimentkonzentration auf dem Display der Pumpe angegeben werden.

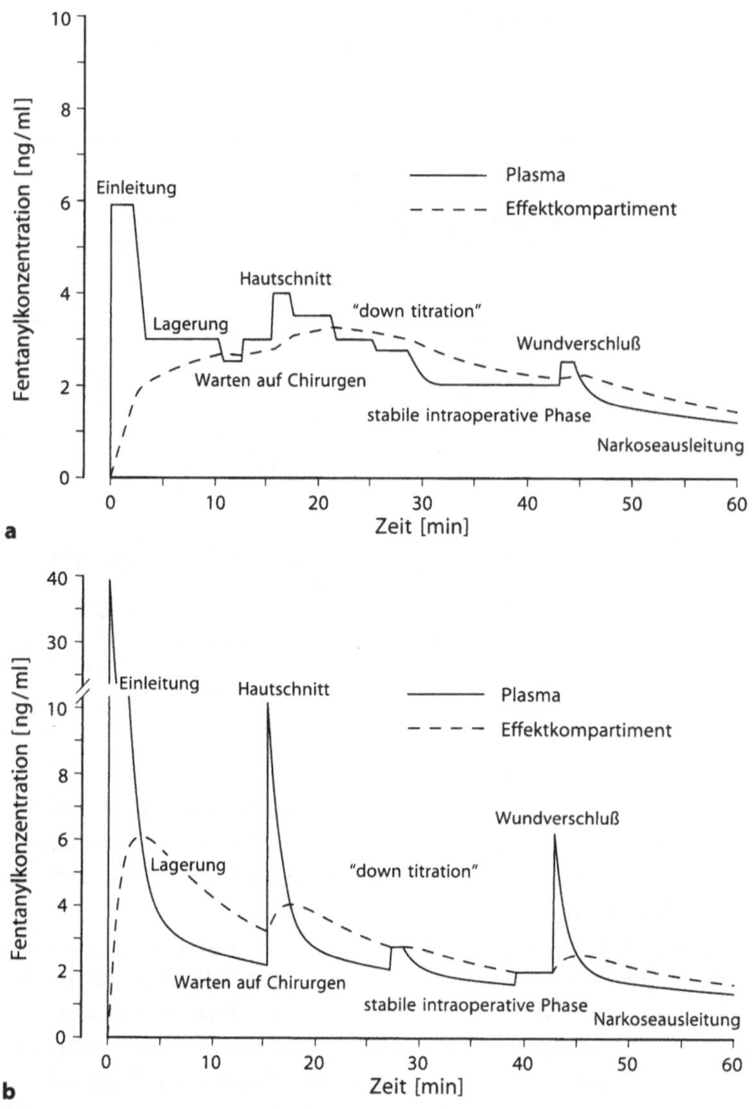

Abb. 8 a,b. Plasma- und simulierte Effektkompartimentkonzentration von Fentanyl während einer „typischen" Narkose. **a** Ansteuerung des zentralen Kompartimentes (Plasma). Auffällig ist die Trägheit des Effektkompartimentes im Vergleich zum Plasma. Insbesondere unmittelbar nach einer großen Konzentrationsänderung weichen Plasma und Effektkompartimentkonzentrationen erheblich voneinander ab. Alfentanil, Remifentanil und Trefentanil haben aufgrund ihrer raschen Äquilibration von Plasma und Effektkompartiment die geringsten Abweichungen zu verzeichnen. **b** Ansteuerung des Effektkompartimentes. Auffällig sind die vergleichsweise hohen Plasmakonzentrationen unmittelbar nach einer Erhöhung der erwünschten Konzentration im Effektkompartiment und die „größere Trägheit" der Systemantwort. Auf den ersten Blick wirkt die Ansteuerung der Plasmakonzentration präziser und agiler. Da die Wirkung jedoch der Konzentration in der Biophase/im Effektkompartiment proportional ist, ist die Ansteuerung des Effektkompartimentes besser geeignet, um einen erwünschten Effekt rasch zu erzielen. Sollten die transient hohen Plasmakonzentrationen jedoch mit dem Auftreten von Nebenwirkungen korrelieren, würde dies einen erheblichen Nachteil dieses Algorithmusses darstellen. Bisher ist hierfür kein Beispiel publiziert. (Wir danken Steven Shafer, Stanford, CA, USA, für diese Abbildungen)

Voraussetzungen für den klinischen Erfolg einer TCI

Da sowohl die gebietsspezifischen Hardware-, als auch Softwareprobleme als gelöst betrachtet werden können, steht und fällt der erfolgreiche Einsatz einer TCI mit der Wahl des geeigneten Medikamentes und des geeigneten Parametersatzes.

Bei den Medikamenten ist es relativ einfach: Kleines zentrales Verteilungsvolumen, hohe Clearance und eine kurze Äquilibrationshalbwertszeit zwischen Plasma und Effektkompartiment sind ubiquitäre Forderungen an ein gut steuerbares Medikament unabhängig von der Anwendung.

Bei den Parametersätzen wird es aber unzumutbar kompliziert. Für jedes in Frage kommende Medikament sind mehrere Parametersätze publiziert. Für Propofol, dass im Rahmen einer TCI sicher am gründlichsten untersuchte Medikament, sind 8 Parametersätze für Erwachsene, 5 für Kinder und 2 für Intensivpatienten publiziert. Welchen Parametersatz sollte man nehmen? Kann man einen „One-size-fits-all"-Ansatz vertreten oder fügt man damit bestimmten Subpopulationen Schaden zu? Wenn ja, welche Kovariablen ermöglichen es, den Parametersatz zu individualisieren? Muss man pharmakokinetischen Interaktionen bei verschiedenen Medikamentenkombinationen Rechnung tragen? Wir möchten diese Problematik am Beispiel von Propofol aufzeigen.

Systematische Evaluation des Parametersatzes

Die Frage nach dem „besten" Parametersatz kann nicht beantwortet werden, ohne dass man das Zielkriterium genau definiert. Grundlegend kann man sagen, dass ein Parametersatz dann gut ist, wenn die gemessenen Medikamentenkonzentrationen mit den prädizierten Medikamentenkonzentrationen weitgehend übereinstimmen. Bis 1992 stand keine standardisierte Methodologie zur Beurteilung der Güte einer TCI bzw. zum systematischen Vergleich von unterschiedlichen Parametersätzen im Rahmen einer TCI zur Verfügung. Eine Vergleichbarkeit ergibt sich erst bei späteren Studien, nachdem von Varvel Gütekriterien zur systematischen Beurteilung des Unterschiedes zwischen gemessenen und prädizierten Konzentrationen vorgeschlagen wurden.

Die in dieser Arbeit benutzte Terminologie soll im folgenden eingeführt und im weiteren benutzt werden. Die zu definierenden Begriffe sind:
1. *Bias* („median prediction error", MDPE): der systematische Fehler der Prädiktionen;
2. *Precision* („ median absolute prediction error", MDAPE): die durchschnittliche Abweichung der gemessenen von den prädizierten Konzentrationen;
3. *Wobble:* die zufälligen Schwankungen der gemessenen um die prädizierte Konzentration;
4. *Divergence:* systematische Abweichung der gemessenen von der prädizierten Konzentration über die Zeit.

„Wobble" und „Divergence" scheinen unter klinischen Bedingungen von untergeordneter Bedeutung zu sein, da diese Phänomene nicht nennenswert auftreten. Als wichtigster Parameter für die klinische Tauglichkeit wurde in der Arbeit von Varvel die „Precision" angegeben. Fasst man die bisher zur Verabreichung von Propofol bei Erwachsenen publizierten Studien zusammen, so ist festzustellen, dass es fuer diese Substanz mehrere mehrere für den Einsatz im Rahmen einer TCI validierte Parametersätze gibt [11, 10, 61]. Bei nicht prospektiv evaluierten Parametersätzen ist der Parametersatz vorzuziehen, der mit einem der TCI Anwendung vom Verabreichungsschema und den erzielten Konzentrationen am ehesten entsprechenden Versuchsdesign ermittelt wurde.

Übertragbarkeit von Parametersätzen auf weitere Zielpopulationen

Bei allen bisher beschriebenen Studien bestand das untersuchte Kollektiv aus erwachsenen ASA-I-II-Patienten. Mehrere Parametersätze für Propofol führten zu sowohl theoretisch wie auch klinisch akzeptablen Ergebnissen. Kollektive, bei denen erhebliche Abweichung von der Pharmakokinetik von ASA-I-II-Patienten oder gesunden Freiwilligen zu erwarten wären sind Kinder, Intensivpatienten, Patienten mit eingeschränkter Funktion der Eliminationsorgane und/oder schlechter Kreislauffunktion, sehr alte Patienten und Patienten mit extremem Übergewicht.

Es muss angemerkt werden, dass eine Untersuchung mit einer TCI zwar wünschenswert ist, um die Frage nach Subpopulationen zu beantworten, aber ein vollständig publizierter Parametersatz für ein solches Kollektiv ausreicht, um erste Schlussfolgerungen zu ziehen. Falls sich die pharmakokinetischen Parameter in der angesprochenen Subpopulation nicht von denen in der TCI implementierten unterscheiden, kann die TCI ohne weitere Modifikation in diesem Kollektiv eingesetzt werden.

Pharmakodynamische Überlegungen bleiben davon unbeeinflußt. Die pharmakodynamische Variabilität ist mindestens um den Faktor 2 größer als die pharmakokinetische Variabilität, sodass geringfügige Fehler im pharmakokinetischen Parametersatz klinisch wahrscheinlich wenig relevant sind. Viel wichtiger ist in diesem Zusammenhang die Frage nach der korrekten Target-Konzentration. Selbst ohne harte Daten würde kein Anästhesist die gleiche Target-Konzentration für eine 80 jährige alte Dame und eine 25 jährige Sportlerin einstellen.

Pädiatrische Patienten

Für Kinder liegen explizite TCI-Untersuchungen vor. 1991 untersuchte Marsh die Performance eines für Erwachsene geeigneten Parametersatzes bei Kindern und stellte eine systematische Unterschreitung der prädizierten Propofolkonzentrationen fest (Bias –18,5%, Precision 25,4%) [30]. Daraufhin wurde der Datensatz modifiziert und in einer nachfolgenden Studiengruppe Bias von –0,9% und eine Precision von 20,1%. erzielt. Unseres Erachtens nach wurde jedoch nicht beachtet, dass ein Parametersatz, der auf der Auswertung von arteriellen Konzentrations-Zeit-Verläufen basierte, auf venöse Konzentrations-Zeit-Verläufe angewendet wurde. In Kenntnis dieser Tatsache liegt der Bias des unkorrigierten Datensatzes jedoch genau in der zu erwartenden Größenordnung. Die „Anpassung des Parametersatzes" an die pädiatrische Population ist somit ein Artefakt.

Short evaluierte den für die Anwendung in der pädiatrischen Population „optimierten" Parametersatz von Marsh an 40 chinesischen Kindern zwischen 4 und 10 Jahren unter Verwendung von venösen Blutproben. Es wurde trotz der Verwendung des „pädiatrisch modifizierten" Parametersatzes von Marsh erneut eine systematische Unterprädiktion der Konzentrationen um 18,5% (Bias –18,5%) beobachtet. Die Precision war mit 24,8% akzeptabel. Die oben angeführte Kritik gilt nicht für diese Studie, da a priori ein Parametersatz verwendet wurde, der anhand venöser Konzentrations-Zeit-Verläufe errechnet wurde. Folgerichtig hat Short eine erneute Anpassung des Paramtersatzes anhand der von ihm erhobenen Daten durchgeführt und diesen neuen Parametersatz prospektiv wiederum an 20 chinesischen Kinder evaluiert.

Kinder können mit dem Parametersatz von Marsh nach den bisherigen Erkenntnissen ohne weiteres anästhesiert werden. Der Bias von ca. –20% und die Precision von ca. 25% wären durchaus akzeptabel. Die pharmakokinetischen Unterschiede zwischen Erwachsenen und Kinder bestehen offensichtlich nicht bei den Mikrokonstanten, sondern scheinen im wesentlichen das Volumen des zentralen Kompartimentes zu betreffen. Es ist zu erwarten, dass Kinder höhere Targetkonzentrationen für die gleiche „Anästhesietiefe" als Erwachsene benötigen.

Intensivpatienten

Bei der Analgosedierung auf der Intensivstation fällt die hohe inter- und intraindividuelle Variabilität von Intensivpatienten sowie der erhebliche Verabreichungszeitraum erschwerend ins Gewicht. Bei Intensivpatienten wurde bisher keine TCI durchgeführt, jedoch liegen Plasmakonzentrationen aus einer „closed loop" Anwendung von Propofol im Rahmen der Analgosedierung bei 18 Intensivpatienten vor [13]. Überraschenderweise deckten sich die unter Verwendung von an ASA-I-II-Patienten und gesunden Freiwilligen erhobenen pharmakokinetischen Parametersätzen durchgeführten Prädiktionen gut mit den gemessenen Plasmakonzentrationen der Intensivpatienten.

Die vorliegenden Arbeiten [6, 13] kommen zu widersprüchlichen Aussagen bezüglich der Eliminationsclearance. Bei Bailie entspricht sie der in intraoperativen Studien erhobenen. In der Studie von Frenkel wurde bei Intensivpatienten eine um 30% verminderte Eliminationsclearance festgestellt. Da gleichzeitig eine Zunahme der peripheren Verteilungsvolumina zu beobachten war, stimmten die mit einem Standardparametersatz prädizierten Plasmakonzentrationen trotzdem mit den gemessenen überein. Aus wissenschaftlicher Sicht spricht somit nichts gegen den Einsatz einer „Standard"-TCI in diesem Patientengut.

Patienten mit eingeschränkter Leber und/oder Nierenfunktion

Auch Nieren- und/oder leberinsuffiziente Patienten können ohne weiteres mit dem Standardparametersatz behandelt werden. Kirvelä fand eine unveränderte Clearance und Eliminationshalbwertzeit für urämische Patienten [27]. Erstaunlicherweise weisen in den bislang vorliegenden Studien auch zirrhotische Patienten eine unveränderte Eliminationsclearance auf [41].

Patienten mit eingeschränkter Kreislauffunktion/Traumapatienten

Da es sich bei Propofol um eine Substanz mit hoher hepatischer Extraktion handelt, muss die Clearance mit sinkendem Herzminutenvolumen (Leberdurchblutung) absinken. Da Änderungen des Herzminutenvolumens auch die Verteilung von Medikamenten beeinflusst, möchten wir von der Verwendung einer TCI mit Standardparametersatz in diesem Kollektiv dringend abraten. Bisher unveröffentlichte Daten belegen, dass selbst das durch unspezifische Esterasen ubiquitär metabolisierte Remifentanil eine veränderte Pharmakokinetik im Volumenmangelschock aufweist (Talmage Egan, persönliche Mitteilung).

Alte Patienten

Da es sich bei Propofol um eine Substanz mit hoher hepatischer Extraktion handelt, wird die Clearance mit hoher Wahrscheinlichkeit mit zunehmendem Alter sinken. Eine Untersuchung von Schüttler, die bisher nur als Abstract veröffentlicht wurde, legt nahe, dass eine Korrektur erst oberhalb eines Alters von 60 Jahren stattfinden sollte.

Die beschriebene Regressionsgleichung prädiziert einen Abfall von 2,2% pro Lebensjahr >60. Ein pharmakokinetische Studie von Kirkpatrick et al. an 12 jüngeren (18–35 Jahre) und 12 älteren (65–80 Jahre) Patienten ergab keine wesentlichen Unterschiede zwischen diesen beiden Gruppen, lediglich die Clearance zeigte den erwarteten, leichten Rückgang im Alter. Schnider et al. [36] fanden keinen Einfluß des Alters auf die Eliminationsclearance, jedoch auf das rasch equilibrierende Verteilungsvolumen sowie die korrespondierende Clearance.

Da jedoch die „precision" des Parametersatzes ohne Kovariablen fast der mit Kovariablen entsprach (MDAPE 21,56% vs. 18,63%), gibt es unserer Meinung nach keine Bedenken, alte Patienten mit einem standardisierten Parametersatz zu anästhesieren. In diesem Zusammenhang möchten wir darauf hinweisen, dass die „target concentrations" aus pharmakodynamischen Gründen bei alten Menschen niedriger gewählt werden müssen und es sich empfiehlt, das „target" schrittweise, unter kontinuierlicher Überwachung der Kreislauffunktion, „asymptotisch" anzusteuern.

Gewichtsbezogene Korrektur der Parameter für hochgradig adipöse Patienten

Die von Marsh empfohlene Korrektur des zentralen Verteilungsvolumens proportional zum Körpergewicht ist in diesem Fall kontraindiziert. Wie aus einer Veröffentlichung von Servin et al. hervorgeht, ist das nicht gewichtskorrigierte zentrale Verteilungsvolumen von Propofol bei krankhaft adipösen und normalgewichtigen Patienten identisch [42]. Unserer Auffassung nach sollte bei diesen Patienten einfach das Normalgewicht als „dosing weight" vorgegeben werden.

Weitergehende Anwendungen der TCI

In diesem Rahmen muss v. a. „conscious sedation" angesprochen werden.

Unter „conscious sedation" versteht man die Applikation eines Hypnotikums in Dosen, die zur Sedierung des Patienten bei erhaltener Ansprechbarkeit führen. Gerade für diese Indikation hat sich Propofol in der klinischen Praxis bewährt und in der Anästhesie weitgehend durchgesetzt.

Allerdings erfordert die Steuerung des Propofols in diesem Grenzbereich eine nicht unerhebliche Erfahrung im Umgang mit Substanzen dieser Art. Daher wird Propofol, dass gerade wegen seiner leicht euphorisierenden Komponente ideal für die „conscious sedation" geeignet ist, für diese Indikation nahezu ausschließlich von Anästhesisten eingesetzt. Wichtig bei einer sog. „conscious sedation" ist die Aufrechterhaltung eines gewünschten Plasmaspiegels in engsten Grenzen, d. h. der Patient darf weder zu wach sein, noch durch Überdosierung des Hypnotikums eine obere Atemwegsobstruktion und/oder zentrale Atemdepression erleiden. Gerade aus diesem Grunde erscheint eine TCI für diese Indikation als ideale Applikationsform.

Die Zeiträume für eine „Conscious sedation" entsprechen denen bei einer TIVA, die angestrebten Plasmaspiegel liegen dabei unterhalb der Aufwachkonzentration, d. h. innerhalb der Konzentrationsspanne, die bei und nach einer TIVA erreicht wird. Somit bestehen keine Bedenken, einen zur TIVA geeigneten Datensatz für „conscious sedation" einzusetzen. Dies wird durch eine Studie von Skipsey bestätigt [48].

Zu antizipierende Probleme bei der praktischen Implementierung einer TCI („the pitfalls")

Ein TCI System ist in der Lage, eine Unterbrechung der Medikamentenzufuhr durch Spritzenwechsel oder automatische Einstellung der Medikamentenförderung (Druckalarm) zu erkennen, während dieser Zeit den Abfall der Plasmakonzentration zu simulieren und nach Behebung des Problems mit einer „catch-up infusion" die Konzentration innerhalb kurzer Zeit auf den eingestellten Wert zurückzuführen. Es gibt allerdings 2 Situationen, in denen die Sicherheitsmechanismen völlig versagen: Diskonnektion und Abschalten der Pumpe.

Bei einer unbemerkten Diskonnektion würde die Medikamentenzufuhr zum Patienten völlig eingestellt, ohne dass die computergesteuerte Pumpe einen Abfall der Konzentration/einen Alarm anzeigen würde. Die hohe Vigilanz des Anästhesisten sollte diesen Sachverhalt aber praktisch ausschließen. Nach dem Abschalten der Pumpe wäre es unmöglich, die computergesteuerte Infusion zu reinstituieren, da die bisherige „dosing history" verloren wäre. Die Pumpe würde der bereits infundierten Menge keine Rechnung tragen und den Patienten bei Einstellung der vor dem Abschalten gehaltenen Plasmakonzentration hoffnungslos überinfundieren.

Diese Situation ist aber relativ einfach zu beherrschen, wenn man die Möglichkeit hat, die Infusionsrate der computergesteuerten Pumpe von Hand vorzugeben. Man stellt die letzte angezeigte Infusionsrate ein und titriert sich von da nach unten. Selbstverständlich sind die in dieser Situation von der Pumpe prädizierten Plasma und Effektkompartimentkonzentrationen wertlos.

Ausblick

Offensichtlich ist es möglich, auch praktisch tätige Anästhesisten vom Nutzen einer TCI zu überzeugen, das System erfreute sich jedenfalls in allen Studien großer Akzeptanz bei den beteiligten Kollegen/Kolleginnen. Mit dem „Diprifusor" steht bereits ein System zur computergesteuerten Applikation von Propofol zur Verfügung. Es ist zu erwarten, dass sich diese Verabreichungsform für intravenöse Anästhetika und Opioide durchsetzt. Folgende Möglichkeiten würden wir gerne in der nächsten Generation von computergesteuerten Pumpen sehen:

- Außer dem Plasma sollte wahlweise das Effektkompartiment angesteuert werden können.
- Es sollten immer momentane Plasmakonzentration und Effektkompartimentkonzentration angezeigt werden.
- Es sollte immer die Zeit angezeigt werden, nach der eine „Aufwachkonzentration" erreicht würde, wenn die Infusion unmittelbar beendet würde (im Prinzip die praxisrelevante Umsetzung der „context sensitive half-time" bzw. der „context sensitive wake-up time").
- Auch bei manuell eingegebenen Infusionsraten sollten die obigen Informationen auf dem Display verfügbar sein.
- Alarme, die beim Unter- oder Überschreiten einer bestimmten Konzentration aktiviert würden, sollten implementiert werden.
- Mehrere Medikamente sollten standardmäßig aus einer Bibliothek anwählbar sein.
- Es sollte eine Forschungsversion, in die eigene Medikamente einprogrammiert werden können, verfügbar sein.

Insgesamt kann festgestellt werden, dass Hard- und Software zur Realisierung eines TCI-Systems, geeignete Medikamente und die Methodologie zur Evaluierung und Optimierung zur Zeit vorliegen. Das System weist viele Vorzüge auf, die von Klinikern, die damit in Berührung kamen, durchweg geschätzt wurden. „TCI is here to stay."

Literatur

1. Albrecht S, Hering W, Schuttler J, Schwilden H (1996) [New intravenous anesthetics. Remifentanil, S(+)-ketamine, eltanolone and target controlled infusion] – Neue intravenose Anasthetika. Remifentanil, S(+)-Ketamin, Eltanolon und Target Controlled Infusion. Anästhesist 45: 1129–1141
2. Alvis JM, Reves JG, Govier AV et al. (1985) Computer-assisted continuous infusions of fentanyl during cardiac anesthesia: comparison with a manual method. Anesthesiology 63: 41–49
3. Alvis JM, Reves JG, Spain JA, Sheppard LC (1985) Computer-assisted continuous infusion of the intravenous analgesic fentanyl during general anesthesia–an interactive system. IEEE Trans Biomed Eng 32: 323–329
4. Arndt GA, Reiss WG, Bathke KA, Springman SR, Kenny G (1995) Computer-assisted continuous infusion for the delivery of target-controlled infusions of propofol during outpatient surgery. Pharmacotherapy 15: 512–516
5. Bailey JM, Shafer SL (1991) A simple analytical solution to the three-compartment pharmacokinetic model suitable for computer-controlled infusion pumps. IEEE Trans Biomed Eng 38: 522–525
6. Bailie GR, Cockshott ID, Douglas EJ, Bowles BJ (1992) Pharmacokinetics of propofol during and after long-term continuous infusion for maintenance of sedation in ICU patients. Br J Anaesth 68: 486–491
7. Chaudhri S, White M, Kenny GN (1992) Induction of anaesthesia with propofol using a target-controlled infusion system [see comments]. Anaesthesia 47: 551–553
8. Church JA, Stanton PD, Kenny GN, Anderson JR (1991) Propofol for sedation during endoscopy: assessment of a computer- controlled infusion system. Gastrointest Endosc 37: 175–179
9. Coates D (1998) „Diprifusor" for general and day-case surgery. Anaesthesia 53 Suppl 1: 46–48
10. Cockshott ID, Briggs LP, Douglas EJ, White M (1987) Pharmacokinetics of propofol in female patients. Studies using single bolus injections. Br J Anaesth 59: 1103–1110
11. Coetzee JF, Glen JB, Wium CA, Boshoff L (1995) Pharmacokinetic model selection for target controlled infusions of propofol. Assessment of three parameter sets. Anesthesiology 82: 1328–1345
12. Engbers F (1998) Practical use of „Diprifusor" systems. Anaesthesia 53 Suppl 1: 28–34
13. Frenkel C, Schuttler J, Ihmsen H, Heye H, Rommelsheim K (1995) Pharmacokinetics and pharmacodynamics of propofol/alfentanil infusions for sedation in ICU patients. Intensive Care Med 21: 981–988
14. Glen JB (1997) Development of „diprifusor".off. Acta Anaesthesiol Belg 48: 205–206
15. Glen JB (1998) The development of „Diprifusor": a TCI system for propofol. Anaesthesia 53 Suppl 1: 13–21
16. Gray JM, Kenny GN (1998) Development of the technology for „Diprifusor" TCI systems. Anaesthesia 53 Suppl 1: 22–27
17. Hill HF, Jacobson RC, Coda BA, Mackie AM (1991) A computer-based system for controlling plasma opioid concentration according to patient need for analgesia. Clin Pharmacokinet 20: 319–330
18. Huggins NJ (1998) „Diprifusor" for neurosurgical procedures. Anaesthesia 53 Suppl 1: 53–55
19. Hughes MA, Glass PS, Jacobs JR (1992) Context-sensitive half-time in multicompartment pharmacokinetic models for intravenous anesthetic drugs [see comments]. Anesthesiology 76: 334–341
20. Jacobs JR, Reves JG, and Glass PS (1991). Continous infusions for maintaining anesthesia. International Anesthesiology Clinics. Little Brown, Boston/MA
21. Kenny G (1992) Computer controlled drug infusion–value and safety. Minerva Anestesiol 58: 903–904
22. Kenny GN (1997) Target-controlled anaesthesia: concepts and first clinical experiences. Eur J Anaesthesiol (Suppl) 15: 29–31
23. Kenny GN, Ray DA (1995) Computer-controlled infusions in anesthesia. Int Anesthesiol Clin 33: 101–109
24. Kenny GN, White M (1990) A portable computerised infusion system for propofol [letter]. Anaesthesia 45: 692–693
25. Kenny GN, White M (1991) Intravenous propofol anaesthesia using a computerised infusion system [letter]. Anaesthesia 46: 156–157
26. Kenny GN, White M (1992) A portable target controlled propofol infusion system. Int J Clin Monit Comput 9: 179–182

27. Kirvela M, Olkkola KT, Rosenberg PH et al. (1992) Pharmacokinetics of propofol and haemodynamic changes during induction of anaesthesia in uraemic patients. Br J Anaesth 68: 178–182

28. Kruger-Thiemer E (1968) Continuous intravenous infusion and multicompartment accumulation. Eur J Pharmacol 4: 317–324

29. Lauven PM, Stoeckel H, Schwilden H (1982) [A microprocessor controlled infusion scheme for midazolam to achieve constant plasma levels (authors transl)] – Ein pharmakokinetisch begrundetes Infusionsmodell fur Midazolam. Eine mikroprozessorgesteuerte Applikationsform zur Erreichung konstanter Plasmaspiegel. Anästhesist 31: 15–20

30. Marsh B, White M, Morton N, Kenny GN (1991) Pharmacokinetic model driven infusion of propofol in children. Br J Anaesth 67: 41–48

31. Marsh BJ, Morton NS, White M, Kenny GN (1990) A computer controlled infusion of propofol for induction and maintenance of anaesthesia in children. Can J Anaesth 37: S97

32. Milne SE, Kenny GN (1998) Future applications for TCI systems. Anaesthesia 53 (Suppl 1): 56–60

33. Oei-Lim VL, White M, Kalkman CJ et al. (1998) Pharmacokinetics of propofol during conscious sedation using target- controlled infusion in anxious patients undergoing dental treatment. Br J Anaesth 80: 324–331

34. Richards AL, Orton JK, Gregory MJ (1998) Influence of ventilatory mode on target concentrations required for anaesthesia using a „Diprifusor" TCI system. Anaesthesia 53 Suppl 1: 77–81

35. Russell D (1998) Intravenous anaesthesia: manual infusion schemes vs. TCI systems. Anaesthesia 53 Suppl 1: 42–45

36. Schnider TW, Minto CF, Gambus PL et al. (1998) The influence of method of administration and covariates on the pharmacokinetics of propofol in adult volunteers. Anesthesiology 88: 1170–1182

37. Schuttler J, Kloos S, Schwilden H, Stoeckel H (1988) Total intravenous anaesthesia with propofol and alfentanil by computer- assisted infusion. Anaesthesia 43 (Suppl): 2–7

38. Schuttler J, Schuttler M, Kloos S, Nadstawek J, Schwilden H (1991) [Optimal dosage strategies in total intravenous anesthesia using propofol and ketamine] –Optimierte Dosierungsstrategien fur die totale intravenose Anästhesie mit Propofol und Ketamin. Anästhesist 40: 199–204

39. Schuttler J, Schwilden H, Stoekel H (1983) Pharmacokinetics as applied to total intravenous anaesthesia. Practical implications. Anaesthesia 38 Suppl: 53–56

40. Schwilden H (1981) A general method for calculating the dosage scheme in linear pharmacokinetics. Eur J Clin Pharmacol 20: 379–386

41. Servin F, Cockshott ID, Farinotti R et al. (1990) Pharmacokinetics of propofol infusions in patients with cirrhosis. Br J Anaesth 65: 177–183

42. Servin F, Farinotti R, Haberer JP, Desmonts JM (1993) Propofol infusion for maintenance of anesthesia in morbidly obese patients receiving nitrous oxide. A clinical and pharmacokinetic study. Anesthesiology 78: 657–665

43. Servin FS (1998) TCI compared with manually controlled infusion of propofol: a multicentre study. Anaesthesia 53 (Suppl 1): 82–86

44. Servin FS, Marchand-Maillet F, Desmonts JM (1998) Influence of analgesic supplementation on the target propofol concentrations for anaesthesia with „Diprifusor" TCI. Anaesthesia 53 (Suppl 1): 72–76

45. Shafer SL, Gregg KM (1992) Algorithms to rapidly achieve and maintain stable drug concentrations at the site of drug effect with a computer-controlled infusion pump. J Pharmacokinet Biopharm 20: 147–169

46. Shafer SL, Gregg KM (1992) Algorithms to rapidly achieve and maintain stable drug concentrations at the site of drug effect with a computer-controlled infusion pump. J Pharmacokinet Biopharm 20: 147–169

47. Shafer SL, Varvel JR, Aziz N, Scott JC (1990) Pharmacokinetics of fentanyl administered by computer-controlled infusion pump. Anesthesiology 73: 1091–1102

48. Skipsey IG, Colvin JR, Mackenzie N, Kenny GN (1993) Sedation with propofol during surgery under local blockade. Assessment of a target-controlled infusion system. Anaesthesia 48: 210–213

49. Smith BE and Reves JG (1995) Computer-assisted continous infusion of intravenous anesthesia drugs. International anesthesiology clinics. Little Brown, Boston/MA

50. Sneyd JR, Wright PM, Harris D et al. (1997) Computer-controlled infusion of ORG 21465, a water soluble steroid i.v. anaesthetic agent, into human volunteers [see comments]. Br J Anaesth 79: 433–439

51. Struys M, Versichelen L, Rolly G (1995) Effect of premedication on „Diprifusor" TCI. Eur J Anaesthesiol (Suppl 10): 85–86

52. Struys M, Versichelen L, Rolly G (1998) Influence of pre-anaesthetic medication on target propofol concentration using a „Diprifusor" TCI system during ambulatory surgery. Anaesthesia 53 (Suppl 1): 68–71

53. Sutcliffe NP, Hyde R, Martay K (1998) Use of „Diprifusor" in anaesthesia for ophthalmic surgery. Anaesthesia 53 (Suppl 1): 49–52

54. Swinhoe CF, Peacock JE, Glen JB, Reilly CS (1998) Evaluation of the predictive performance of a „Diprifusor" TCI system. Anaesthesia 53 (Suppl 1): 61–67
55. Swinhoe CF, Peacock JE, Reilly CS (1995) Evaluation of the accuracy of the „Diprifusor". Eur J Anaesthesiol (Suppl 10): 84
56. Tackley RM, Lewis GT, Prys-Roberts C, Boaden RW, Dixon J, Harvey JT (1989) Computer controlled infusion of propofol. Br J Anaesth 62: 46–53
57. Taylor IN, Kenny GN (1998) Requirements for target-controlled infusion of propofol to insert the laryngeal mask airway. Anaesthesia 53: 222–226
58. Van den Nieuwenhuyzen MC, Engbers FH, Burm AG et al. (1993) Computer-controlled infusion of alfentanil for postoperative analgesia. A pharmacokinetic and pharmacodynamic evaluation. Anesthesiology 79: 481–492
59. Van den Nieuwenhuyzen MC, Engbers FH, Burm AG et al. (1997) Target-controlled infusion of alfentanil for postoperative analgesia: a feasibility study and pharmacodynamic evaluation in the early postoperative period. Br J Anaesth 78: 17–23
60. Varvel JR, Donoho DL, Shafer SL (1992) Measuring the predictive performance of computer-controlled infusion pumps. J Pharmacokinet Biopharm 20: 63–94
61. Vuyk J, Engbers FH, Burm AG, Vletter AA, Bovill JG (1995) Performance of computer-controlled infusion of propofol: an evaluation of five pharmacokinetic parameter sets. Anesth Analg 81: 1275–1282

Medikolegale Aspekte der Schmerztherapie

Rainer Erlinger

Nicht zuletzt wegen ihres immer größer werdenden Einsatzes in der täglichen Praxis hat die Schmerztherapie in den letzten Jahren auch eine Fülle von Rechtsfragen – sei es mit ihrer Anwendung, sei es mit ihrer Nichtanwendung – aufgeworfen.

Daher sollen die speziell im Hinblick auf die praktische Anwendung wichtigsten dieser Fragen in folgenden Bereichen beantwortet werden:

- Standard in der Schmerzbehandlung,
- Rechtsfolgen unterlassener Schmerztherapie,
- Organisationsfragen,
- Aufklärung und der Einwilligung,
- Dokumentation,
- Verkehrsrechtliche Aspekte.

Standard in der Schmerzbehandlung

Entscheidend dafür, ob eine Rechtspflicht des Arztes zur Schmerztherapie besteht, ist die Frage, inwieweit die Schmerztherapie zum Behandlungsstandard gehört. Jeder Patient hat Anspruch auf eine ärztliche Behandlung, die dem „Standard eines erfahrenen Facharztes" entspricht.

Für den Patienten, der eine Klinik aufsucht, folgt daraus, dass er Anspruch „auf einen allgemeinen Qualitätsstandard auch hinsichtlich der Schmerztherapie"[1] hat. Maßgebend ist dabei, „was die zuständige Fachdisziplin, nämlich die Anästhesiologie" auf dem Gebiet der Schmerzbehandlung und Leidensminderung „gemeinhin zu leisten vermag".[1] Es ist also nicht die Rechtsprechung, wie viele meinen, die den Behandlungsstandard vorgibt, sondern dieser ist das Ergebnis einer medizininternen Auseinandersetzung. Die Qualität der Schmerztherapie wird also von der jeweiligen Fachrichtung vorgegeben.

Da gerade die Schmerztherapie ständig im Fluß ist, „ist jeder Arzt verpflichtet, sich auf diesem Gebiet fortzubilden und sich über moderne Verfahren der Schmerzbehandlung umfassend zu unterrichten. Er muss sie entweder selbst beherrschen oder so viel von ihnen verstehen, dass er den Schmerzkranken an einen geeigneten Spezialisten oder eine fachkundige Einrichtung überweisen kann"[2].

Der Maßstab für die ärztliche Behandlung und Haftung ist jedoch situationsorientiert, abhängig von den verfügbaren ärztlichen, pflegerischen, räumlichen, apparativen und sonstigen therapeutischen Mitteln, sodass es zwangsläufig „zu Qualitätsunterschieden in

---

[1] Uhlenbruck, MedR 1993, 297.
[2] Kutzer, Der Schmerz, 1991, 54

der Behandlung von Patienten" kommen muss und „in Grenzen der zu fordernde medizinische Standard je nach den personellen und sachlichen Möglichkeiten verschieden ist".[1]

Dies bedeutet jedoch keinen Freibrief, sich nicht um die Schmerztherapie zu bemühen, denn die Rechtsprechung kennt keine Rücksichtnahme auf ärztliche Schwächelagen und Strukturmängel im konkreten Behandlungsbereich, sondern sie fordert die Vornahme geeigneter organisatorischer Maßnahmen, um z. B. die aus mäßigen Behandlungsbedingungen folgenden Gefahren oder Nachteile für den Patienten zu neutralisieren. Ausbildungsdefizite rechtfertigen daher keinen Abstrich am Behandlungsstandard, vielmehr übernimmt das Haftungsrecht hier eine Schutzfunktion zu Gunsten des Patienten: Gewahrt bleiben muss stets – auch und gerade in der Schmerztherapie – ein Mindeststandard, der sich – trotz aller vielfach gegebenen strukturellen Defizite – an den Qualitätsanforderungen einer modernen Medizin zu orientieren hat und dessen Unterschreitung zur zivil- und/oder strafrechtlichen Verantwortlichkeit des Arztes führt.[2]

Angesichts der heutigen Möglichkeiten der Schmerztherapie ist eine ausreichende und wirkungsvolle Schmerzbehandlung „nicht mehr nur moralische, sondern zugleich auch rechtliche Verpflichtung der Ärzte".[3]

Diese rechtliche Verpflichtung ergibt sich aus verschiedenen Quellen: aus Artikel 2 Abs. 2 5.1 GG, der auch das Recht auf Freiheit von Schmerzen enthält, aus § 1 Abs. 2 der Ärztlichen Berufsordnung, die dem Arzt die Aufgabe zuweist, „Leiden zu lindern", aus dem vertraglichen Anspruch des Patienten auf eine ärztliche Behandlung in Facharztqualität und schließlich aus der mit der Behandlungsübernahme ausgelösten Garantenpflicht.

Diese Pflichten treffen jedoch nicht nur den einzelnen Arzt, sondern auch den Krankenhausträger. Dieser muss in seiner Organisationsverantwortung „die personellen und sachlichen Voraussetzungen dafür [...] schaffen, dass eine dem Standard entsprechende Schmerztherapie für alle stationär aufgenommenen Patienten" gewährleistet ist.[3]

Rechtsfolgen unterlassener Schmerztherapie

Berufsrecht

In der unterlassenen oder nur mangelhaften Schmerztherapie ist ein Verstoß gegen die bereits genannte Pflicht des Arztes zur Linderung von Leiden aus § 1 Abs. 2 Berufsordnung und ggf. gegen Nr. 2 des Abschnitts C der Berufsordnung (Pflicht, rechtzeitig andere Ärzte hinzuzuziehen, wenn die eigene Kompetenz zur Lösung der diagnostischen und therapeutischen Aufgabe nicht ausreicht) zu sehen. Schon die Weigerung oder das Versäumnis eines Arztes, im Bedarfsfall einen Schmerztherapeuten hinzuzuziehen, stellen somit einen Verstoß gegen die Berufsordnung dar.

Zivilrecht

Juristisch kann kein Zweifel bestehen, dass eine unterlassene Schmerztherapie Grundlage einer Klage sein kann. Schmerzens(!)geldansprüche sind zum einen direkt wegen einer

---

[1] BGH NJW 1988, 763, 764; BGH VersR 1994, 482
[2] Siehe hierzu auch Andreas, Arztrecht 1999, 232
[3] Uhlenbruck, MedR 1993, 298

200

Gesundheitsbeschädigung durch unterlassene Schmerzbekämpfung nach § 823 Abs. 1 BGB, zum anderen wegen der Verletzung eines Schutzgesetzes im Sinne des § 823 Abs. 2 BGB möglich. Denn Schutzgesetze im Sinne dieser Vorschrift sind auch die Strafrechtsbestimmungen der Körperverletzung oder der Tötung durch Unterlassen und dass eine derartige Verletzung von Strafrechtsbestimmungen durchaus vorliegen kann, wird im Anschluss zu sehen sein.

Strafrecht

Ein schuldhafter Verstoß gegen die Pflicht zur ausreichenden Schmerztherapie kann nämlich nicht nur zu zivil- und berufsrechtlichen Folgen führen, sondern auch zu strafrechtlichen Konsequenzen. Beispiele für Verurteilung wegen unterlassener Schmerztherapie gibt es in der strafrechtlichen Rechtsprechung genug.

Diese betreffen sowohl die fahrlässige Körperverletzung durch Unterlassen nach § 229 StGB, als auch die unterlassene Hilfeleistung (§ 323c StGB).

Schon 1955 wurde ein Arzt wegen fahrlässiger Körperverletzung schuldig gesprochen, weil er einem unheilbar krebserkrankten Patienten, der unter unerträglichen Schmerzen litt, die von einem anderen Arzt verordneten Schmerzmittel untersagt hatte, ohne ihm seinerseits etwas anderes zur Linderung seiner Qualen zu verschreiben.[1] 1992 bestätigte in einem anderen Fall das OLG Düsseldorf den Schuldspruch wegen fahrlässiger Körperverletzung gegen eine Hebamme, die ihrer Betreuungspflicht gegenüber einer Schwangeren nicht nachgekommen war und dieser dadurch vermeidbare Schmerzen verursacht hat.[2]

Darüber hinaus werden „sich steigernde und nahezu unerträglich gewordene Schmerzen" als Unglücksfall im Sinne d. § 323c StGB angesehen,[3] bei pflichtwidriger Nichtvornahme der Schmerzbekämpfung kann somit auch der Tatbestand der unterlassenen Hilfeleistung erfüllt sein.

Im strafrechtlichen Schrifttum wird sogar die Ansicht vertreten, dass die Vorenthaltung schmerzlindernder Mittel den Tatbestand des Totschlags begründen kann, wenn die unterlassene Schmerztherapie lebensverkürzende Wirkung hat, so in der Begründung zum sog. Alternativentwurf zum Gesetz über die Sterbehilfe aus dem Jahr 1986[4]:

Leidensverursachende Krankheitssymptome müssen behandelt werden, auch wenn künstlich lebensverlängernde Maßnahmen nicht mehr angezeigt sind. Werden dem Patienten derartige Maßnahmen vorenthalten, kann dies als körperliche Mißhandlung, bei dadurch verursachter Lebensverkürzung sogar als Tötung strafbar sein.

Umgekehrt muss der leider immer noch verbreiteten Ansicht entgegengetreten werden, eine intensive Schmerztherapie sei nicht erlaubt, wenn sie den Tod als mögliche (ungewollte) Nebenfolge einschließt, also lebensverkürzend wirkt. Das Gegenteil ist jedoch richtig, wie der BGH in seiner Entscheidung vom 15.11.1996[5] bestätigt hat, in der es wörtlich heißt:

Eine ärztlich gebotene schmerzlindernde Medikation bei einem sterbenden Patienten wird nicht dadurch unzulässig, dass sie als unbeabsichtigte, aber in Kauf genommene

---

[1] BGH LM Nr. 6 zu § 230
[2] OLG Düsseldorf, JR 1992, 730 ff. = Die Hebamme 1992, 129 ff
[3] OLG Hamm, NJW 1975, 605
[4] § 214 StGB – AE 1986, 19
[5] NStZ 1997, 182, 184

unvermeidbare Nebenfolge den Todeseintritt beschleunigen kann. In der Literatur ist streitig, ob diese sog. indirekte Sterbehilfe schon ihrem sozialen Sinngehalt nach aus dem Tatbestand der Tötungsdelikte herausfällt.[1] Auch wenn man dies verneint, kann das zu einer Lebensverkürzung führende, den Tatbestand des § 212 oder des § 216 erfüllende Handeln des Arztes jedoch nach der Notstandsregelung des § 34 StGB gerechtfertigt sein.[2] Denn die Ermöglichung eines Todes in Würde und Schmerzfreiheit gemäß dem erklärten oder mutmaßlichen Patientenwillen ist ein höherwertiges Rechtsgut als die Aussicht, unter schwersten, insbesondere sogenannten Vernichtungsschmerzen, noch kurze Zeit länger leben zu müssen.

Organisationsfragen (Problem der Arbeitsteilung)

Die Behandlung von Schmerzen, speziell chronischen Schmerzen, ist eine Aufgabe, die zumeist in der Zusammenarbeit verschiedener Ärzte gelöst werden muss. Denn nur selten wird der Arzt, der für die Behandlung des Grundleidens zuständig ist, auch über ausreichende Kenntnisse in der Schmerztherapie verfügen. Die Schmerztherapie wird also in zunehmendem Maße von hinzugezogenen Spezialisten durchgeführt werden. Wie immer, wenn mehrere Ärzte, insbesondere mehrere Disziplinen, bei der Behandlung eines Patienten zusammenarbeiten, ist die Abgrenzung der Verantwortungsbereiche juristisch von entscheidender Bedeutung.

Zur Frage der postoperativen Schmerztherapie bestehen detaillierte Vereinbarungen zur Organisation, die zwischen den Berufsverbänden der Chirurgen und Orthopäden mit denen der Anästhesisten getroffen wurden. Danach ist die postoperative Schmerztherapie eine interdisziplinäre Aufgabe, die zum einen den Operateur als Verursacher der Komplikationen und der Befindlichkeitsstörungen und zum anderen den Anästhesisten betrifft, dessen Fachgebiet „die Schmerztherapie in Zusammenarbeit mit den für das Grundleiden zuständigen Ärzten" umfaßt.[3]

Entsprechend der bei horizontaler Arbeitsteilung geltenden Grundprinzipien der strikten Arbeitsteilung und des Vertrauensgrundsatzes ist für die postoperative Schmerztherapie im Aufwachraum und auf interdisziplinären Intensiveinheiten unter anästhesiologischer Leitung der Anästhesist zuständig, auf Bettenstationen und fachgebundenen Intensivstationen dagegen der Operateur. Es muss jedoch festgestellt werden, dass diese Vereinbarungen der Berufsverbände keinesfalls bindend für das jeweilige Krankenhaus sind, vielmehr können jederzeit abweichende Regelungen getroffen werden. Zu achten ist dann allerdings darauf, dass durch diese abweichenden Regelungen keine Lücken in der Versorgung des Patienten oder in der Regelung der Verantwortungsbereiche entstehen.

Im Bereich der Schmerzbehandlung unabhängig von Operationen liegt die Verantwortung zunächst beim Behandler des Grundleidens. Dieser kann jedoch einen speziellen Schmerztherapeuten, meist einen Anästhesisten hinzuziehen, denn zu dessen Fachgebiet gehört – wie bereits zitiert – „die Schmerztherapie in Zusammenarbeit mit den für das

---

[1] So z. B. Tröndle, StGB, 47. Aufl., Vorbemerkung § 211 Rn. 18; Jähnke in: LK, 10. Aufl., Vorbemerkung § 211 Rn. 15 u. 17

[2] So z. B. Lackner/Kühl, StGB, 22. Aufl., Vorbemerkung 211, Rn. 7; Schreiber, NStZ 1986, 337 (340)

[3] Für die postoperative Schmerztherapie grundlegend: Weißauer, Anästhesiologie und Intensivmedizin 1993, 361

Grundleiden zuständigen Ärzten". Zur Hinzuziehung eines spezialisierten Schmerztherapeuten ist der Behandler des Grundleidens sogar verpflichtet, wenn seine eigenen Kenntnisse zur Durchführung einer adäquaten Schmerzbekämpfung nicht ausreichen. Dies ergibt sich zum einen aus der vertraglich übernommenen Verpflichtung zur Durchführung der Behandlung nach dem Standard, zum anderen aus einer Pflicht aus Berufsordnung, nötigenfalls andere Ärzte hinzuzuziehen.[1]

Ist die Abgrenzung der Verantwortlichkeiten geklärt, hat nach dem Prinzip der Eigenverantwortung stets der unmittelbar Handelnde, der die Schmerzbehandlung des Patienten übernimmt, für die Einhaltung der gebotenen Sorgfalt – also des „schmerztherapeutischen Standards" – zu sorgen. Reichen dazu seine Fähigkeiten und Kenntnisse nicht aus, handelt er objektiv pflichtwidrig und subjektiv schuldhaft, wenn er dennoch die Behandlung ohne Zuziehung eines „Schmerzspezialisten" fortsetzt. Er haftet für diese Selbstüberschätzung aus dem Gesichtspunkt des sog. Übernahmeverschuldens, falls er in der speziellen Schmerztherapie nicht über das nötige Wissen verfügt.

Innerhalb des jeweiligen Fachgebiets trifft im Rahmen ihrer Zuständigkeit den Chefarzt der Anästhesie bzw. des das Grundleiden behandelnden Fachs die Organisationsverantwortung, d. h. dieser muss sicherstellen, dass seine Mitarbeiter die ihnen übertragenen Aufgaben beherrschen, die erforderlichen Anweisungen erhalten und, soweit nötig, überwacht werden.

Hinsichtlich der Aufgabenverteilung zwischen Arzt und nichtärztlichem Personal ist Diagnosestellung und Entscheidung über die Gabe von Schmerzmitteln nach Art, Dosis und Applikationsform ausschließlich dem Arzt vorbehalten. Die Durchführung intramuskulärer sowie intravenöser Injektionen und von Infusionen ist dagegen grundsätzlich auf nichtärztliche Mitarbeiter delegierbar, sofern diese qualifiziert sind, d. h. spezielle Kenntnisse und Erfahrungen bezüglich möglicher Komplikationen bei der Applikation, hinsichtlich der Nebenwirkungen der Medikamente und Hilfsmaßnahmen bei Zwischenfällen haben. Ausgeschlossen ist die Delegation auf nichtärztliches Personal jedoch immer dann, wenn wegen der Art des Medikaments, technischer Schwierigkeiten oder individueller risikoerhöhender Faktoren bei Patienten ärztliches Wissen und ärztliche Erfahrung unabdingbar sind.

Aufklärungspflicht und Einwilligung

Schmerztherapeutische Maßnahmen bedürfen, wie alle anderen ärztlichen Eingriffe auch, der Einwilligung des Patienten, sodass dieser vorher über die für ihn wesentlichen Umstände, insbesondere die spezifischen Risiken und ernsthaft in Betracht kommenden Behandlungsalternativen aufzuklären ist.

Es gelten hier somit die allgemeinen Grundsätze bezüglich der Frage, wer wen in welcher Form wann aufzuklären hat. Die speziell für die Schmerztherapie wichtigen Grundsätze seien im folgenden kurz dargestellt:

Die Aufklärungspflicht ist eine genuin ärztliche Pflicht, die im Regelfall den behandelnden Arzt, also denjenigen trifft, der die Schmerztherapie durchführt. Eine Delegation der Aufklärung auf erprobte ärztliche Mitarbeiter oder Kollegen einer anderen Fachrichtung ist jedoch zulässig, es sei denn, dass diese nicht die nötigen fachspezifischen Kenntnisse und Erfahrungen in der Schmerztherapie und speziell in der anzuwendenden

---

[1] Siehe oben

Methodik besitzen. Eine Delegation der Aufklärung auf nichtärztliche Mitarbeiter, z. B. die die Spritzen verabreichenden Pflegekräfte, ist dagegen juristisch nicht möglich.

Soll eine postoperative schmerztherapeutische Behandlung bereits intraoperativ oder im Aufwachraum vorbereitet werden – z. B. das Legen eines Dauerkatheters –, so muss sich das präanästhesiologische Aufklärungsgespräch schon auf diese Maßnahme beziehen.

Ist der Patient jedoch bei Schmerzen, deren Auftreten nicht so absehbar ist wie beim postoperativen Schmerz, oder durch die Nachwirkungen der Narkose oder der Belastungen durch die Operation nicht in der Lage, in Ausübung seines Selbstbestimmungsrechts über Art und Intensität der Schmerztherapie eigenverantwortlich zu befinden, so ist in Eilfällen sein mutmaßlicher Wille maßgebend. Dieser mutmaßliche Wille ist „in erster Linie aus den persönlichen Umständen des Betroffenen, aus seinen individuellen Interessen, Wünschen, Bedürfnissen und Wertvorstellungen zu ermitteln. Liegen keine abweichenden Anhaltspunkte vor, wird allerdings davon auszugehen sein, dass sein (hypothetischer) Wille mit dem übereinstimmt, was gemeinhin als normal und vernünftig angesehen wird."[1]

Wenn die schmerztherapeutische Maßnahme nicht sofort oder alsbald notwendig ist oder eine als Eilfall eingeleitete schmerztherapeutische Maßnahme über längere Zeit aufrechterhalten werden soll, muss bei mangelnder Einsichtsfähigkeit des Patienten ein Betreuer bestellt werden (§ 1896 BGB), da die „Einwilligungskompetenz" – entgegen einer in Ärztekreisen weit verbreiteten Ansicht – nicht auf die nächsten Angehörigen, z. B. den Ehepartner oder die erwachsenen Kinder übergeht.

Besteht die begründete Gefahr, dass der Betreute aufgrund der Maßnahme stirbt oder einen schweren oder länger andauernden gesundheitlichen Schaden erleidet, bedarf die Einwilligung des Betreuers in den Eingriff darüber hinaus der Genehmigung des Vormundschaftsgerichts (§ 1904 BGB).

Ein alternatives Vorgehen zur Betreuerbestellung ist die Einsetzung eines Bevollmächtigten. Zu einem Zeitpunkt, in dem er noch voll einsichts- und einwilligungsfähig ist, kann der Patient einer anderen Person, meist einem Angehörigen oder Vertrauten, eine Vorsorgevollmacht geben, die auch die Einwilligung in die oben genannten gefährlichen Maßnahmen umfaßt. Seit der Neufassung des § 1904 BGB muss diese Bevollmächtigung schriftlich abgefaßt sein und ausdrücklich die Einwilligung in diese Maßnahmen umfassen. Auch dann ist jedoch die Genehmigung des Vormundschaftsgerichts notwendig.

Zu beachten ist in diesem Zusammenhang, dass die Einsichts- und Urteilsfähigkeit eines Patienten nach Ansicht der Rechtsprechung beim Bestehen von starken Schmerzen regelmäßig eingeschränkt sind.

Ist der Patient noch einwilligungsfähig, so bedarf seine Einwilligung zu ihrer Wirksamkeit nicht der Schriftform. Da den Arzt jedoch im Zivilprozess die Beweislast für die ordnungsgemäße, rechtzeitige Aufklärung trifft, sollte er den wesentlichen Inhalt des Aufklärungsgesprächs sorgfältig dokumentieren. Dies gilt auch im Falle eines Aufklärungsverzichts, der wirksam ist, wenn der Patient Art und Erforderlichkeit des Eingriffs kennt und weiß, dass die in Rede stehende Maßnahme nicht ohne jedes Risiko ist. Deshalb sollte dem Patienten in derartigen Fällen auf jeden Fall das schwerste Risiko eröffnet werden.

---

[1] BGH MedR 1988, 248

Dokumentationspflicht

Die ordnungsgemäße Dokumentation ist nicht nur eine ärztliche Berufspflicht[1] und im Falle eines Prozesses aus Beweisgründen dringend zu empfehlen, sondern im Bereich der Schmerztherapie, die sich durch arbeitsteiliges Zusammenwirken vieler Beteiligter auszeichnet, aus therapeutischen Gründen unverzichtbar.[2] Gerade in der Schmerztherapie sind der Behandler des Grundleidens und der Schmerztherapeut, der Operateur und der Anästhesist, aber auch Pflegekräfte, auf wechselseitige Informationen dringend angewiesen. Deshalb ist eine sorgfältige Dokumentation ärztlicher und pflegerischer Maßnahmen zur Information der Beteiligten und zur Reduzierung der Gefahr von Koordinations- und Verständigungsmängeln unbedingt erforderlich.

Darüber hinaus haben – wie angesprochen – Dokumentationsmängel weitreichende forensische Konsequenzen: Sie führen zu Beweiserleichterungen zu Gunsten des Patienten bzw. – je nach Sachlage – sogar zur Beweislastumkehr zu Ungunsten des Arztes und damit im Ergebnis meist zu seiner Haftung.

Umfassen muss die Dokumentation alles medizinisch Wesentliche, also unbedingt das subjektive Schmerzempfinden, das eingesetzte Mittel (z. B. Tramal), „die Schmerzbehandlung selbst, etwaige Komplikationen, die sich dabei ergeben, sowie Hinweise an das Pflegepersonal oder an nachbehandelnde Ärzte auf risikoerhöhende Umstände".[3]

Verkehrsrechtliche Aspekte

Speziell im Rahmen der *ambulanten Schmerztherapie* ist als zusätzlicher Aspekt die Frage zu beachten, ob durch die Schmerztherapie die Fahrtüchtigkeit des Patienten eingeschränkt ist. Der Patient kann sich nach den §§ 316 und 315c Abs. 1 Nr. 1a StGB strafbar machen, wenn er infolge des Genusses berauschender Mittel (das können auch Schmerzmittel sein) nicht in der Lage ist, ein Fahrzeug sicher zu führen. Für den Arzt ergibt sich die Gefahr, wegen eines Körperverletzungs- oder Tötungsdelikts durch Unterlassen in die Verantwortung genommen zu werden. Verschreibt oder verabreicht er dem Patienten Mittel, bei denen er mit einer Einschränkung der Fahrsicherheit rechnen muss, so trifft ihn eine Pflicht zur besonders eindringlichen, intensiven Sicherungsaufklärung.

Erkennt der Arzt, dass der Patient trotz schmerz- oder medikamentenbedingter Fahruntüchtigkeit weiterhin am Straßenverkehr teilnimmt, gerät er in das Spannungsfeld zwischen Verkehrssicherheit und ärztlicher Schweigepflicht. Die Schweigepflicht des Arztes ist auch im Verhältnis zu der möglichen Gefährdung der Allgemeinheit ein hohes Rechtsgut. Trotzdem kann der Arzt im Extremfall als ultima ratio, wenn er bei einem Patienten eine Gefährdung der Allgemeinheit durch Fahruntüchtigkeit befürchtet, die Verkehrsbehörden benachrichtigen, da dieser Bruch der ärztlichen Schweigepflicht für ihn unter den Grundsätzen des rechtfertigenden Notstands (§ 34 StGB) gerechtfertigt ist.

Hat der Arzt selbst durch die Medikation den Patienten für eine gewisse Zeit fahruntauglich gemacht, wird sogar eine Handlungspflicht des Arztes festzustellen sein, wenn der Patient mit der Fahrtauglichkeit auch die entsprechende Einsichtsfähigkeit verloren hat.[4]

---

[1] § 10 MuBO

[2] Mehrhoff, NJW 1990, 1525

[3] Weißauer, Anästhesiologie und Intensivmedizin 1993, 361, 364

[4] Siehe zum Ganzen ausführlich Ulsenheimer, in: Laufs/Uhlenbruck (Herausgeber), Handbuch des Arztrechts, 2. Aufl. 1998, § 150 Rn. 10

Wie sich den Darstellungen entnehmen läßt, ist die Schmerztherapie kein rein medizinisches Problemfeld, sondern konfrontiert den Arzt auch mit einer Fülle von rechtlichen Problemen. Da jedoch die Nichtdurchführung einer adäquaten Schmerztherapie unbestritten berufs-, zivil- und strafrechtliche Folgen für den Arzt haben kann, ist es außer Zweifel, dass auch aus rechtlichen Gesichtspunkten die professionelle Schmerztherapie notwendig ist.

Unter einem Liter geht gar nichts (Einsatz von FFP)

M.U. Heim

Bei keiner anderen Arzneimittelgruppe wird das therapeutische Prinzip der Dosis-Wirkungs-Beziehung so häufig vernachlässigt wie bei den Blutprodukten, insbesondere bei der Gabe von gefrorenem Frischplasma (GFP; engl. „fresh frozen plasma", FFP). Dies belegen viele Publikationen aus den verschiedensten Ländern, wo anhand von im Konsens festgelegten Therapieprinzipien die Substitution mit Thrombozytenkonzentraten (TK) in 20–40%, die Transfusionen von Erythrozytenkonzentraten (EK) in 30–50% und die Gabe von FFP in bis zu 80% der untersuchten Behandlungsfälle als inadäquat bewertet wurden. Die Kritik dieser Studien bezieht sich vorwiegend auf die Laborwerte, die vor der Therapieentscheidung als Maßgabe zur Transfusion in den Patientenakten vermerkt wurden [1, 17, 30].

Allgemein wird beklagt, dass Laborkontrollen zur Messung der therapeutischen Wirkung (sinnvoll wäre zudem eine *klinische* Beurteilung) nur selten durchgeführt werden. Die täglich angeordneten Routinelaborabnahmen können diese gezielte Laborkontrolle in der Regel nicht ersetzen, da die Transfusionstherapie überwiegend als akute Einzelmaßnahme angewendet wird, die einen Mangel an Blutinhaltsstoffen ausgleichen und eine mögliche Gefahr für den Patienten rasch beseitigen soll. Dieser in den Kliniken oft festgestellten Nachlässigkeit bei der Dokumentation will das Transfusionsgesetz mit dem § 14 Abs. 1 TFG. entgegenwirken, in dem bei den Dokumentationspflichten auch die Kontrolle der Wirkung („Darstellung der Wirkungen", *nicht nur* der „unerwünschten Ereignisse") vorgeschrieben wird [29].

Während dieser Nachweis bei der Substitution mit EK und TK zumindest mit Laborwerten noch einigermaßen leicht durchführbar erscheint (anhand von Hb-/Hkt- und Thrombozytenwerten), so fehlen vergleichbar spezifische Grenzwerte bei der FFP-Therapie. So global die Substitution von Plasmainhaltsstoffen bei der Gabe von FFP ist, so wenig spezifisch ist die Bewertung der globalen Gerinnungstests, wie Quick-Wert und PTT, soweit diese überhaupt zeitgerecht in der Laborroutine zur Verfügung stehen.

Keine der in den letzten 20 Jahren veröffentlichten Studien verifiziert einen sicheren therapeutischen Effekt der peri- und intraoperativen Substitution mit FFP. Eindeutige Aussagen beziehen sich ausschließlich auf den fehlenden Nachweis einer klinischen Wirkung beim Vergleich von Patientengruppen mit und ohne FFP-Substitution hinsichtlich der jeweils messbaren Blutverluste bzw. der zum Blutersatz notwendigen Transfusionen [3, 8, 18, 20, 21, 27].

Entsprechend dem vielfach publizierten unangemessenen Verbrauch an FFP bleibt nur die Bewertung, dass von den Ärzten die FFP-Therapie allein anhand ihrer persönlichen Erfahrung als effektiv beurteilt wird. Dies steht allerdings im Gegensatz zur „evidence-based medicine", wo für die Therapieentscheidungen Beweise in Form von aussagekräftigen Studien gefordert werden. Trotz der Publikationen, die den Sinn der FFP-Gabe in Frage stellen, stieg der Verbrauch an FFP in den letzten 20 Jahren deutlich an [7, 17, 20, 21]. Nachdem in den letzten Jahren auch die verschiedenen Konsensuskonferenzen und Leitlinien dieses Verhalten kaum veränderten, soll hier der Versuch gemacht werden, anhand einfacher (patho)physiologischer Grundlagen dazu anzuregen, den täglichen Umgang mit gefrorenen Frischplasmen kritisch zu überdenken [7, 14, 21, 25, 26].

Die Herstellung des Arzneimittels „FFP"

Da es während der längeren Lagerung von Vollblut bei 4–6°C zu einem massiven Zellzerfall bei den Leuko- und Thrombozyten im „buffy coat" kommt und die dabei freigesetzten Zellinhaltsstoffe für verschiedenste transfusionsbedingte Nebenwirkungen verantwortlich sind, begann man schon in den 70er Jahren, die Erythrozyten vom Plasma zu trennen und durch Abpressen die Zellen des „buffy coat" zu entfernen. Zudem wird Plasma auch mit Hilfe von Plasmapheresemaschinen gewonnen. Das möglichst zellfreie Plasma wird wenige Stunden nach der Abtrennung schockgefroren, sodass alle humanen Blutinhaltsstoffe in physiologischer Konzentration darin enthalten sind.

FFP enthält alle labilen und stabilen Faktoren
- der Gerinnung,
- der Fibrinolyse,
- des Komplementsystems;

zusätzlich verschiedene Proteine
- zur Aufrechterhaltung des onkotischen Drucks,
- für Transportfunktionen,
- Immunglobuline zur Infektabwehr
- sowie Fette und Mineralien.

Für die Gerinnungsfaktoren und Inhibitoren gilt, dass diese innerhalb der physiologischen Grenzen der Blutspender zu ca. 1 IE pro ml im FFP enthalten sind. Daraus wird ersichtlich, dass FFP-Beutel mit 200–300 ml Plasmavolumen maximal 200–300 IE an Gerinnungsfaktoren und Inhibitoren enthalten können. Diese physiologischen „Grenzwerte" der FFP-Beutel sollten unbedingt bei der Therapieentscheidung berücksichtigt werden.

Zur Vermeidung der Übertragung von Virusinfektionen wird das Plasma erst nach einer Quarantänezeit von derzeit 6 Monaten und nach wiederholter Testung der Spender für die Anwendung freigegeben (Q-Plasma). Zusätzlich steht auch sog. Poolplasma zur Verfügung, welches einem Virusinaktivierungsverfahren (VI-Plasma) mit „solvent detergent" (SD) unterzogen wird, wobei ein unterschiedlich starker Abfall der Gerinnungsfaktoren und -inhibitoren in Kauf genommen wird. Daraus lassen sich auch verschiedene Indikationsbereiche für das Q-Plasma und VI-Plasma ableiten [2].

Fragwürdige FFP-Dosierungen

Während bei den industriellen Gerinnungsfaktorenkonzentraten ein definierter Gehalt an diesen Faktoren in IE angegeben ist (z. B. 250 IE/500 IE/1000 IE pro Packung) und deren Dosierung anhand der international üblichen Substitutionsformel berechnet wird (s. unten) erfolgt erfahrungsgemäß die Gabe von FFP überwiegend als Beutel (Einheit = „blood-unit") ohne Angabe der Plasmamenge in Milliliter. Man muss daher daran zweifeln, ob dabei eine gezielte Gerinnungstherapie, insbesondere bei der häufig zu beobachtenden Gabe von nur 2 FFP-Beuteln pro Patient, möglich ist. Berechnet man mittels Umkehrung der Substitutionsformel den zu erwartenden Effekt dieser Therapie beim normgewichtigen Patienten (ca. 70 kg), so ist nur eine klinisch irrelevante Erhöhung der Faktoren oder des Quick-Wertes um 6–8% erreichbar. Vor allem bei intraoperativen Blutverlusten ist es aufgrund von berechenbaren Konzentrationskinetiken effektiver, nicht „kontinuierlich" geringe Plasmamengen zu verabreichen, sondern schubweise je bis zu 800 ml, z. B. *jeweils nach der Gabe* von 6–8 EK [11].

Substitutionsformel zur Dosisberechnung

- Erforderliche Faktorenkonzentration in % (z. B. 50–100%)
  – *(minus)*
- gemessene Faktorenkonzentration in % (z. B. 20–30%)
  × *(mal)* kg Körpergewicht
  = *(ergibt)* die Substitutionsmenge an Faktoren in IE ($\cong$ ml FFP)

Entsprechende Berechnungen gelten näherungsweise auch für die Anhebung des Quick-Wertes in %.

Mißbrauch von FFP

Unzählige Arbeiten in der internationalen Literatur belegen den unnötigen Einsatz von FFP, wobei selbst die 1984 vielbeachtete Konsensuskonferenz nichts daran geändert hat [1, 3, 6, 10, 12, 16, 18, 20, 21, 26, 30]. Nicht nur aus heutiger Sicht unverständlich erschienen sogar Studien, die die Notwendigkeit zur präoperativen Gewinnung von Eigenplasma bei planbaren Operationen zu belegen glaubten.

In Anlehnung an die oben erwähnte Konsensuskonferenz kann zusammenfassend festgestellt werden:

– In vielen Kliniken wird ohne wissenschaftliche Grundlage zuviel FFP verbraucht.
– Die Verwendung von FFP nahm ohne definierte Indikationen über die Jahre stetig zu.
– Es ist nicht gerechtfertigt, FFP zur Volumensubstitution, bei Immunglobulinmangel oder als Quelle elementarer Aufbaustoffe für die Ernährung zu verwenden.
– Es ist nicht belegt, dass die prophylaktisch schematische Gabe von FFP bei Massivtransfusionen ohne Nachweis eines Gerinnungsdefekts die benötigte Transfusionsmenge herabsetzt oder die Gerinnungswerte dabei mit der Blutungsneigung korrelieren.

Selbst bei Massivtransfusionen, wo es sinnvoll erscheint, die massiven Verluste an Gerinnungsfaktoren auszugleichen (Verlust-/Verdünnungs-Koagulopathie), ist der Nutzen der FFP-Gabe klinisch nicht belegt [12, 16, 18, 20, 21]. Plausibel erscheint die Erklärung, dass zum einen für die verschiedenen Blutbestandteile unterschiedlich physiologisch notwendige Grenzwerte gelten und andererseits die Verluste an Gerinnungsfaktoren von den Operateuren zu hoch eingeschätzt werden. Als Hinweis dazu kann angeführt werden, dass z. B. auch beim therapeutischen Plasmaaustausch ein Abfall der Plasmainhaltsstoffe (z. B. Noxen) nur schwer zu erreichen ist. Erst beim Austausch von Plasma z. B. mit Albumin von mehr als 4 l (entsprechend ca. 8 l Blutverlust!) reduzieren sich die Gerinnungsfaktoren „nur" auf ca. 35% der Ausgangswerte. Dies wird allgemein als untere Grenze für eine funktionierende Hämostase angesehen [13, 19].

Unbestritten ist es beim Blutverlust vorrangiges Ziel, den Volumenverlust im Kreislauf auszugleichen, um durch eine optimale Blutversorgung die Organfunktionen zu schützen und schockbedingte Mikrozirkulationsstörungen zu verhindern, die in erster Linie als Ursache für perioperative Gerinnungsstörungen anzuschuldigen sind. In der Folge weiterer Blutverluste (1 l) ist die Gabe von Erythrozytenkonzentraten, in der Literatur schwanken die angegebenen Grenzwerte zwischen 7,5–10 mg/dl Hb-Wert, unumstritten. Erst ab einem Blutverlust von mehr als dem Blutvolumen des Patienten (in der Regel 4–5 l) wird ohne eindeutige Literaturbelege die Notwendigkeit einer FFP-Gabe akzeptiert.

Vor allem US-amerikanische Studien sehen eher einen frühzeitigen Bedarf an Thrombozytengaben, insbesondere bei Operationen mit extrakorporalem Kreislauf, da bei noch akzeptablen Thrombozytenzahlen eine Thrombozytopathie für eine gesteigerte Blutungsneigung verantwortlich gemacht wird. Neuere Literatur belegt neben der Gabe von Aprotinin auch einen Nutzen durch DDAVP (Minirin) zur Verbesserung der Thrombozytenfunktion (Übersicht bei Erwachsenen s. [9], bei Kindern s. [28]).

Es erscheint verwunderlich, dass erst eine Arbeit im Jahre 1997 studienmäßig abgesichert nahelegt, bei markumarisierten Patienten mit lebensbedrohlichen Blutungen sowie präoperativ anstelle von FFP mit Prothrombinkomplexpräparaten (PPSB) den Quick-Wert effektiv anzuheben ([15], Übersicht bei [4]), da nicht zuletzt entsprechend der Substitutionsformel in den meisten Fällen für eine wirksame FFP-Therapie mehr als 3 l Plasma verabreicht werden müßte!

Indikationen für die Gabe von FFP

Indikationsübersicht

1. Gerinnungsfaktoren- und Inhibitorenersatz bei Patienten mit Lebererkrankung *nur* bei aktiver Blutung (z. B. Ösophagusvarizen, intraoperativ); *Q-Plasma bevorzugen.*
2. Massivtransfusion *(>10 EK in 24 h)* ab dem 6.–8. EK, Wiederholung nach dem 12.–14. EK je (3 bis) 4 FFP (rasch) entspr. FFP:EK = 1:3; *Q-Plasma bevorzugen.*
3. Verbrauchskoagulopathie (DIC) zusätzlich zur AT-III-Gabe (falls ohne Volumenbelastung möglich); *Q-Plasma bevorzugen.*
4. Isolierter Mangel an Faktor V oder XI: keine entsprechenden Faktoren-Konzentrate erhältlich.
5. Plasmaaustausch bei Morbus Moschcowitz; thrombotisch-thrombozytopenische Purpura (TTP); alternativ oder zusätzlich: *Gabe von Kryopräzipitatüberstand* (aus Q-FFP nach Auftauen bei 4–6°C abgepresst); *VI-Pool-Plasma bevorzugen.*

Der aufgrund von Synthesestörungen gleichsinnige Abfall von Gerinnungsfaktoren und Inhibitoren bei Patienten mit Lebererkrankung legt den Einsatz des „globalen" Gerinnungstherapeutikums FFP nahe, wobei hier bevorzugt das Q-Plasma mit seinem physiologisch ausgewogenem Faktorengehalt eingesetzt werden sollte [2]. Während dessen prophylaktischer Einsatz „zur Verbesserung der Laborwerte" jedoch strikt abzulehnen ist, so erscheint eine Substitution bei akuter Blutung (aus Ösophagusvarizen oder intraoperativ) gerechtfertigt, insbesondere da bei der aktiven Blutung ausreichend Raum für die Gabe therapeutisch sinnvoller Plasmamengen gegeben ist. Bei präoperativen Quick-Werten von <50–60% wird häufig intraoperativ („ex juvantibus") pro EK-Gabe je 1 FFP substituiert, ohne dies jeweils von Gerinnungswerten abhängig zu machen. Gut dokumentiert wird über Lebertransplantationen bei Patienten berichtet, deren Ausgangswerte für Faktor V präoperativ zwischen 10 und 60% lagen und ohne FFP-Substitution keine klinischen Nachteile gegenüber Patienten mit präoperativen Faktor-V-Werten von 60% hatten [8]. Der zusätzliche und gezielte Einsatz von Thrombozyten und AT III (ggf. PPSB und Fibrinogen) wird im Einzelfall erwogen.

Ähnliches gilt für die Therapie der Verbrauchskoagulopathie, wobei bei einer für notwendig erachteten AT-III-Gabe ein Teil der zu substituierenden AT III-Menge auch als FFP verabreicht werden kann (1 ml $\cong$ 1 IE), da hierbei zusätzlich zum AT III weitere Inhibitoren und auch Gerinnungsfaktoren ersetzt werden. Es ist zu beachten, dass VI-Pool-Plasmagegenüber Q-Plasma bei einigen Gerinnungsinhibitoren einen deutlich verminderten Anteil aufweist.

Nur für die Substitution der Faktoren V und XI steht ausschließlich FFP als Ausgleichstherapie zur Verfügung. Eine seltene Indikation für FFP stellt noch dessen Einsatz beim Plasmaaustausch zur Therapie des Morbus Moschcowitz (thrombotisch-thrombozytopenische Purpura/TTP) dar. Nach der neueren Literatur sollte dem VI-Pool-Plasma der Vorzug gegeben werden, da der Anteil an hochmolekularen v.-Willebrand-Faktor Multimeren deutlich vermindert ist [2].

Nicht zuletzt sei noch der weitgehend akzeptierte Einsatz von FFP bei der Massivtransfusion (per definitionem: mehr als 10 Erythrozytenkonzentrate in 24 h) angeführt, obwohl keine Studien für den indizierten Einsatz von FFP zur Verfügung stehen. Allerdings gibt es Angaben in den Leitlinien zur Therapie mit Blutkomponenten der Bundesärztekammer, wo die bekannte Substitutionsformel „1 Beutel FFP auf 3 EK" in abgewandelter Form aufgeführt wird [14].

Unter Berücksichtigung aller Daten erscheint folgendes Schema akzeptabel und sinnvoll: ab der 6.–8. und 12.–14. Erythrozytenkonserve substituiert man jeweils rasch 4 FFP, sodass man bei der Gabe von 12 (bzw. 18) EK maximal 4 (bzw. 8) FFP im oben genannten Verhältnis von ca. 1:3 verabreicht hat [11]. Wegen des ausgewogenen Gehalts an Gerinnungsfaktoren und -inhibitoren sollte auch hier das Q-Plasma bevorzugt eingesetzt werden [2]. Die Anweisung zum Auftauen der FFP soll erst dann gegeben werden, wenn das 5. EK übertragen wird und weitere EK-Gaben für notwendig erachtet werden. Durch diese verzögerte Indikationsstellung vermeidet man weitgehend die klinisch ineffektive Gabe von 2 FFP, wie sie vielfach in der Literatur beschrieben ist [1, 3, 17, 24].

Maßnahmen zur Qualitätssicherung

Um den vielbeklagten, nicht indizierten Einsatz von FFP auf ein akzeptables Maß senken zu können, gilt es zuerst die Verbrauchszahlen der einzelnen Abteilungen zu ermitteln und dann patientenbezogen zu hinterfragen [1, 24, 25]. Dafür hat sich v. a. der Einsatz von Algorithmen bewährt [5]. Diese Qualitätssicherungsmaßnahmen sollten dringend durchgeführt werden, wenn in einem Klinikum das Verhältnis der transfundierten Blutprodukte insgesamt 1:3 (FFP : EK) beträgt oder darüber liegt. Die Verbrauchszahlen liegen bereits für jedes Krankenhaus in Deutschland vor, da entsprechend dem neuen Transfusionsgesetz die Verbrauchszahlen aus 1998 im März des Jahres 1999 an das Paul-Ehrlich-Institut gemeldet werden mußten [29].

Da ca. 70% der FFP zusammen mit EK verabreicht werden und nur bei einem geringen Teil der Fälle mehr als 4–6 EK verabreicht werden, müßte im Gesamtverbrauch eines Klinikums die Relation FFP zu EK deutlich unter 1:5 liegen. Um dies zu erreichen, erscheint die Erstellung von abteilungsbezogenen „Transfusionsmedizinischen Dienstanweisungen" sehr hilfreich, eine Aufgabe der im neuen Transfusionsgesetz vorge-

schriebenen Transfusionsbeauftragten. In der Folge müßte dann jeder Arzt, wenn er beim
Blutersatz von der restriktiv gehaltenen Dienstanweisung im Einzelfall glaubt abweichen
zu müssen, die Zustimmung eines Oberarztes einholen [30].

Vermeidung Unerwünschter Arzneimittelwirkungen (UAW)

Die Fokussierung der Ärzte auf die fragliche „Virussicherheit" von Blutprodukten seit
dem AIDS-Skandal und die nachfolgenden Anstrengungen der Blutspendedienste zur
weitgehenden Vermeidung von Virusübertragungen (z. B. Quarantänelagerung der FFP)
haben die Aufmerksamkeit von anderen transfusionsbedingten Komplikationen abge-
lenkt. Nicht zuletzt sollte hierbei an das transfusionsbedingte, nicht-kardiogene Lungenödem („transfusion-related acute lung-injury", TRALI) erinnert werden, eine durch
granulo- und lymphozytäre Antikörper im Spenderplasma ausgelöste Komplikation [22,
23, 31]. Diese Transfusionskomplikation wird häufig übersehen, unter anderem da sich
nach Operationen mit und ohne Transfusionen verschiedene andere klinische Differentialdiagnosen für akute Ateminsuffizienzen finden lassen. In Anbetracht, dass moderate
Hb-Abfälle mit Hämolysezeichen (so diese auch kontrolliert werden!) verschiedene
Ursachen haben können, sollten bei der stets zu gewärtigenden Gefahr der Verwechslung
von Blutkonserven auch AB0-Unverträglichkeiten als Auslöser in die Abklärung mit
einbezogen werden.

Da bei Transfusionen mit den heute zur Verfügung stehenden EK eine zitratbedingte
Hypokalzämie nicht mehr zu befürchten ist und daher die früher bei Transfusionen
übliche Kalziumprophylaxe nicht mehr regelmäßig zur Anwendung kommt, darf für die
FFP-Therapie der Hinweis auf eine hier notwendige Kalziumsubstitution nicht fehlen.
Aufgrund mehrerer, teils letaler Zwischenfälle in den letzten Jahren muss schlußendlich
noch darauf hingewiesen werden, dass aufgrund der Gefahr von bakteriellen Kontami-
nationen die FFP-Beutel nicht im Wasserbad, sondern nur in zertifizierten Wärmegerä-
ten aufgetaut werden dürfen.

Auch sei nochmals darauf hingewiesen, dass die Ärzte durch das neue Transfusionsgesetz dazu aufgefordert sind, den Effekt einer Therapie mit Blutpräparationen zu kon-
trollieren (Dokumentationspflicht). Die kritische Beachtung der klinischen Wirkung
sollte in Verbindung mit den Laborwerten zu einer Hämotherapie nach Maß führen. Das
somit eingesparte Plasma könnte dann zur Entlastung der Importe für die industrielle
Fraktionierung eingesetzt werden (nationale Selbstversorgung im Sinne des Transfusi-
onsgesetzes).

Zusammenfassung

Obwohl in den letzten 20 Jahren fast ausschließlich Studien veröffentlicht wurden, die
einen vielfach mißbräuchlichen Einsatz von FFP belegen, bleiben die FFP-Verbrauchs-
zahlen weltweit, teils mit steigender Tendenz, auf einem unverständlich hohem Niveau.
Anhand allgemein akzeptierter (patho) physiologischer Grundlagen soll ein kritisches
Überdenken der sehr häufig den klinischen Situationen nicht angemessenen FFP-Therapie angeregt werden. Nur durch strikte Berücksichtigung der internationalen Literatur
zur FFP-Substitution und durch schriftliche Festlegungen mit abteilungsbezogenen Leitlinien zur Therapie mit Blut und Blutprodukten („Transfusionsmedizinische Dienstan-

weisung") kann eine qualitätsgesicherte Hämotherapie in den Krankenhäusern etabliert werden. Diese Aufgabe wurde durch das Transfusionsgesetz den Transfusionsverantwortlichen der Krankenhäuser und den Transfusionsbeauftragten in den einzelnen klinischen Abteilungen zugeordnet.

Literatur

1. Barnette RE, Fish DJ, Eisenstaedt RS (1990) Modification of fresh-frozen plasma transfusion practice through educational intervention. Transfusion 30: 253–257
2. Bianco C (1999) Choice of human plasma preparations for transfusion. Transfus Med Rev 13: 84–88
3. Boldt J, Kling D, Bormann B, Züge M, Hempelmann (1989) Homologes Frischplasma in der Herzchirurgie. Mythos oder Notwendigkeit. Anästhesist 38: 353–359
4. Butler AC, Tait RC (1998) Management of oral anticoagulant-induced intracranial haemorrhage. Blood Rev 12: 35–44
5. Coffin C, Matz K, Rich E (1989) Algorithms for evaluating the appropriateness of blood transfusion. Transfusion 29: 298–303
6. Crowley JP, Guadagnoli E, Pezzullo J, Fuller J, Yankee R (1988) Changes in hospital component therapy in response to reduced availability of whole blood. Transfusion 28: 4–7
7. Development Task Force of the College of American Pathologist (1994): Practice parameters for the use of fresh-frozen plasma, cryoprecipitate, and platelets. JAMA 271: 777–781
8. Dupont J, Messiant F, Declerck N et al. (1996) Liver transplantation without the use of fresh frozen plasma. Anesth Analg 83: 681–686
9. Flordal A (1998) Use of desmopressin to prevent bleeding in surgery. Eur J Surg 164: 5–11
10. Giovanetti AM, Paravicini A, Baroni L et al. (1988) Quality assessment of transfusion practice in elective surgery. Transfusion 28: 166–169
11. Hiippala S (1998) Replacement of massive blood Loss. Vox Sang 74 (Suppl 2): 399–407
12. Hiller E, Heim MU (1989) Indikationen für die Therapie mit frischgefrorenem Plasma. Dtsch Med Wochenschr 114: 1371–1374
13. Hiller E, Riess H (1998) Hämorrhagische Diathese und Thrombose. Grundlagen Klinik, Therapie. Wiss. Verlagsges. , Stuttgart
14. Leitlinien zur Therapie mit Blutkomponenten und Plasmaderivaten (1995) des Wiss. Beirats der Bundesärztekammer. Dtsch Ärzte-Verlag, Köln
15. Makris M, Greaves M, Wendy SP et al. (1997) Emergency oral anticoagulant reversal: The relative efficacy of infusion of Fresh Frozen Plasma and clotting factor concentrate on correction of the coagulopathy. Thromb Haemostas 77/3: 477–480
16. Martin DJ, Lucas CE, Ledgerwood AM et al. (1985) Fresh frozen plasma supplement to massive red blood cell transfusion. Ann Surg 202: 505–511
17. Mozes B, Epstein M, Ben-Bassat I, Modan B, Halkin H (1989) Evaluation of the appropriateness of blood and blood product transfusion using preset criteria. Transfusion 29: 473–476
18. Murray DJ, Olson J, Strauss R, Tinker JH (1988) Coagulation changes during packed red cell replacement of major blood loss. Anesthesiology 69: 839–845
19. Neppert J (1982) Therapeutischer Plasmaaustausch. In: Schneider W, Schorer R (Hrsg) Klinische Transfusionsmedizin. Edition Medizin, Weinheim, S 87–109
20. NIH Consensus Conference (1985) Fresh-frozen plasma. Indications and risks. JAMA 253: 551–553
21. Oberman HA (1985) Inappropriate use of fresh frozen plasma. JAMA 253: 556–557
22. Popovsky MA, Chaplin HC, Moore SB (1992) Transfusion-related acute lung injury: a neglected, serious complication of hemotherapy. Transfusion 32: 589592
23. Ramanathan RK, Triulzi DJ, Logan TF (1997) Transfusion-related acute Lung injury following random donor platelet transfusion: A report of two cases. Vox Sang 73: 43–45
24. Shanberge JN (1987) Reduction of fresh-frozen plasma use through a daily survey and education program. Transfusion 27: 226–227
25. Silberstein LE, Kruskall MS, Stehling LC et al. (1989) Strategies for the Review of Transfusion Practices. JAMA 262: 1993–1997
26. Sirchia G. for the Sanguis Study Group (1994) Use of blood products for elective surgery in 43 European hospitals. Transfus Med 4: 251–268
27. Sommoggy S, Fraunhofer J, Jelen-Esselborn S, Stemberger A (1990) Gerinnungsveränderungen bei aotofemoralem Bifurkationsbypass: Ist eine Volumen- und Plasmasubstitution mit Hydroxyäthylstärke allein möglich? Anästhesist 39: 353–360

28. Sutor AH (1998) Desmopressin (DDAVP) in bleeding disorders of childhood. Semin Thromb Hemostas 24: 555–566
29. Transfusionsgesetz – TFG (1998) Bundesgesetzblatt Teil I, Nr. 42: 1752–1760
30. Tuckfield A, Haeusler MN, Grigg AP, Metz J (1997) Reduction of inappropriate use of blood products by prospective monitoring of transfusion request forms. MJA 167: 473–476
31. Werff YD, Houwen HK, Heijmans PJ et al. (1997) Postpneumonectomy pulmonary edema. A retrospective analysis of incidence and possible risk factors. Chest 111/5: 1278–1284

Der schwere Asthmaanfall

M. FISCHER (Bonn)

Asthma bronchiale ist eine entzündliche Atemwegserkrankung, die durch eine bronchiale Hyperreaktivität und Obstruktion der Atemwege charakterisiert ist. Ein schwerer Asthmaanfall ist heute noch eine lebensbedrohliche Erkrankung dessen Mortalität selbst durch neuere Therapiekonzepte nicht wesentlich reduziert werden konnte.

Der Anästhesist wird mit dieser Erkrankung im Rahmen der Prämedikationsvisite, als perioperative Komplikation oder als Notfallmediziner in der prähospitalen Patientenversorgung konfrontiert. Er sollte das Asthma bronchiale hinsichtlich seiner perioperativen Risikoerhöhung einschätzen können, die auslösenden Reize im Rahmen der Anästhesie – z. B. Intubation, Medikamente und Schmerzen – kennen und vermeiden und, falls es zu einem Bronchospasmus kommt, die aktuellen therapeutischen Richtlinien umsetzen können.

Epidemiologie

In der Notfallmedizin sind Atemwegserkrankungen in ca. 7% der Fälle und Asthma bronchiale in ca. 4% der Grund des Einsatzes. Das bedeutet für eine Stadt wie Bonn mit 330.000 Einwohnern und jährlich ca. 5000 Notarzteinsätzen, dass täglich ein Patient aufgrund von lebensbedrohlichen Atemwegserkrankungen notärztlich behandelt wird. Dabei stellt der schwere Asthmaanfall aufgrund seiner dramatischen Klinik, nicht immer leichten Diagnose und Therapie eine besondere Herausforderung für den Notarzt dar.

Im Rahmen der klinischen Anästhesie sind folgende Zahlen von Bedeutung:
- Die Prävalenz des Asthma bronchiale beträgt bei Kindern 10%,
  – bei Erwachsenen 5%.
- Eine bronchiale Hyperreagibilität, die perioperativ einen Bronchospasmus bedingen kann, findet sich bei 10% ansonsten symptomfreier -Erwachsener und
  – bei 16% der Kinder.

Einer großen skandinavischen Studie zufolge betrug die Inzidenz eines schweren, intensiv behandlungsbedürftigen Bronchospasmus 1,7/1000 Patienten. Dieses Risiko war bei vorbestehenden Atemwegsobstruktionen erhöht (8/1000) und lag bei Kindern mit akuten Atemwegsinfekten sogar bei 41/1000. Diese Zahlen lassen es deshalb gerechtfertigt erscheinen, gerade bei Kindern unter 5 Jahren Elektiveingriffe zu verschieben, wenn akute Atemwegserkrankungen vorliegen.

Pathophysiologie

Der Tonus der Bronchialmuskulatur unterliegt der Steuerung verschiedener nervaler und humoraler Regelkreise. Es gilt den Atemwegsquerschnitt hinsichtlich des Totraumvolumens und des Atemwegswiderstands zu optimieren. Das parasymphatische Nervensystem spielt hierbei eine entscheidende Rolle. Nach Irritation der Atemwege wird der Hustenreflex über parasympathische Afferenzen ausgelöst und der Bronchialtonus cholinerg vermittelt über parasympathische Efferenzen erhöht. Das sympathische Nervensystem reguliert die Weite der Atemwege vorwiegend über die im Blut zirkulierenden Katecholamine, welche nach Stimulation der β_2-Rezeptoren den Tonus der Bronchialmuskulatur vermindern.

Beim allergischen Asthma bronchiale kommt es nach Antigenexposition – Pollen, Nahrungsmittel, Medikamente – auf der Oberfläche sensibilisierter Mastzellen zu einer IgE-vermittelten Antigen-Antikörper-Reaktion dem sog. "bridging". Durch diese Reaktion werden bronchokonstriktorische Mediatoren freigesetzt, unter anderem Histamin, Bradykinin und die sog. "slow-reacting substances of anaphylaxis".

Bei den nicht allergischen Formen des Asthma bronchiale liegt eine Störung des obenbeschriebenen Regelkreises vor, sodass eine bronchiale Hyperreagibilität resultiert. Dies bedeutet, dass Irritationen oder Noxen, welche Gesunde ohne Folgen tolerieren, bei prädisponierten Patienten einen Asthmaanfall auslösen können. Als auslösende Ursachen kommen unter anderem in Frage:

- Infektionen der Atemwege,
- physikalische Reize
  - Kälte,
  - Bronchoskopie,
  - Intubation,
- körperliche Anstrengung,
- chemische Noxen
  - Ozon,
  - Isocyanate,
  - Chlor- und Schwefelverbindungen,
- psychische Vorgänge.

Die Pathophysiologie des asthmatischen Anfalls ist gekennzeichnet durch eine Atemwegsobstruktion, die klinisch eine ausgeprägte Dyspnoe und Tachypnoe bedingt. Bronchokonstriktion, Hyper- und Dyskrenie sowie ein Schleimhautödem tragen zur Atemwegsobstruktion bei. Die häufig beobachtete arterielle Hypoxie ist das Resultat einer gesteigerten Atemarbeit und des erhöhten O_2-Verbrauchs auf der einen Seite und dem verminderten O_2-Angebot auf der anderen Seite. Denn bedingt durch eine Atemwegsobstruktion werden einige Lungenabschnitte schlecht oder gar nicht ventiliert, sodass venöses Blut ohne Oxygenierung und Decarboxylierung in den systemischen Kreislauf gelangt. Diese Zunahme des sogenannten Rechts-links-Shunts bedingt ein Abfall des p_aO_2 und ein Anstieg des p_aCO_2. Die Überblähung der Lunge mit konsekutiver Kompression der Lungenstrohmbahn sowie eine hypoxiebedingte Konstriktion der Pulmonalgefäße kann zusätzlich eine ausgeprägte pulmonale Hypertonie verursachen. Dies kann im Rahmen eines asthmatischen Anfalls ein akutes Rechtsherzversagen bedingen und sogar zum Tode des Patienten führen.

Praktische Durchführung einer Anästhesie bei vorbestehendem Asthma bronchiale

Prämedikationsvisite

Die Prämedikationsvisite dient der Identifikation von Patienten mit Asthma bronchiale oder bronchialer Hyperreagibilität, um die Planung notwendiger Voruntersuchungen, des optimalen Operationszeitpunkts und des geeigneten Anästhesieverfahrens vornehmen zu können. Anamnestisch sollte insbesondere nach Symptomen der Dyspnoe, nach z. B. Kälte oder Rauchexposition, und nach Infekten der obereren Atemwege gefragt werden.

Da Atemwegsinfekte die bronchiale Empfindlichkeit steigern, sollte bei akuten und floriden Infekten nur im Notfall eine Allgemeinanästhesie durchgeführt werden. Weil aber eine bronchiale Hyperreagibilität mit dem Risiko eines perioperativen Bronchospasmus bis zu 6 Wochen nach akutem Infekt bestehen bleibt, sollten elektive Eingriffe bei jüngeren Kindern um 2–6 Wochen verschoben werden. Bei Erwachsenen und über 5-jährigen Kindern scheint das Risiko in der postakuten Phase des Infekts aufgrund der anatomisch weiteren Atemwege jedoch nicht erhöht zu sein, sodass nach Abklingen eines akuten Infekts elektive Eingriffe mit dem üblichen Risiko durchgeführt werden können.

Ergeben sich nach Anamnese oder Untersuchung Hinweise auf eine bronchiale Hyperreagibilität, so sollten die Patienten mit klinischer Symptomatik einer Bronchospastik, aber auch jene, die bei bekannter Erkrankung unter entsprechender Dauertherapie stehen, einem Lungenfuntionstest mit β_2-sympathomimetischer Provokation zugeführt werden. Steigt die Einsekundenkapazität (FEV_1) nach Applikation des β_2-Sympathomimetikums um mehr als 15% an, so ist der Patient nicht optimal vorbehandelt. Ein Umstellung oder Erweiterung der broncholytischen Therapie ist empfehlenswert, da sie das perioperative Risiko senkt.

Wahl des Anästhesieverfahrens

Verfahren der Regionalanästhesie sind einer Allgemeinanästhesie mit Intubation vorzuziehen. Die Inzidenz von Bronchospasmen oder pulmonalen Komplikationen sind nach Regionalverfahren geringer. Die Regionalanästhesie gilt bei Patienten mit Asthma bronchiale als das Verfahren der Wahl. Beachtet werden muss jedoch, dass bei zu hoher Blockade nach rückenmarknahen Verfahren oder Phrenikusparese bei supraklavikulärer Plexusanästhesie die Atmung des Patienten beeinträchtigt werden kann, da die Funktion der Abdominal- und Interkostalmuskulatur oder des Zwerchfells u. U. gestört wird.

Ist eine Allgemeinanästhesie unumgänglich, so sollten bei ihrer Durchführung alle Maßnahmen ergriffen werden, um das Auftreten eines Asthmaanfalls zu verhindern. Bei kleineren Eingriffen gilt es, die Intubation zu vermeiden und die Beatmung über eine Gesichts- oder Larynxmaske durchzuführen. Es sollte eine Prämedikation mit adäquat dosiertem Benzodiazepin zur Anxiolyse und Abschirmung durchgeführt werden.

Als Prophylaxe wird eine Glukokortikoidstoßtherapie empfohlen, und zwar am Vorabend und am Morgen des Operationstages (z. B. 0,5–1 mg/kgKG Methylprednisolon p.o.), β_2-Sympathomimetika ca. 30 min vor Intubation (z. B. 0,4–0,8 mg Fenoterol inhalativ; 1 Aerosolstoß = 0,2 mg) und Lidocain 5 min vor Intubation (2 mg/kgKG i.v.).

Für die Narkoseeinleitung sind Propofol (2–2,5 mg/kgKG i.v.) und Ketamin (1–2 mg/kgKG i.v.) besser geeignet als Etomidate und Barbiturate, welche bei nur geringer Reflexdämpfung und möglicher Histaminfreisetzung bronchokonstriktorische Reaktionen hervorrufen können. Nicht Histamin freisetzende Opiate wie Fentanyl, Sufentanil und Remifentanil sollten im Sinne einer balancierten Anästhesie zur Unterdrückung von Atemwegsreflexen und Gewährleistung einer ausreichenden Anästhesietiefe eingesetzt werden. Eine zu rasche Injektion der Opiate ist zu vermeiden, um nicht eine Thoraxwandrigidität auszulösen.

Voltatile Anästhetika sind ein fester Bestandteil der balancierten Anästhesie auch beim Patienten mit bronchialer Hyperreagibilität. Sie relaxieren die glatte Muskulatur der Atemwege, dämpfen die Atemwegsreflexe und sind bronchodilatatorisch wirksam. Halothan scheint hinsichtlich letzgenannter Wirkung potenter zu sein als Isofluran, Enfluran und Sevofluran, weist aber den Nachteil der Proarrhythmogenität auf. Isofluran und Desfluran gelten als atemwegsirritierend. Unter Abwägung der Vor- und Nachteile sowie der Pharmokokinetik der verschiedenen volatilen Anästhetika, scheint Sevofluran das für den asthmatischen Patienten am besten geeignete zu sein. Jedoch muss einschränkend hinzugefügt werden, dass die Datenlage zur Zeit nicht groß genug ist, um dieses abschließend beurteilen zu können.

Muskelrelaxanzien sind beim asthmatischen Patienten nicht unproblematisch. Sie können histaminvermittelt den Tonus der bronchialen Muskulatur erhöhen (Atracurium, cis-Atracurium, Mivacurium) und die cholinerge Bronchokonstriktion verstärken (Pancuronium). Des Weiteren kann beim Asthmatiker schon ein geringer Muskelrelaxansüberhang bei Operationsende die Spontanatemfähigkeit stark beeinträchtigen. Insofern scheint ein sparsamer Umgang mit Muskelrelaxanzien unter Bevorzugung des Vecuroniums bei intraoperativer Überwachung des Relaxierungsgrades empfehlenswert zu sein.

Therapie bei intraoperativem Auftreten eines asthmatischen Anfalls

Kommt es trotz aller Vorsichtsmaßnahmen intraoperativ zu einem Asthmaanfall, so ist eine rasche Diagnosestellung und konsequente Therapie erforderlich. Ein typischer Auskultationsbefund mit Brummen und exspiratorischem Giemen und ein verlängertes Exspirium sind richtungweisend. Ergänzend kann der erhöhte Atemwegsdruck sowie das verzögerte Ansteigen der Kapnographiekurve zur Diagnosefindung beitragen. Differentialdiagnostisch sollte immer an eine Fehllage des Tubus (ösophageal, einseitig), eine Verlegung der Atemwege durch Sekrete, ein Lungenödem, Pneumothorax und das Abknicken von Tubus oder Beatmungschläuchen gedacht werden.

Bei intraoperativem Auftreten sollte als Erstmaßnahme die Anästhesie vertieft werden. Je nach Situation und gewähltem Anästhesieverfahren kommen Inhalationsanästhetika, aber auch Ketamin und Propofol in Frage. Fällt die pulsoxymetrische Sättigung ab, ist die inspiratorische O_2-Konzentration zu steigern. Eine PEEP-Beatmung ist umstritten. Wenn erforderlich, sollte der endexspiratorische Druck 3 cm H_2O nicht überschreiten, weil in obstruierten Lungenabschnitten mit dem Auftreten eines Auto-PEEP zu rechnen ist. Dieser ist mit unserem Beatmungsdruckmonitoring nicht zu erfassen und kann zu gefährlichen Überblähungen des Lungenparenchyms führen.

Die medikamentöse Therapie stützt sich im wesentlichen auf die Applikation von
- β_2-Sympathomimetika (z. B. 0,4 mg Fenoterol inhalativ alle 10 min; 1 Aerosolstoß = 0,2 mg) und
- Glukokortikoiden (z. B. 0,5–1 mg/kgKG Methylprednisolon alle 6 h i.v.).

Besonders hervorzuheben ist, dass die Dosieraerosole mittels spezieller Adapter während der Inspiration direkt in den Tubus zu applizieren sind, da sie andernfalls ihren Wirkort nicht erreichen. Bleibt die Therapie ineffektiv, so ist die *intravenöse Gabe von β2-Sympathomimetika* (z. B. 0,09 mg Reproterol langsam i.v.) zu überlegen. *Theophyllin*, dessen Stellenwert in der Dauertherapie des Asthma bronchiale unbestritten ist, scheint in der Akuttherapie des Asthmaanfalls wenig wirksam zu sein, wenn β2-Sympathomimetika und Glukokortikoide als Erstmedikation schon gegeben wurden. Greifen obengenannte Maßnahmen nicht, so ist die Gabe von *Magnesiumsufat* (2 g über 20 min i.v.) oder die *Inhalation von Anticholinergika* (z. B. 72 μg Ipratropiumbromid; 1 Aerosolstoß = 18 μg; langsamer Wirkungseintritt) zu versuchen.

Beim schweren Asthmaanfall mit Atelektasenbildung durch zähen Schleim, kann die Bronchoskopie kombiniert mit *bronchoalveolärer Lavage* hilfreich sein. Als Spülflüssigkeiten sind u. a. 0,9% NaCl und Acetylcysteinlösungen untersucht worden. Bei Indikationsstellung ist zu beachten, dass die Bronchoskopie eine Bronchospastik verstärken und einen p_aO_2-Abfall über Stunden bewirken kann.

Eine erst experimentell untersuchte Option stellt die Inhalation eines Helium-Sauerstoff-Gemisches (*Heliox*: 20–40% O_2 und 80–60% Helium) dar. Aufgrund einer Verringerung der turbulenten Strömung in den Atemwegen führt die Helioxinhalation zu einer Abnahme der klinischen Symptomatik und zu einer Steigerung des exspiratorischen Spitzenflusses. Zu bedenken ist, dass Heliox nicht die Obstruktion vermindert und deshalb bestenfalls die Zeit überbrücken hilft, bis die bronchodilatative Therapie wirkt.

Therapie des Asthmaanfalls bei nicht intubierten Patienten

Die Basistherapie beinhaltet:
- beruhigende und unterstützende Führung des Patienten durch den Arzt,
- Anlage eines intravenösen Zugangs und der Infusion von Vollelektrolytlösung,
- Gabe von Sauerstoff und
- Applikation der oben genannten Medikamente:
    - β2-Sympathomimetika inhalativ,
    - Kortikosteroide i.v.,
    - ggf. Parasympatholytikum inhalativ und
    - Theophyllin i.v..

Die O_2-Gabe ist indiziert, wenn die pulsoxymetrische Sättigung kleiner als 90% ist. Es werden 2–4 l O_2 pernasal appliziert, höher Flußraten sind bei möglichen Rechts-links-Shunts in der Regel unwirksam.

Bei Patienten mit chronisch-obstruktiver Lungenerkrankung ist zu beachten, dass der Atemantrieb bei manchen Patienten nicht über den arteriellen CO_2- sondern über den O_2-Partialdruck geregelt wird, was zur Folge haben kann, dass die O_2-Gabe einen Atemstillstand verursacht. Eine Sedierung sollte nur nach strenger Indikationsstellung mit Vorsicht durchgeführt werde, da bei Patienten mit akuter Hyperkapnie eine Sedierung den Atemantrieb weiter senken kann. Promethazin (Atosil) – langsam titrierend gegeben – ist den Benzodiazepinen vorzuziehen, welche zusätzlich muskelrelaxierend wirken. Als erweiterte Maßnahmen kommen folgende Möglichkeiten in Betracht:
- β2-Sympathomimetikum i.v.,
- Magnesiumsulfat i.v.,
- Heliox inhalativ (s. oben).

Läßt sich trotz dieser Maßnahmen der Zustand des Patienten mit schwerem Asthmaanfall nicht verbessern, so ist eine Narkoseeinleitung mit *Ketamin* (1–2 mg/kgKG i.v.) mit nachfolgender endotrachealer Intubation und Beatmung in Betracht zu ziehen.

Weiterführende Literatur

Allen S (1996) Management of the patient with asthma. Curr Opin Anaesthesiol 9: 254–258
Gal TJ (1994) Bronchial hyperresponsiveness and anesthesia: Physiological and therapeutic perspectives. Anesth Analg 78: 559–573
Jalowy A, Peters J, Groeben H (1998) Stellenwert der bronchialen Hyperreagibilität in der Anästhesiologie. Anästhesiol Intensivmed Notfallmed Schmerzther 33: 150–162
Meissner E (1999) Schwerer Asthma-bronchiale-Anfall. Intensivmed 36: 145–155

Dermatosen in der Intensivmedizin

M. Fischer (Halle), J. Wohlrab, W.C. Marsch

Intensivmedizinisch relevante Dermatosen lassen sich in 3 Kategorien einteilen:
1. intensivpflichtige Dermatosen,
2. Dermatosen als Folge der Intensivtherapie,
3. schwere und lebensbedrohliche Allgemeinerkrankungen mit Hautsymptomen.

Diese Einteilung weist inhaltlich allerdings Überschneidungen auf. In der nachfolgenden Darstellung sollen die beiden ersten Gruppen im Vordergrund stehen. Klinische Bilder sind im Internet im *Dermatologie Online Atlas* (http://www.derma.med.uni-erlangen.de/bilddb/index_d.htm) verfügbar.

Intensivpflichtige Dermatosen

Abgesehen von den malignen Tumoren der Haut gibt es verschiedene potentiell lebensbedrohliche Dermatosen. Die Gefährlichkeit liegt meist in einer großflächig geschädigten Barrierefunktion der Haut, die mit einem hohen transepidermalen Protein- und Wasserverlust einhergeht. Darüber hinaus ist das Eindringen von Bakterien, Viren und Pilzen erleichtert. Zur Diagnosestellung ist bei allen großflächigen oder sich rasch ausdehnenden Dermatosen eine Biopsie unabdingbar.

Ausgehend von der klinischen Symptomatik stehen folgende Leitsymptome im Vordergrund: Blasen/Exfoliation, ausgedehnte bzw. generalisierte Hautrötung (Erythrodermie), generalisierte Pusteln und Hautblutungen.

Blasen/Exfoliation

Blasenbildung oder Exfoliation an der Haut sind durch eine Kontinuitätsunterbrechung zwischen Epidermis und Korium oder innerhalb der einzelnen Schichten der Epidermis bedingt. Bei diesem Leitsymptom sind die, früher unter dem Begriff Lyell-Syndrom zusammengefassten Krankheitsbilder, *toxische epidermale Nekrolyse (TEN)* und das *subkorneale Staphylokokkenschälyndrom (SSSS)* von besonderer Bedeutung. Darüber hinaus sind weitere Differentialdiagnosen zu berücksichtigen (Tabelle 1).

Die TEN ist die Maximalvariante einer lymphozytär vermittelten zytotoxischen Aggression auf die basale Epidermis, die mit einer subepidermalen Spaltbildung einhergeht. Meist geht die TEN akut oder sogar perakut aus einem Erythema exsudativum multiforme majus (EEMM) oder einem Stevens-Johnson-Syndrom (SJS) hervor.

Das Leitsymptom des *Erythema exsudativum multiforme majus* sind schießscheibenartige Kokarden (sog. „target lesions"), die mit hämorrhagischen Erosionen der Mundschleimhaut kombiniert sind. Kokarden sind sehr charakteristische und einprägsame

Tabelle 1. Dermatosen mit großflächiger Exfoliation

Dermatose	Weitere Symptome	Pathogenese	Therapie	Bemerkung
SSSS	Schleimhäute frei	Staphylogenes Exfoliatin (epidermolytisches Toxin A/B)	Antibiose, ggf. Dialyse	Nierenfunktion?
GBFDE	Blasen <10% KOF Schleimhäute frei	Siehe TEN	Siehe TEN	
EEMM	Kokarden <10% KOF Schleimhäute betroffen	Siehe TEN	Siehe TEN	
SJS	Erythematöse Maculae <10% KOF Schleimhäute betroffen	Siehe TEN	Siehe TEN	
Übergang SJS/TEN	Maculae/Erosionen/ Kokarden 10–30% KOF Schleimhäute betroffen	Siehe TEN	Siehe TEN	
TEN	Maculae/Erosionen/ Kokarden >30% KOF Schleimhäute betroffen	Zytotoxische Attacke auf basale Keratinozyten Medikamente/Erreger	Antigen ausschalten Steroide Îmmunglobuline?	Genetische Prädisposition?
Pemphigus-gruppe	Schleimhäute oft betroffen Schlaffe Blasen/Krusten	Auto-Ak Oesmoglein 1/3	Immunsuppression Gold	
Bullöses Pemphigoid	Schleimhäute meist frei Straffe, teils hämorrhagische Blasen	Auto-Ak	Steroide	Tumor?

Effloreszenzen, die aus einer zentralen, meist lividen Blase mit konzentrisch ineinander übergehenden weißlichen und rötlichen Ringen (mindestens 2) bestehen.

Beim *Stevens-Johnson-Syndrom* hingegen ist die Kombination aus Erythemen und hämorrhagischen Schleimhauterosionen typisch. Beiden gemeinsam ist, dass jeweils weniger als 10% der Körperoberfläche betroffen sind. Die Prognose ist per se gut, die Letalität liegt unter 1%. Die Gefahr liegt in erster Linie in Superinfektionen und dem Übergang in eine TEN.

Sichere Parameter, die den Übergang eines EEMM oder SJS in eine TEN anzeigen, sind nicht bekannt. Engmaschige Kontrollen des klinischen Verlaufs (Zunahme der Flächen-ausdehnung, großflächige Exfoliation, Fieber) sind daher besonders wichtig. Der Über-gang vom EEMM oder SJS zur TEN ist fließend und wird in erster Linie durch die betroffene Körperoberfläche (KOF) bestimmt:
– 10–30% KOF = Übergangsform SJS/TEN,
– >30% KOF = TEN.

Kokarden sind bei der TEN nur noch teilweise, meist im Randbereich der Läsionen erkennbar. Im Vordergrund steht dann die Exfoliation auf Erythemen. Die TEN ist mit einer Letalität von bis zu 30% bei Erwachsenen und 5–15% bei Kindern behaftet. Die Inzidenz aller *„schweren Hautreaktionen"* (s. auch Tabelle 1) wird in Deutschland mit ca. 1,9 Fälle/1 Mio. Einwohner/Jahr angegeben.

Die pathogenetischen Mechanismen, die zur Ausbildung einer schweren Hautreaktion im Sinne einer TEN führen, sind weitgehend unbekannt. Meistens ist das Krankheitsbild durch Arzneimittel ausgelöst:

Häufige medikamentöse Auslöser schwerer Hautreaktion (lt. Dokumentationszentrum „Schwere Hautreaktionen in der Bundesrepublik Deutschland" in Freiburg)
- Sulfonamide
- Nichtsteroidale Antiphlogistika
- Metamizol
- Phenytoin
- Barbiturate
- Penicilline
- Allopurinol
- Carbamazepin

Nur in Einzelfällen wurden Viren der Herpesgruppe, Vakzinationen oder Mykoplasmen als Ursache gefunden. Da eine TEN bei einer akuten lymphatischen Leukämie, einer HIV-Infektion und nach einer Radiatio häufiger auftritt, scheint eine „Alteration des Immunsystems" ein prädisponierender Faktor zu sein. Darüber hinaus zeigte sich bei Patienten mit einer TEN eine verlangsamte Fähigkeit zur Acetylierung. Durch eine verlangsamte Acetylierung werden Medikamente verstärkt oxydativ über das Cytochrom-P450-System und damit über (immunologisch) aktive Metaboliten abgebaut. Der zugrundeliegende „individuelle Faktor" findet durch eine erhöhte Assoziation einer TEN mit den HLA-Allelen A2, B12, A29 und DR7 seine Entsprechung.

Nach der Diagnose einer TEN steht die rasche Erkennung des auslösenden Agens und dessen Elimination im Vordergrund. Grundsätzlich sollte die medikamentöse Therapie auf die unbedingt vital indizierten Präparate beschränkt werden. Substanzen, die innerhalb der letzten 3 Monate, besonders aber innerhalb der letzten 21 Tage neu angesetzt wurden, sollten ab- oder umgesetzt werden.

Die Gabe von hochdosierten Steroiden ist ein übliches, gleichwohl umstrittenes Therapiekonzept. Die klinische Erfahrung zeigt, dass deren Wirkung begrenzt ist. Vermutlich kann die Initiation der zytotoxischen Reaktion nach Einsetzen der klinischen Symptomatik kaum mehr aufgehalten werden. Wenn Glukokortikoide eingesetzt werden, sollte eine kurze (ca. 5–7 Tage) und hochdosierte (ca. 100–500 mg/Tag) intravenöse Therapie erfolgen um das Risiko einer iatrogenen Immunsuppression zu minimieren. Der Einsatz von hochdosierten intravenösen Immunglobulinen, Plasmapherese und Cyclosporin A wurde in Einzelfällen als wirksam beschrieben, allerdings existieren hier keine kontrollierten Studien.

Insgesamt müssen die Patienten wie Verbrennungsopfer behandelt werden (Lagerung auf Metalline-Folien, Schmerztherapie, Volumensubstitution). Die oft sehr schmerzhaften Schleimhauterosionen können mit Lidocain-Spray und antiseptischen Lösungen (z. B. Polyvidonjod) behandelt werden. Eine breite antibiotische Abschirmung ist durchaus sinnvoll.

Wichtiger Hinweis. In Deutschland werden die oben genannten Erkrankungen durch das Dokumentationszentrum „Schwerer Hautreaktionen in der Bundesrepublik Deutschland" in Freiburg erfaßt. Alle Verdachtsfälle sollten dort umgehend gemeldet werden. *Telefon:* 0761-270-6723/ -6784); *Internet-Informationen:* http://www.ukl.uni-freiburg.de/haut/dzh/homede.htm; *E-mail:* dzh@hau180.ukl.uni-freiburg.de.

Die wichtigste Differentialdiagnose der TEN ist das *subkorneale Staphylokokkenschäl-syndrom (SSSS)*. Es ist klinisch ebenfalls durch blassrote Erytheme mit Exfoliation ge-kennzeichnet. Der einzige sichere klinische Unterschied besteht darin, dass beim SSSS die Mundschleimhaut *nicht* betroffen ist. Zur Sicherung der Diagnose ist so rasch wie möglich eine Hauthistologie (Schnellschnitt) anzustreben, die beim SSSS eine subkornea-le Spaltbildung zeigt. Ursache ist die Wirkung des staphylogenen Toxins Exfoliatin (epidermolytisches Toxin A und B), das von Staphylokokken der Phagengruppe II (selten I, III) gebildet wird. Der staphylogene Fokus liegt fast immer extrakutan und ist nicht selten oligo- oder asymptomatisch. Wesentliche Voraussetzung für die Realisation eines SSSS ist das Vorliegen einer Niereninsuffizienz, da Exfoliatin gut renal eliminiert wird. Bei adulten Fällen von SSSS ist die Niereninsuffizienz meist im Rahmen einer anderen Grundkrankheit erworben. Demgegenüber steht die physiologische relative renale Un-reife bei Neugeborenen und Kleinkindern. Die Variante des neonatalen SSSS wird auch als Morbus Ritter von Rittershain bezeichnet.

Therapeutisch stehen staphylokokkenwirksame Antibiotika und eine forcierte Diure-se, ggf. Dialyse im Vordergrund. Da es sich um ein infektiöses Geschehen handelt, sind Steroide im Gegensatz zur TEN kontraindiziert, da sie die Toxinwirkung am keratino-zytären Rezeptor potenzieren. Die Lokaltherapie entspricht der der TEN (s. oben).

Wegen der unterschiedlichen Ätiologie und daraus resultierenden differenten Thera-pie ist eine rasche Abgrenzung der TEN vom SSSS äußerst wichtig. Ist keine Möglichkeit gegeben, via Schnellschnitt die klinische Diagnose zu sichern, kann die Blasengrundzyto-logie (Tzanck-Test) weiterhelfen. Dabei wird zunächst durch tangentialen Druck eine frische Blase/Erosion erzeugt (Nikolski-Phänomen). Nach Entfernung des Blasendaches wird vorsichtig mit z. B. der stumpfen Seite eines Fadenmessers über den Blasengrund geschabt. Das gewonnene Material kann sofort mit Methylenblau oder nach Pappenheim gefärbt werden. Im Falle einer TEN zeigen sich Granulozyten und nekrotische Keratino-zyten, während beim SSSS vitale, abgerundete Keratinozyten des Stratum spinosum und granulosum sichtbar werden. Da das SSSS eine Exotoxinkrankheit ist, sind die verursa-chenden Bakterien im Tzanck-Test nicht nachweisbar.

Die weitere Differentialdiagnose der Blasen und Exfoliationen umfaßt noch das *gene-ralisierte bullöse fixe Arzneiexanthem* (GBFDE). Dabei sind weniger als 10% der Körper-oberfläche betroffen, die Schleimhäute in der Regel frei und das Allgemeinbefinden nicht wesentlich gestört. Darüber hinaus sind noch blasenbildenden Autoimmunerkrankun-gen der *Pemphigusgruppe*, die auch medikamentinduziert sein können, auszuschließen. Diese äußern sich durch schlaffe Blasen und (Mund-)Schleimhauterosionen (häufig über Wochen erstes und alleiniges Symptom). Ferner sind großflächige Varianten des *bullöses Pemphigoids* und die *Epidermolysis bullosa acquisita* zu erwägen, deren Leitsymptom wegen der subepidermalen Spaltbildung straffe Blasen sind. Der Verlauf ist jedoch meist wesentlich langwieriger als bei TEN oder SSSS. In jedem Fall hilft die frühzeitige Histo-logie weiter.

Erythrodermie

Ein Erythem von mehr als 90% der Körperoberfläche wird als Erythrodermie, ein Befall von bis zu 75% als Suberythrodermie bezeichnet. Klinisch bestehen zudem meist eine ausgeprägte Schuppung (Proteinverlust!), ein gesteigerter transepidermaler Wasserver-lust und ein nicht selten quälender Pruritus. Die Ursachen einer Erythrodermie sind vielfältig. Nach eigenen Untersuchungen sind dabei Exazerbationen vorbestehender

Hauterkrankungen die häufigsten Auslöser. Hier sind insbesondere erythrodermische Verlaufsformen der atopischen Dermatitis und der Psoriasis von Bedeutung.

Die Differentialdiagnose schließt darüber hinaus noch andere, seltenere Dermatosen (z. B. Pityriasis rubra pilaris) und insbesondere die erythrodermischen Varianten der kutanen T-Zell-Lymphome (z. B. Sézary-Syndrom) ein. Ferner sind Arzneimittelreaktionen mögliche Ursachen. Bis zu 48% der Erythrodermien bleiben in ihrer Ätiologie hingegen ungeklärt. Die Diagnose ergibt sich aus der detaillierten Anamnese und der Histologie.

Die Therapie richtet sich nach der Grundkrankheit. Häufig können jedoch systemische Steroide (z. B. 100 mg Prednisolon-Äquivalent) durch den vasokonstriktiven Effekt eine rasche Linderung erzielen. Diese zeigen nicht selten auch einen günstigen Effekt bei der Behandlung des häufig parallel bestehenden Pruritus.

Generalisierte Pustulosen

Generalisierte Pustulosen sind sehr selten. Sie entstehen meist subakut. Im Vordergrund der Diagnostik steht zunächst die Differenzierung zwischen infektiösen und sterilen Pusteln. Neben Abstrichen auf Erreger und Resistenz sowie Candida albicans ist für die schnelle Diagnostik die Gram-Färbung hilfreich. Klinisch sind generalisierte Pustulosen nicht selten von einer Erythrodermie/Suberythrodermie begleitet.

Die erregerbedingten generalisierten Pustulosen sind meist durch Staphylokken oder Candida albicans verursacht. Eine Immunsuppression ist hierfür die wesentliche Voraussetzung.

Die sterilen Varianten sind in Tabelle 2 zusammengefaßt.

Die *Akute generalisierte exanthematische Pustulose* (AGEP) ist dabei für die Intensivmedizin am bedeutsamsten, da sie vielfach durch Arzneimittel ausgelöst werden kann. Die häufigsten auslösenden Medikamente sind Antibiotika (Penicilline und Makrolide). Darüber hinaus sind derartige Reaktionen für die verschiedensten anderen Medikamente (z. B. Diltiazem) beschrieben. In einigen Fällen konnten jedoch auch virale Infekte mit Enteroviren oder eine Hypersensitivitätsreaktion auf Quecksilber als Auslöser identifiziert werden. Klinisch kommt es akut bis subakut, ausgehend vom Gesicht oder den intertriginösen Räumen, zur Aussaat kleiner (<5 mm) Pusteln. Parallel dazu bestehen Fieber sowie Juckreiz. Eine Leukozytose mit relativer Neutrophilie ist typisch. Komplizierend kann eine passagere Niereninsuffizienz, Hypokalzämie und Hypalbuminämie hinzutreten.

Therapeutisch steht die Erkennung des auslösenden Agens und dessen Vermeidung im Vordergrund. Da sich arzneimittelinduzierte generalisierte Pustulosen in ca. der Hälfte der Fälle innerhalb des ersten Tages nach Einnahme des Medikaments entwickeln, ist der ätiologische Zusammenhang meist offenkundig. Akut sind Steroide – in Einzelfällen auch lokal – das Therapeutikum der Wahl. Ansonsten richtet sich die Behandlung nach der jeweiligen Grundkrankheit (Tabelle 2).

Hautblutungen

Einblutungen in die Haut werden je nach Größe in Petechien (punkt- oder linsengroße) und flächige Blutungen (Ekchymosen, Suggilationen) unterteilt. Petechien sind typisch für eine thrombozytäre (z. B. thrombozytopenische Purpura) oder vaskuläre (z. B. Vasculitis allergica) Genese. Flächenhafte Blutungen werden als Blutungen vom Hämophi-

Tabelle 2. Differentialdiagnose generalisierter Pustulosen

	IgA-Pemphigus	Subkorneale Pustulose Sneddon-Wilkinson	Psoriasis pustulosa generalisata	Akute generalisierte exanthematische Pustulose (AGEP)	Sterile eosinophile Pustulose
Ätiologie:	Unbekannt	Unbekannt	Maximalvariante der Psoriasis vulgaris	Medikament/Infekt	unbekannt
Klinik:	• Stammbetont Pusteln • Schleimhaut frei • guter AZ	• Stamm, proximale Extremitäten • Kopf, Palmae, Plantae frei • Bis bohnengroße Pustel, Erythem	• generalisiert • Palmae/Plantae • Seenartige Konfluenzen • AZ ↓	• Generalisiert • Distale Extremitäten • Erythematöser Randsaum • AZ ↓	• Konfluierende erythematöse Papeln • Pustel • Narben/Hyperpigmentierung
Histologie:	• Subkorneale Pustel • IF: netzartig IgA intraepidermal	• Einkammerige Pusteln Subkorneal • Evtl. Spongiose/Akanthose	• Munro-"Makroabszesse"	• Intraepidermale Pustel • (geringe) Leukozytoklasie	• Intraepidermal • Follikulär • Eosinophile
Therapie:	50–150 mg Dapsone	50–150 mg Dapsone Retinoide	Steroide, Ciclosporin,	Steroide	Dapsone/Steroide
Bemerkungen:		Gammopathie?	Variante: Impetigo herpetiformis		HIV ?

Cave: immer Auschluss einer bakteriellen Genese!

lietyp beschrieben. Nicht selten findet sich jedoch auch eine Kombination beider Blutungstypen (Petechien und Ekchymosen) – beispielsweise bei der disseminierten intravasalen Gerinnung, die als *Purpura fulminans* bezeichnet wird.

Die häufigste Ursache der Purpura fulminans sind Septikämien mit gram-negativen Bakterien wie Meningokokken (Waterhouse-Friedrichsen-Syndrom), Pneumokokken, Pseudomonas aeruginosa aber auch ECHO-Viren. Im weiteren Verlauf kommt es nicht selten zu akralen Nekrosen. Als prognostisch ungünstiger laborchemischer Parameter hierfür hat sich ein während des Krankheitsbildes erworbener Protein C-Mangel gezeigt. Eine spezifische dermatologische Therapie existiert nicht. Die Behandlung erfolgt antibiotisch in Abhängigkeit des Keimes. Die weitere Therapie erfolgt nach intensivmedizinischen Grundsätzen. Eine Nekrektomie, evtl. mit Amputation, ist nicht selten notwendig.

Bei den vaskulären Blutungsformen (Petechien) spielt die *Vasculitis allergica* eine herausragende Rolle. Es handelt sich dabei um eine Typ-III-Allergie (Immunkomplextyp) an der Haut, wobei sich Antigen-Antikörper-Komplexe an den Wänden der kleinen und mittleren Gefäße ablagern. Als Präzipitationsfaktor spielt die Schwerkraft eine besondere Rolle, weswegen sich die Veränderungen besonders an den Füßen und Unterschenkeln, bei bettlägrigen Patienten hingegen am Rücken sowie gluteal zeigen.

Histologisches Korrelat der Typ-III-allergischen Vasculitis allergica ist die leukozytoklastische Vaskulitis, die durch den Nachweis von Kernresten zerfallener neutrophiler Granulozyten gekennzeichnet ist. Neben den verschiedensten Arzneimitteln kommen noch mikrobielle (Streptokokken, Mykoplasmen), Tumor- (z. B. Bronchialkarzinom, extranodale maligne Lymphome) und Autoantigene (z. B. systemischer Lupus erythematodes) als Auslöser in Frage. Wenn zu den petechialen Blutungen noch (meist akrale) Nekrosen und Ulzera hinzukommen, sind differentialdiagnostisch außer einer rheumatoiden Arthritis auch ANCA-positive Vaskulitiden oder eine Kryoglobulinämie bei z. B. Plasmozytom oder Hepatitis B/C zu erwägen.

Schock aus dermatologischer Sicht

Bei den dermatologischen Ursachen des Schocks sind zu nennen:
- Anaphylaxie,
- pseudoallergische Reaktionen,
- bakterielle Exotoxinkrankheiten.

Der *anaphylaktische Schock* ist als Maximalvariante der Typ-I-Reaktion ein durch spezifisches IgE vermitteltes Geschehen. Voraussetzung ist eine Sensibilisierung, bei der T-Helfer-Lymphozyten (Th2) zytokinvermittelt (IL-4) die Bildung spezifischer IgE-Antikörper initiieren. Zu den immunologischen Details sei hier auf die einschlägige Literatur verwiesen. Nach einem erneuten Allergenkontakt kommt es dann zur Degranulation von Mastzellen, die umschrieben (Urtikaria) oder generalisiert (anaphylaktischer Schock) auftreten kann.

Charakteristische Frühsymptome, die einem manifesten anaphylaktischen Schock vorausgehen, sind:
- Urtikaria,
- Flush,
- Rhinitis/Konjunktivitis sowie
- akuter Pruritus an Palmae, Plantae und behaartem Kopf.

Die Symptomatik wird sowohl durch die Ausschüttung präformierter Mediatoren wie Histamin, Serotonin und Bradykinin, als auch die Synthese von Leukotrienen verursacht. Der Zeitraum zwischen Aufnahme des Allergens und Einsetzen der Schocksymptomatik beträgt meist 5–30 min (Soforttypreaktion). Bei peroraler Allergenaufnahme bis zu 3 h. Anaphylaktische Reaktionen vom Spättyp, die durch neu synthetisierte Leukotriene vermittelt werden, können sogar erst nach 4–8 h auftreten.

Pseudoallergische Reaktionen sind klinisch von einer anaphylaktischen Reaktion nicht zu unterscheiden. Pathophysiologisch wird die Mastzellaktivierung nicht durch spezifische IgE-Antikörper, sondern durch eine direkte Degranulation von Mastzellen, eine Aktivierung des alternativen Weges der Komplementkaskade oder durch Hemmung der Zyklooxigenase verursacht. Pseudoallergische Reaktionen sind für die verschiedensten Medikamente, beispielsweise Muskelrelaxanzien, Acetylsalicylsäure und andere nichtsteroidale Antiphlogistika, Dextrane sowie Röntgenkontrastmittel beschrieben worden. Das therapeutische Vorgehen besteht aus der Gabe von H_1- und H_2-Blockern, und ggf. Schocktherapie nach intensivmedizinischen Grundsätzen.

In seltenen Fällen kann das klinische Bild des anaphylaktischen Schocks auch im Rahmen einer *Mastozytose (Urtikaria pigmentosa)* auftreten. Klinisch zeigen die Patienten an der Haut linsengroße braun-rote Maculae, die nach Reibung eine urtikarielle Reaktion zeigen (erektiles Phänomen nach Darier). Häufig bestehen anamnestisch auch Diarrhöen.

Als weitere dermatologische Ursachen des Schocks sind bakterielle Exotoxinerkrankungen, sogenannte *Toxinschocksyndrome* bedeutsam. Je nach zugrundeliegender Infektion können eine *staphylogene* oder *streptogene* Variante unterschieden werden.

Das *staphylogene Toxinschocksyndrom* ist, neben dem Leitsymptom der Volumenfehlverteilung, an der Haut durch ein nicht-juckendes Palmarerythem, ein scarlatiniformes Exanthem mit perioraler Blässe und eine Himbeerzunge gekennzeichnet. Die kutanen Symptome sind nicht selten von Somnolenz, Fieber, Muskelschmerzen und gastrointestinalen Symptomen begleitet. Die Patienten sind durch ein drohendes Multiorganversagen gefährdet. Im weiteren Verlauf kommt es zu einer generalisierten Schuppung, die typischerweise die Fingerkuppen ausspart.

„Klassische Patienten" sind junge Frauen, die während der Menstruation Tampons benutzen und diese lange belassen. In diesen Fällen wird das Krankheitsbild durch das Toxinschocksyndrom-Toxin-1 (TSST-1) verursacht, während bei extragenitalen Staphylokokken-Foci Enterotoxin B bedeutsam ist. Der hämorrhagische Sekretstau und die Körperkerntemperatur ermöglichen ein Maximum an Exotoxinbildung. Darüber hinaus besteht eine individuelle Unfähigkeit des Wirtes zur antitoxischen Immunität (Fehlen oder Mangel an TSST-1-Ak).

Die Therapie besteht in einer Entfernung des Fokus, einer hochdosierten Antibiose mit penicillinasefesten Penicillinen und Schocktherapie. Die Letalität beträgt 3%. Da eine vollständige Keimeradikation häufig nicht gelingt, kommt einer Beratung hinsichtlich prophylaktischer Maßnahmen besondere Bedeutung zu.

Das *Streptokokken-Toxinschock-Syndrom* ist klinisch der staphylogenen Variante ähnlich. Es wird überwiegend von β-hämolysierenden Streptokokken der Gruppe A (meist Serotyp M-1) verursacht. Der Krankheitsverlauf ist jedoch foudroyanter. Ausgangspunkt der Toxinbildung ist eine streptogene (Super-)infektion nach Insektenstichen, Varizellen und stumpfen Traumen, die zu einer schmerzhaften Weichteilschwellung führt. Zu diesem Zeitpunkt kann die Abgrenzung zur Weichteilphlegmone oder Pyomyositis schwierig sein. Therapeutisch steht eine neben der Antibiose mit z. B. Clindamycin eine chirurgische Sanierung des Fokus im Vordergrund.

Dermatosen als Folge der Intensivtherapie

Kutane Komplikationen der Intensivtherapie lassen sich in folgende Gruppen unterteilen:
1. unerwünschte Arzneimittelreaktionen,
2. Kontaktallergie,
3. Dekubitalulzera,
4. Infektionen.

Unerwünschte Arzneimittelreaktionen

Etwa 15% der Arzneimittelnebenwirkungen betreffen die Haut. Als Auslöser gelten in 40% Antibiotika und Sulfonamide, in 30% nicht-steroidale Antiphlogistika und in 10% Antikonvulsiva und Psychopharmaka. Die restlichen 20% verteilen sich auf eine nahezu unüberschaubare Anzahl der verschiedensten Medikamente. Klinisch sind Arzneimittelexantheme durch eine ausgesprochene Variabilität gekennzeichnet (neben der Syphilis ein weiteres „Chamäleon" der Dermatologie). Häufig finden sich makulöse, urtikarielle, papulöse, bullöse, hämorrhagische und pustulöse Arzneimittelexantheme.

Nicht selten treten die genannten Effloreszenzen auch kombiniert auf. Besonders makulöse und makulourtikarielle Exantheme können dabei in der Abgrenzung zu Virusexanthemen Schwierigkeiten bereiten. Klinisch zeichnen sich Arzneimittelexantheme durch eine strengere Symmetrie im Verteilungsmuster und das Fehlen von Prodromi (Fieber, Kopfschmerzen, Abgeschlagenheit etc.) aus.

Eine potentiell bedrohliche Sonderform der unerwünschten Arzneimittelreaktionen ist das *Quincke-Ödem*, das durch eine tiefe (daher kaum erythematös) ödematöse Schwellung von Gesicht, Hals und auch Schleimhäuten symptomatisch wird. Neben einer Auslösung durch Medikamente sind jedoch andere anaphylaktische Reaktionen (z. B. Wespengift) und der hereditäre und erworbene C1-Esterase-Inhibitor-Mangel zu erwägen.

Im Vordergrund der therapeutischen Bemühungen steht die Identifikation und Eliminierung des auslösenden Medikaments. Hierbei ist zu beachten, dass zwar die meisten unerwünschten Arzneimittelreaktionen innerhalb der ersten drei Monate der Einnahme auftreten, jedoch auch die langfristige Einnahme einer Substanz nicht vor der Entwicklung einer derartigen Reaktion schützt. Der Ausschaltung des Antigens kommt in der Behandlung – wie bei allen allergischen Reaktionen – eine wesentliche Rolle zu. Zusätzlich sind meist Antihistaminika und Kortikosteroide (initial bis 100 mg Prednisolonäquivalent) notwendig.

Kontaktallergie

Kontaktallergien manifestieren sich an der Applikationsfläche des Allergens als Kontakturtikaria oder akutes Kontaktekzem. Leitsymptom des akuten Kontaktekzems sind nässende Papeln (sog. Exsudativpapeln). Diese sind typischerweise nicht streng auf den Einwirkungsbereich des Allergens beschränkt, sondern breiten sich als „Streureaktion" auch auf angrenzende Hautpartien aus. Häufige Auslöser – sowohl für den Patienten als auch das Personal – sind Externa, Desinfektionsmittel und Latex. Die Behandlung erfolgt mit lokalen Steroiden.

Infektionen

Bakterielle, mykotische oder virale Infektionen der Haut sind vor dem Hintergrund des immunsuppressiven Faktors Intensivstation nicht zu unterschätzen. Sie können Ausgangspunkt einer Sepsis sein. Besonderes Augenmerk verdienen Patienten, die mit einer vorbestehenden chronischen Dermatose intensivpflichtig werden.

Hier ist insbesondere die *atopische Dermatitis* zu nennen, die per se eine höhere Infektanfälligkeit (z. B. Ekzema herpeticatum) aufweist. Darüber hinaus ist die atopische Dermatitis durch eine häufigere Besiedlung mit Staphylococcus aureus (75% vs. 2–25% bei Hautgesunden) charakterisiert. Eine konsequente Pflege mit harnstoffhaltigen Externa und eine Keimreduktion durch Waschen mit desinfizierenden Seifen ist daher besonders wichtig. Zusätzlich sollte auch dem Naseneingang als „Reservoir" für Staphylokokken besondere Aufmerksamkeit geschenkt werden. Ggf. ist eine Sanierung mit Fusidinsäure lokal (2mal täglich über eine Woche, Wiederholung alle 4 Wochen) sinnvoll, die auch bei Besiedlung mit Methicillin-resistenten Staphylokokkus aureus (MRSA) wirksam ist (Resistenzen ca. 1%).

Wichtige Infektionen aus dermatologischer Sicht sind ferner das *Erysipel* mit Varianten (bullös, hämorrhagisch) und die Fasciitis necroticans. Letztere kann natürlich auch primäre Ursache der Intensivtherapie sein. Das Erysipel ist durch eine flammende Rötung mit zungenförmigen Ausläufern, Fieber, Schüttelfrost und Erbrechen gekennzeichnet. Die Systemzeichen können dem Erythem vorausgehen. Die Therapie besteht in der Gabe von Penicillin.

Die Maximalvariante der streptogenen Hautinfektion ist die *Fasciitis necroticans*, die klinisch durch ein blassrotes Erythem bei teigig-ödematöser Schwellung gekennzeichnet ist. Laborchemisch finden sich akute Entzündungszeichen, ein erhöhtes Serumlaktat und ein erhöhter Anti-DNAase-B-Titer. Die Therapie besteht aus einem frühzeitigen Debridement. Die antibiotische Therapie sollte wegen der meist polymikrobiellen Ätiologie (Anaerobier, gram-negative Keime) neben Penicillinpräparaten Metronidazol oder Aminoglykoside beinhalten. Wenn verfügbar besteht die Indikation zur hyperbaren Sauerstofftherapie.

Dekubitalulzera

Die Häufigkeit von Dekubitalulzera während einer Intensivtherapie wird mit bis zu 33–56% angegeben. Als additive Ursachen wurden angesehen:
- Druckbedingte schlechte Oxygenierung des Gewebes,
- Scherkräfte und Verletzungen beim Umlagern,
- Feuchtigkeit und Hautirritation durch Fäkalien und Urin
  sowie nutritive Einflüsse.

Darüber hinaus sind weitere prädisponierende Faktoren
- Hypovolämie und
- Anämie.

Zur Vermeidung von Ulzera sollten die Patienten alle 2 h umgelagert werden und das Kopfteil des Bettes nicht über 30° angehoben werden.

Ein bereits aufgetretenes Ulkus wird desinfizierend (z. B. Polyvidonjod-Präparate) behandelt. Bei beginnender Granulation sind Hydrokolloidverbände günstig. Nach eigenen Erfahrungen sind diese auch zum Schutz bereits druckgeschädigter aber noch nicht ulzerierte Hautpartien geeignet. Bei tiefen Ulzera können auch Alginate eingesetzt werden. Abstriche zur Erfassung des Keimspektrums sind in jedem Fall sinnvoll. Bei der Anwendung von Externa sollte jede Polypragmasie vermieden werden, um das Risiko der Entwicklung einer Kontaktsensibilisierung zu vermindern.

Schwere und lebensbedrohliche Allgemeinerkrankungen mit Hautsymptomen

Siehe Tabelle 3.

Zur Beschreibung der einzelnen Krankheitsbilder sei auf die Standardwerke der inneren Medizin, Chirurgie, Gynäkologie und Pädiatrie verwiesen.

Tabelle 3. Schwere und lebensbedrohliche Allgemeinerkrankungen mit Hautsymptomen

Erkrankung	Dermatologische Symptome
HIV-Infektion	Soor: Abstreifbare, weißliche Beläge Kryptokokkose: gedellte Papeln Riesenmollusken: gedellte Papeln Kaposi-Sarkome: livide Tumoren Orale Haarleukoplakie: streifige Leukoplakie laterale Zunge
Adulte Dermatomyositis	Fliederfarbene Erytheme Hände, Gesicht, Decolleté
Systemischer Lupus erythematodes	Schmetterlingserythem Diskoide erythematosquamöse Plaques Livedo racemosa
Adulter Morbus Still	Flüchtige (abendliche) makulourtikarielle Exantheme mit Fieber
Graft-vs.-Host-Reaktion	Erythrodermie Lichenoide Papeln
Vaskulitiden	Petechien, Papeln, Knoten, Ulzera, Livedo
Sneddon-Syndrom	Generalisierte Livedo racemosa
Kutane Cholesterinembolie	Akute lokalisierte Livedo racemosa, teilweise zentrale Nekrose

Literatur

1. Buslau M(1994) Die Blasengrundzytologie (sog. Tzanck-Test) in der Dermatologie. Akt Dermatol 20: 14–21
2. Darmstadt GL (1998) Acute infectious purpura fulminans: pathogenesis and medical management. Pediatr Dermatol 15: 169–183
3. Dietrich A, Kawakubo Y, Rzany B et al. (1995) Low N-acetylating capacity in patients with Stevens-Johnson syndrome and toxic epidermal necrolysis. Exp Dermatol 4: 313–316
4. Dunnill MGS, Handfield-Jones SE, Treacher D, McGibbon DH (1995) Dermatology in the intensive care unit. Br J Dermatol 132: 226–235
5. Flesche CW, Schürer NY (1996) Der anaphylaktische Schock. Hautarzt 47: 650–660
6. Fritsch PO (1991) Nekrotisierende Vasculitis. II. Klinische Syndrome. Hautarzt 42: 661–670
7. Fritsch P (1998) Dermatologie und Venerologie: Lehrbuch und Atlas. Springer. Berlin Heidelberg New York Tokio
8. King LE, Dufresne RG, Lovett GL, Rosin MA (1986) Erythroderma: Review of 82 cases. South Med J 79: 1210–1215

9. Kirsner RS, Federman DG (1997) Cutaneous clues to systemic disease. Postgrad Med 101: 137–150
10. Marsch W Ch, Sollberg S, Buslau M (1992) Subcorneales Staphylokokken-Schälsyndrom (SSSS) im Erwachsenenalter. In: Hornstein OP (Hrsg) Beiträge zur Dermatologie: Virale und bakterielle Infektionskrankheiten der Haut. Perimed, Erlangen (Bd 15, S 219–222)
11. Marsch WCh (1999) Bakterielle Infektionen. In: Traupe H, Hamm H (Hrsg) Pädiatrische Dermatologie. Springer. Berlin Heidelberg New York Tokio, S 263 ff.
12. Peerless JR, Davies A, Klein D, Yu D (1999) Skin complications in the intensive care unit. Clin Chest Med 20: 453–467
13. Reinhold U, Dill-Müller D, Koch P (1999) Notfälle in der Dermatologie. Thieme, Stuttgart New York
14. Roujeau JC, Bioulac-Sage P, Bourseau C (1991) Acute generalized exanthematous pustulosis. Analysis of 63 cases. Arch Dermatol 127: 1333–1338
15. Rzany B, Mockenhaupt M, Baur S, Stocker U, Schöpf E (1993) Schwere Hautreaktionen: Toxische epidermale Nekrolyse, Stevens-Johnson-Syndrom, Erythema exsudativum multiforme majus und generalisiertes bullöses fixes Arzneimittelexanthem. Hautarzt 44: 549–556
16. Rzany B, Mockenhaupt M, Baur S, Schröder W (1996) Epidemiology of erythema exsudativum multiforme majus, Stevens-Johnson syndrome, and toxic epidermal necrolysis in Germany (1990–1992): Structure and results of a population-based registry. J Clin Epidemiol 49: 769–773
17. Sigurdsson V, Toonstra J, van Vloten WA (1997) Idiopathic erythroderma: A follow-up study of 28 patients. Dermatology 194: 98–101
18. Walkden VM, Roberts A, Wilkinson JD (1994) Two cases of subcorneal pustular dermatosis. Response to use of intermittent clobetasol propionate cream. Eur J Dermatol 4: 44–46

Das Konzept der offenen Lunge
(Open Lung Concept)

Jack J Haitsma, Burkhard Lachmann

Aufforderung: „Öffne die Lunge und halte die Lunge geöffnet" ist oftmals aus Lachmanns Leitartikel [1] zitiert worden. Die zugrundeliegende Erklärung ist jedoch nach wie vor Gegenstand der Diskussion: Warum sollten wir „die Lunge öffnen"? Was ist wirklich „eine offene Lunge"? Darüber hinaus kommen Fragen der Methodik zur Sprache: Wie können wir „die Lunge öffnen" ohne das Risiko eines Barotraumas einzugeben? Wie können wir die Lunge mit kleinstmöglichen Nebenwirkungen offen halten?

Was heißt „offene Lunge"?

Die offene Lunge ist durch einen optimalen Gasaustausch gekennzeichnet [1]. Der intrapulmonale Shunt liegt idealerweise bei weniger als 10%, was einem p_aO_2 von mehr als 450 mmHg bei 100% O_2 entspricht [2–4]. Gleichzeitig sind die Beatmungsdrücke zur Ermöglichung des erforderlichen Gasaustausches minimal. Dadurch werden hämodynamische Nebenwirkungen auf ein Minimum reduziert [1, 5].

Warum sollten wir die Lunge öffnen?

In ihrer zum Klassiker gewordenen Publikation [6, 7] über das Atemnotssyndrom beim Erwachsenen beschrieben Ashbaugh et al. die Folgen kollabierter Lungen mit:

- Hypoxämie,
- intrapulmonaler Shunt,
- Atelektasen, gefolgt von
- erhöhtem Infektionsrisiko,
- multiplem Organversagen und
- schließlich dem Tod.

Ashbaugh ermutigte praktizierende Ärzte, die kollabierten Lungeneinheiten mit Hilfe hoher Beatmungsdrücke und hoher PEEP-Werte wieder zu eröffnen [6]. Wie jedoch oben bereits erwähnt, ist seit Jahren bekannt, dass die Beatmung selber auch zur Schädigung der Lunge führen kann [8, 9]. Die Anwendung hoher inspiratorischer Drücke und Volumina mit Überdehnung der offenen Alveolen über einen längeren Zeitraum ist mit einem erhöhten Risiko für ein Barotrauma verknüpft [7, 8, 10–12].

Andererseites können niedrige PEEP-Werte zu ventilatorinduzierten Lungenveränderungen beitragen, indem diese es den Alveolen während jedes Atemzyklus erlauben zu kollabieren [7, 8, 10–15]. Die daraus resultierenden Scherkräfte schädigen das Lungen-

parenchym [16–19]. Angenommen diese Aussagen treffen zu, wie sieht dann eine unge-
fährliche Strategie zur Öffnung atelektatischer Lungen aus?

Physiologischer Hintergrund

Seit Mitte der 50er Jahre stand die Beziehung von Atemwegsdruck und Lungenvolumina
im Zentrum der grundlegenden Lungenphysiologie [9]. Diese Beziehung wird durch die
Summe und die Wechselbeziehungen von ungefähr 300 Mio. individueller Alveolen
bestimmt. Zum Verständnis des Verhaltens der Lunge in toto, ist es demzufolge hilfreich
zunächst eine individuelle Alveole zu betrachten.

Die Membran jeder einzelnen Alveole besteht aus verschiedenen Schichten, begin-
nend mit dem kapillären Endothel, den Basalmembranen, dem Bindegewebe, der Epit-
hellage und schliesslich dem intraalveolären Surfactantfilm. Das Gewebe enthält elasti-
sche und nichtelastische Fasern, die die Ausdehnung einer Alveole über seine elastischen Eigenschaften hinaus einschränken. Die Oberflächenspannung an der
Luft-Flüssigkeits-Grenzfläche trägt zur Elastizität der Alveolarwand bei. Die Oberfläche
und die gewebeeigenen Elemente, die diese Oberfläche definieren, können als seriell
geschaltet gesehen werden [9, 16].

Abbildung 1 stellt ein vereinfachtes Modell der Alveolarexpansion dar. Während der
Ausdehnung eines kollabierten, elastischen Ballons wird dessen Volumen und Druck
gemessen (A). Es besteht keine externe Einschränkung seiner Expansionstendenz.

Zunächst führt eine Zunahme des Druckes nur zu einer geringen Zunahme des
Volumens. Sobald der kritische Öffnungsdruck erreicht ist, erweitert der Ballon schnell
sein Volumen, während der Innendruck abfällt. Wenn dagegen der gleiche Prozess in
einer geschlossenen Flasche stattfindet (B), sind seine Expansionsmöglichkeiten limitiert.

Beim Übersteigen des Öffnungsdrucks führt die Volumenzunahme zu einem Parallel-
lanstieg des Drucks. Die Verbundkurve eines Modells mit 4 Ballons unterschiedlicher
Compliance (C) illustriert die Öffnungscharakteristik jedes individuellen Ballons.

Um das Verhalten der Lunge als Ganzes zu simulieren, wurde ein mathematisches
Modell angewendet (D). Es wurden 1000 „Alveolen" mit Öffnungscharakteristika, die
derjenigen des oben beschriebenen Ballons ähnlich sind, eingesetzt. Jede individuelle
Einheit unterlag einem um einen Mittelwert normalverteilten Öffnungsdruck. Die daraus
entstandenen Grafiken ähnelten Standardkurven von Druck-Volumen-Kurven bei gesunden und kranken Lungen. Das Verhalten echter Alveolen ist jedoch etwas komplexer
als das einfache Aufblasen von elastischen Ballons.

Von Neergaard lenkte im 1929 erstmals die Aufmerksamkeit auf den Beitrag der
alveolären Oberflächenspannung an die Retraktionskräfte der Lunge [20]. Er betrachtete
die Bildung einer Blase am Ende einer Kapillarröhre analog zur Oberflächengeometrie
einer Alveole ([9];. Abb. 2).

Für dieses Modell liefert das Gesetz von Laplace eine Erklärung:

$$p = 2\gamma/r$$

p Innendruck des Hohlkörpers:

γ Oberflächenspannung an der Luft-Flüssigkeit-Grenzfläche

r Radius eines kugelförmigen Hohlkörpers

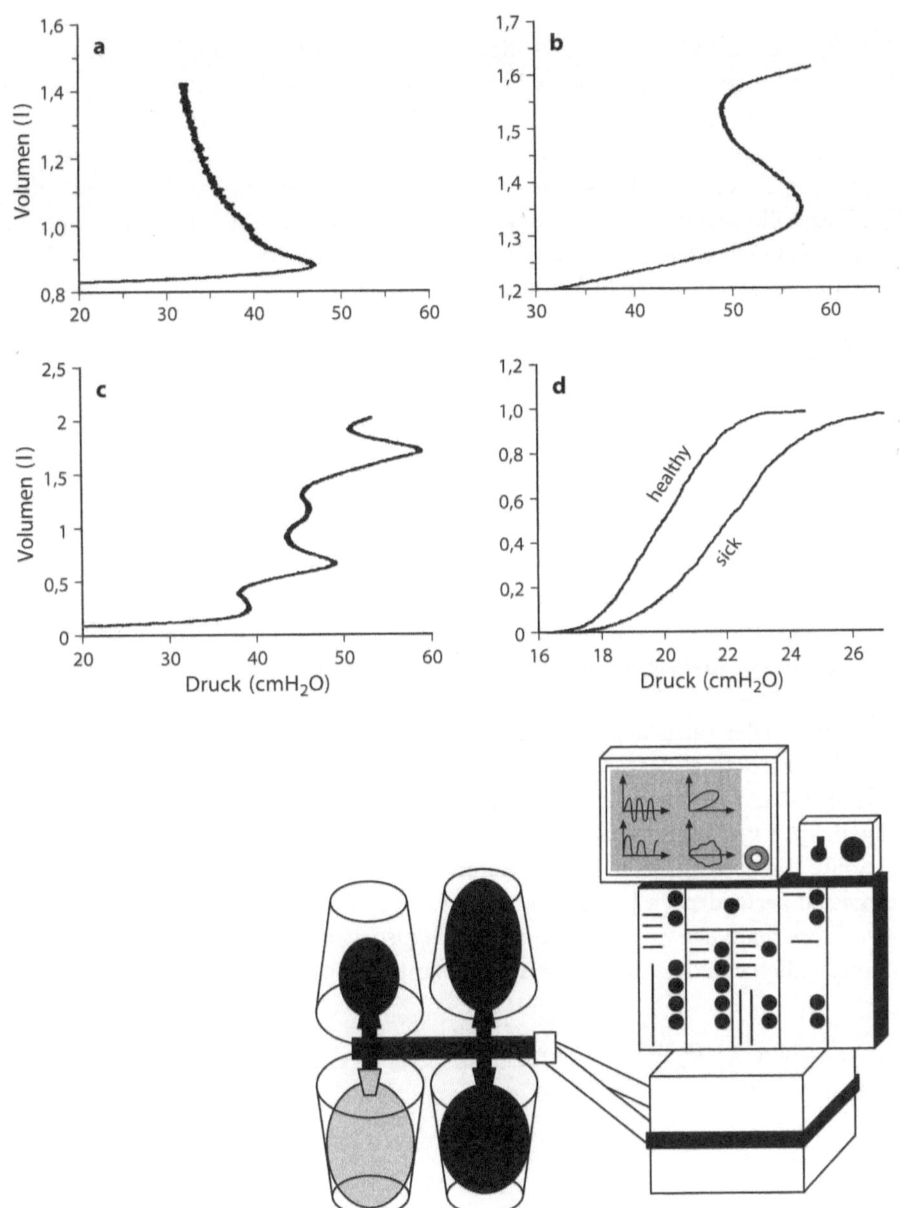

Abb 1a–d. Experimenteller Aufbau für die Rekrutierung von Alveolen. Es wurden ein Beatmungsgerät und 4 in Glasflaschen enthaltene Gummiballone benutzt. Das Volumen, das mit dem inspiratorischen Druckanstieg korreliert, wurde durch Integration der Atemflusssignale berechnet. Es sind Druck-Volumen-Diagramme dargestellt. **a** Ein einzelner Ballon wird aufgeblasen. pO stellt den kritischen Öffnungsdruck dar. Der Ballon wurde rekrutiert. Trotz Druckabfalls nimmt das Volumen sofort zu. **b** Der Ballon aus **a** befindet sich nun in einer Glasflasche. Die Volumenerweiterung wird behindert, der Druck nimmt parallel zur der Volumenzunahme zu. **c** Dieselben Messungen wie in **b**, jedoch mit 4 individuellen Ballonen mit unterschiedlicher Compliance. Man beachte die 4 unterschiedlichen Werte, bei denen sich jeder Ballon öffnet. **d** Mathematisches Modell einer Druck-Volumen-Kurve. Um die Alveolaröffnung zu simulieren, wurde eine Stufenfunktion gewählt. Die Öffnungsdrücke von 1000 Alveolen wurden um einen hypothetischen mittleren Öffnungsdruck von 20 cm H₂O bei Gesunden und 22 cm H₂O bei kranken Lungen normalverteilt. (Freundliche Überlassung von Per-Göran Eriksson, Irene Lasson und Johanna Larsson, Siemens Elema, Schweden)

Bevor irgendein Druck angewendet wird, verschließt die Flüssigkeit die Öffnung der Kapillarröhre, indem sie einen flachen Überzug darüber bildet. Bei einem Druckanstieg in der Kapillare beginnt die Bildung einer kleinen Blase. Der Druck steigt, bis die Blase einen Halbkugelform annimmt an. Der Radius von Blase und Kapillare sind identisch. Sobald der Blaseninnendruck einen kritischen Wert übersteigt, wird die Blase die Halbkugelform überwinden; sie öffnet sich. Von jetzt an kann die Blase durch einen Druck offen gehalten werden, der weitaus geringer ist als der kritische Öffnungsdruck (Abb. 2)

Bei einer bereits geöffneten Blase sind die Druckveränderungen, die für bestimmte Volumenveränderungen notwendig sind, signifikant niedriger als bei entsprechenden Volumenveränderungen vom geschlossenen Zustand aus erreicht werden müssten [9].

Wenn man dieses Konzept auf das Aufblasen einer kollabierten Alveole mit Surfactant-Mangel anwendet, dann wird klar, dass die Oberflächenkräfte, die im Laplaceschen Gesetz gelten, v. a. auf einen kleinen Alveolarradius einwirken. Sie verhindern die alveolare Öffnung. Sobald jedoch der Alveolus eröffnet ist und die initialen Öffnungsdrücke aufrecht erhalten werden, vergrößert sich das Volumen um ungefähr 2/3 des Maximalvolumens, bis zu dem Punkt an dem die Gewebekräfte anfangen, der Expansion entgegenzuwirken. Der Innendruck dieser neueröffneten Alveolen kann nun soweit reduziert werden, bis erneut ein instabiler Zustand erreicht wird und die Alveole kollabiert [9]. In einer gesunden Alveole mit normalem Surfactantsystem sinkt dieser Kollapsdruck auf 3–5 cm H_2O ab.

Aufgrund der Tatsache, dass die endexspiratorische Oberflächenspannung auf nahezu Null absinkt, beträgt der Druck, der für die Stabilisierung gesunder Alveolen notwendig ist, nur 3–5 cm H_2O – was dem bestehenden transpulmonalen Druck entspricht. Im Allgemeinen verhindert dies den endexspiratorische Kollaps bei der gesunden Lunge.

Sollte die Alveole jedoch kollabieren, ist eine aktive Wiedereröffnung, wie oben festgestellt, erforderlich [1, 21]. Daraufhin werden die Drücke reduziert und auf einem Niveau oberhalb des vorab bestimmten Kollapsdrucks gehalten. Dieses Druckniveau ist hauptsächlich von der Aktivität des Surfactantsystems abhängig [5, 7, 22].

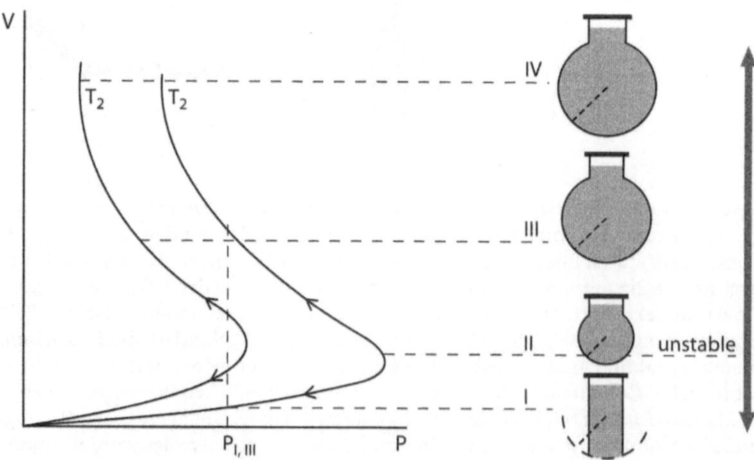

Abb. 2. Physiologisches Verhalten von Alveolen. Das Druck-Volumen-(P-V-)Verhältnis ist auf der x-y-Achse dargestellt. Rechts der Zustand der bronchoalveolären Einheit; deren Radius r spiegelt das P-V-Verhältnis wieder (I–IV). Die Oberflächenspannung unter pathologischen (*T1*) und normalen Bedingungen (*T2*) ist dargestellt. *Pfeile* verweisen auf die Umwandlung von geschlossenem (unten) zu geöffnetem (oben) Zustand hin und umgekehrt (mod. nach Literaturverweis [5]).

Zusammenfassend kann festgestellt werden:
- Das Verhalten der Alveolen ist quantal – sie sind entweder geöffnet oder geschlossen [23].
- Es existiert kein stabiler Zustand zwischen diesen beiden Endpunkten.

Diese quantale Alveolarphysiologie wurde von Mead und Straub beschrieben [9, 24] und vor nicht allzu langer Zeit von Wegenius et al. mittels computertomographischer Untersuchungen bestätigt [25].

Die Notwendigkeit, die Lunge zu öffnen

Lachmann et al. fassten bereits 1977 das Behandlungskonzept folgendermaßen zusammen; s. auch Abb. 3 [1, 5]:

1. Während der Einatmung muss ein kritischer Öffnungsdruck übertroffen werden.
2. Dieser Öffnungsdruck muss über eine ausreichend lange Zeit aufrechterhalten werden.
3. Während der Exspiration darf zu keiner Zeit die Schließung der Lungeneinheiten möglich sein.

Jahre später bestätigte Slutzkys Veröffentlichung über Beatmung indirekt diese Vorstellungen. Es wurde postuliert, dass die Vermeidung oder Aufhebung von Atelektasen eines der klinischen Behandlungsziele der maschinellen Beatmung sei [26, 27].

Aus dieser Forderung wird geschlossen, dass es obligatorisch sei, „die Lunge zu öffnen und die Lunge offenzuhalten" [1]. Das „Offene-Lungen-Konzept" definiert die begrifflichen Ziele dieser Behandlungsstrategie, die durch eine vorgegebene Folge von therapeutischen Phasen mit jeweils spezifischen Behandlungszielen bestimmt wird [1, 5, 22].

Diese verschiedenen Phasen werden in Abb. 4 schematisch dargestellt: Der initiale Anstieg des inspiratorischen Druckes hat die Aufgabe, kollabierte Alveolen zu rekrutieren und den kritischen Öffnungsdruck zu bestimmen. Daraufhin werden die Minimaldrücke bestimmt, mit denen die Lunge offengehalten werden kann. Schließlich

Abb. 3. Schematisches Diagramm der Verbesserung des Beatmungsvolumens (*V*) während druckkontrollierter Beatmung von surfactantarmen Lungen. Dargestellt sind Variationen der Blähungsdrücke (*P*) und der Inspirationszeit. Man beachte: Die Wahl einer Exspirationsdauer, die zu kurz ist, um die Lunge zu entleeren, verhindert den exspiratorischen Kollaps und resultiert in einem autoPEEP.

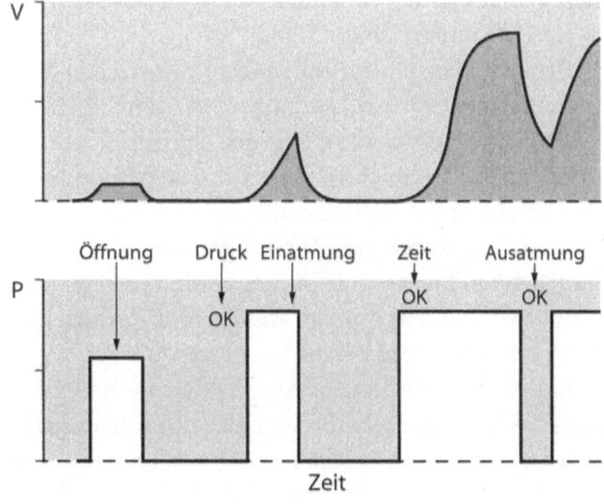

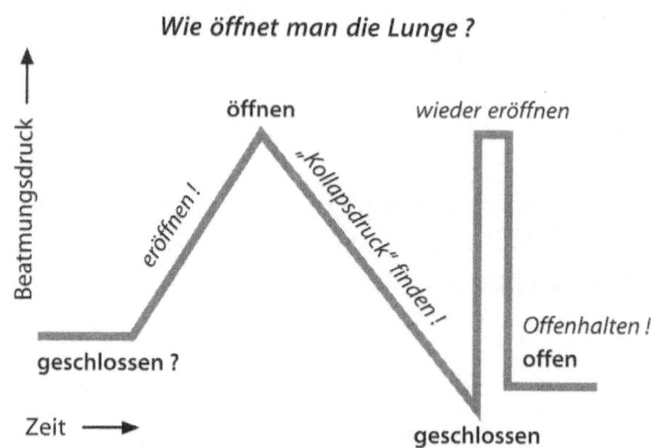

Abb. 4. Schematische Darstellung des Öffnungsprozesses kollabierter Lungen. Man beachte: die Ausrufezeichen (*!*) markieren das Behandlungsziel der einzelnen spezifischen Interventionen. Fettgedruckte Worte kennzeichnen den tatsächlich erreichten Zustand. Zu Beginn ist der exakte Anteil der kollabierten Lungenareale nicht bekannt.

wird nach einem erneuten aktiven Wiederöffnungsmanöver ein ausreichender Beatmungdruck eingestellt, um die Lunge offen zu halten.

Procedere der Öffnung der Lunge

Die folgenden Absätze enthalten Anweisungen für die klinische Anwendung der Methode. Einzelheiten sind in den Abb. 5–7 zu finden. Alle Interventionen, die im folgenden besprochen werden, sind nur dann gefahrlos anzuwenden, wenn eine druckkontrollierte Beatmung durchgeführt wird. Die Anwendung bei volumenkontrollierter Beatmung kann als Kunstfehler betrachtet werden [1, 23].

Bei erwachsenen Patienten wird vor der Eröffnung der Lunge der endexspiratorische Druck auf Werte zwischen 15–25 cm H_2O eingestellt, entweder als statischer, als auto- oder intrinsic-PEEP oder als Kombination. Dieses Druckniveau reicht aus um die Alveolen, die mittels der inspiratorischen Spitzendrücke rekrutiert werden sollen, offenzuhalten [28, 29].

Gattinoni et al. haben anhand von CT-Darstellungen bei Patienten mit ARDS gezeigt, dass ein PEEP zwischen 15–20 cm H_2O den Anteil der Lunge erheblich reduziert, der während der mechanischen Beatmung der Wiederöffnung und Schließung durch das Beatmungsvolumen unterliegt. Die Drücke, die zur Öffnung aller Alveolen, insbesondere in abhängigen Lungeanteilen, notwendig sind, sind sehr hoch [28]. Um bei Patienten mit mäßigem bis schwerem Lungenversagen Alveolen zu rekrutieren, sind Spitzendrücke von 50 cm H_2O unzureichend [28].

Bei einem inspiratorischen/exspiratorischen Verhältnis (I/E), das einen endinspiratorischen Flow von Null garantiert, werden die Spitzendrücke nach und nach in Schritten von 3–5 cm H_2O erhöht, bis der Spitzendruck in den Atemwegen Werte zwischen 45–60 cm H_2O erreicht. Während der Öffnungsphase der Lungen wird der paO_2 als Zielparameter benutzt, da er der einzige Funktionswert ist, der gut mit der Menge des am Gasaustausch beteiligten Lungengewebes (s. auch Abb. 5–7) korreliert [1, 4, 21, 29, 30]. Bei schweren Lungenerkrankungen sind häufige Messungen der arteriellen Blutgaswerte während dieses Titrationsprozesses erforderlich. Der Einsatz von einer kontinuierlichen Blutgasanalyse ist zu bevorzugen (Abb. 7).

Ein überproportionaler Anstieg des Atemzeitvolumens im Anschluss an den Anstieg des Atemwegsdruckes oder manchmal der Inspirationsdauer deutet auf eine erfolgreiche Rekrutierung von Alveolen hin (Abb. 3; [30–33]). Falls die Lungenerkrankung von inho-

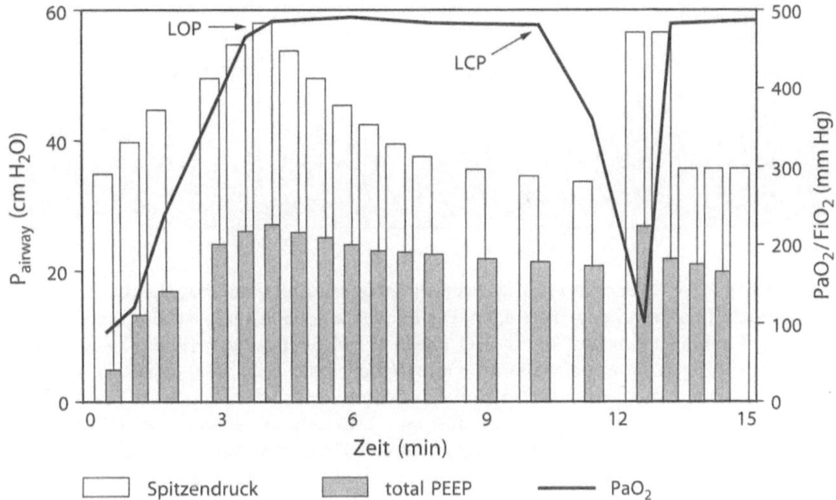

Abb. 5. Schematische Darstellung des Öffnungsprozesses atelektatischer Lungen. p_aO_2/F_IO_2, maximaler inspiratorischer Druck (*PI*) und totaler PEEP – aus dem I/E Verhältnis und der Atemfrequenz resultierend – sind versus Zeit (Abszisse) dargestellt. p_aO_2/F_IO_2 steigt parallel zum Anstieg des Beatmungsdruckes an. Bei einem bestimmten Beatmungsdruck, hier als Lungenöffnungsdruck (*LOP*) bezeichnet, ist die Lunge vollständig geöffnet, worauf der p_aO_2/F_IO_2 von 500 mmHg hinweist. p_aO_2/F_IO_2 bleibt trotz des Rückgangs von PIP und totalem PEEP hoch, bis die Drücke einen kritischer Wert erreichen, an dem die Lunge kollabiert, hier als Lungenschliessdruck (*LCP*) bezeichnet. p_aO_2/F_IO_2 fällt sofort. Bei Einsatz der Beatmungswerte, die zuvor als Öffnungswerte bestimmt worden waren, werden wieder sämtliche Alveolen rekrutiert. Daraufhin werden die Drücke herabgesetzt und bei Werten oberhalb des vorher bestimmten Schliessungsdruckes gehalten. p_aO_2/F_IO_2 bleibt hoch, da die Lunge nun geöffnet ist.

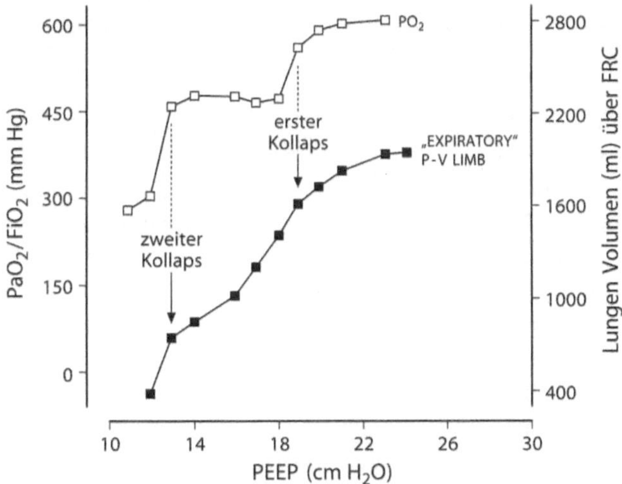

Abb. 6. Dargestellt ist der Deflationsschenkel einer Druck-Volumen Kurve (offene Quadrate) zusammen mit der online registrierten arteriellen Sauerstoffspannung (gefüllte Quadrate) eines beatmeten Patienten, als Funktion des PEEP. Induktive Plethysmographie zeigt einen Abfall von p_aO_2, der dem Abfall der Lungenvolumina entspricht. Die ausgeprägten Stufen des p_aO_2 gehen auf den plötzlichen Verlust von Alveolen zurück (*Pfeile*). (Die Abbildung wurde freundlicherweise von Dr. M. Amato Sao Paulo, Brasilien zur Verfügung gestellt.)

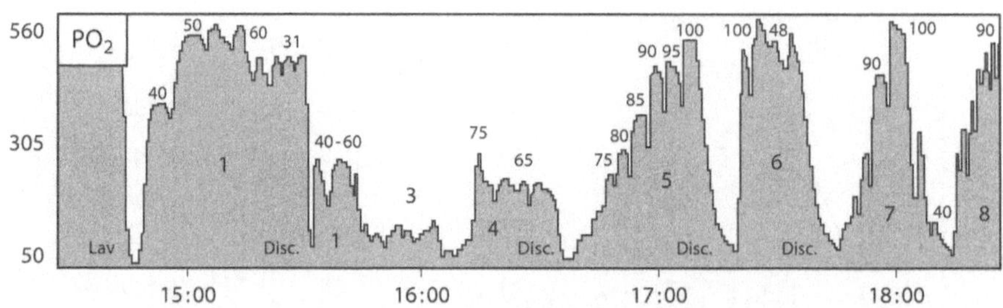

Abb. 7. Originalregistrierung von online-Blutgaswerten (Paratrend 7, Diametrix, UK) bei einem experimentellen Tiermodell für akutes Lungenversagen. Die Lungen eines Schweins wurden lavagiert und bei volumenkontrollierter Einstellung mit 5 cm H_2O PEEP, 15 ml Beatmungsvolumen/kg KG und einer Respirationsrate von 15 bpm, womit ein p_aO_2 <50 mmHg bei einem F_1O_2 = 1,0 erzielt wurde, beatmet. Daraufhin wurde die Lunge mit steigenden maximalen Beatmungsdrücken von 40, 50, und 60 cm H_2O geöffnet, wodurch der p_aO_2 auf über 500 mmHg anstieg (*1*). Im Anschluss an diesen Öffnungsprozess wurde die Lunge bei einem maximalen Beatmungsdruck von 31 cm H_2O mit 18 cm H_2O PEEP offengehalten (*1*). Daraufhin wurde die Beatmung abgeschaltet und die Alveolen konnten kollabieren. Maximale inspiratorische Drücke von 40–60 cm H_2O waren nun nicht ausreichend, um die Alveolen wieder zu öffnen (*2*). Während Periode *3* wurden mehrfach Versuche unternommen, die erkrankte Lunge mit konventionellen Arten der Beatmung zu behandeln, wovon jedoch keine die arterielle Oxygenierung wiederherstellen konnte. Daraufhin war auch ein Anstieg des maximalen inspiratorischen Druckes auf 75 cm H_2O, gefolgt von einem maximalen inspiratorischen Druck von 65 cm H_2O mit PEEP-Werten von 15–20 cm H_2O nicht in der Lage, die arterielle Oxigenierung auf >500 mmHg mit einem F_1O_2 = 1,0 (*4*) einzustellen. Während Periode *5*, wurde die Lunge schrittweise mit bis auf 100 cm H_2O steigenden Inspirationsdrücken rekrutiert. Nach vollständiger Rekrutierung der ganzen Lunge stieg der p_aO_2 auf >500 mmHg, woraufhin ein Absaugmanöver erfolgte. Während Periode *6* wurde die Lunge mit einem maximalen Beatmungsdruck von 100 cm H_2O und einem totalen PEEP von 24 cm H_2O rekrutiert und konnte daraufhin mit einem maximalen Beatmungsdruck von 48 cm H_2O und einem totalen PEEP von 21 cm H_2O offengehalten werden. Das Tier wurde wiederum von der Beatmungsmaschine getrennt und danach die Lunge bei einem Maximaldruck von 100 cm H_2O vollständig rekrutiert. Dann wurde der Maximaldruck auf 40 cm H_2O reduziert, was aber nicht ausreichend war, um die Lunge offen zu halten. Periode *8* zeigt den Beginn eines erneuten Rekrutierungsmanövers im Anschluss an die letzte Dekonnektierung. Man beachte: Wiederholte Dekonnektierung resultiert in einem höheren Schweregrad des Lungenversagens welcher höhere Öffnungsdrücke erfordert [vergleiche Periode (*1*) mit den Perioden (*6–7*)].

mogener Natur ist, was fast immer der Fall ist [34], können sich die Drücke, die zur Öffnung kollabierter Alveolen notwendig sind, beträchtlich voneinander unterscheiden. Manche Alveolen sind immer geöffnet, während andere höhere Drücke verlangen, um wieder eröffnet zu werden [28, 29, 35].

Dies kann vorübergehend zur Kompromittierung der Hämodynamik führen, indem bereits offene Lungeneinheiten sich weiter ausdehnen und das angrenzende Kapillarbett einengen [5, 23]. Deshalb ist es wichtig, während des Öffnungsprozesses einen ausreichend hohen intravaskulären Druck aufrechtzuerhalten. Es kann notwendig werden, Volumen oder positiv inotrope Substanzen zur kardialen Unterstützung zu verabreichen, bevor das „Öffnungsmanöver" abgeschlossen ist. Bei geringeren Beatmungsdrücken ist eine derartige hämodynamische Unterstützung meist nicht erforderlich.

Falls der weitere Anstieg des Beatmungsdruckes nicht zu einem Parallelanstieg des p_aO_2 führen sollte, können die inspiratorischen Spitzendrücke vorsichtig gesenkt werden. Während dieser Phase sollte der p_aO_2 jedoch trotz der Reduktion des Atemwegsdruckes solange hoch bleiben, bis der kritische Druckwert, an dem die Lungenteile mit der geringsten Compliance zusammenzufallen beginnen, erreicht worden ist [1, 5, 36–40].

Wenn dies der Fall ist, muss der inspiratorische Druck sofort auf den vorher bestimmten Öffnungsdruck erhöht und für eine kurze Zeitspanne von 10–30 s. gehalten werden

werden [5, 40]. Dadurch wird das Lungengewebe als Ganzes rekrutiert, woraufhin der inspiratorische Spitzendruck dann auf einen gefahrlosen Wert – normalerweise 2 cm H_2O – über dem Schließungsdruck gesenkt werden kann.

Falls jedoch kein Kollaps erfolgt, wird die Senkung des inspiratorischen Spitzendrukkes fortgeführt bis die alveolare Ventilation zu niedrig wird, um CO_2 effektiv zu eliminieren. An diesem Punkt wird dann auch PEEP reduziert.

Zu Beginn des Öffnungsprozesses wird, um den Kollaps bereits rekrutierter Alveolen zu verhindern, der PEEP auf einen relativ hohen Wert von 15–25 cm H_2O eingestellt. Es ist jedoch nicht sicher, dass dieser PEEP wirklich notwendig ist. Deshalb wird das oben beschriebene Verfahren bezüglich des inspiratorischen Spitzendruckes nun angewendet, um das niedrigst mögliche Niveau für den PEEP festzustellen.

Nachdem man die Lungen eröffnet hat, werden nun die inspiratorischen und exspiratorischen Drücke auf Werte oberhalb der Schließungsdrücke eingestellt und solange beibehalten, bis sich die Verhältnisse in der Lunge verändern. Im weiteren Verlauf der Erkrankung sollte das Beatmungsgerät vorsichtig auf jede Veränderung des Lungenfunktionszustands des Patienten angepasst werden. Das Ausmaß der unterstützenden Maßnahmen kann allgemein nach erfolgreicher Rekrutierung der Alveolen reduziert werden [23].

Das Verständnis, dass die Lunge ständig offengehalten werden muss, ist von grosser Bedeutung [1, 37–39]. Sollten die Alveolen erneut zusammenfallen, deutet ein Abfall des p_aO_2 darauf hin, dass ein erneutes Rekrutierungsmanöver unter den bereits beschriebenen Bedingungen durchgeführt werden muss. Auch später, während der Entwöhnungsphase, muss man dafür sorgen, dass der PEEP auf einem ausreichend hohen Niveau gehalten wird, um die gesamte Lunge offenzuhalten. Dies kann mit Druck- oder mit Volumenunterstützung kombiniert werden, um eine adäquate CO_2-Eliminierung zu gewährleisten. Entsprechend der Verbesserung des Zustands des Patienten werden dann sowohl die PEEP-Werte als auch die Druck- bzw. Volumenunterstützung vermindert.

Nachdem die Lunge geöffnet wurde und die niedrigsten Drücke, die zu einer offenen Lunge erforderlich sind, ermittelt wurden, wird die Druckamplitude minimiert und gleichzeitig der pulmonale Gasaustausch optimiert. Dieses Vorgehen beim „Open Lung Concept" hilft, Beatmungseinstellungen zu finden, die:

– die Lunge vor weiteren Schädigungen schützt,
– eine Reduktion der inspiratorische Sauerstoffkonzentration gestattet und
– die Resorption von interstiellem und intrapulmonalem Ödem unterstützt.

Dies führt zur Reduktion der pulmonalen Vasokonstriktion.
Frühere Studien [5] und neuere Untersuchungen unserer Gruppe [41] bestätigen, dass bei einer frühzeitiger Anwendung dieses Konzepts bei Ratten mit ARDS ein Abfall der pulmonalen Compliance verhindert wird. Diese Ergebnisse legen nahe, dass das „Open Lung Concept" frühzeitig im Verlauf von ALI/ARDS angewendet werden sollte [5, 41].

Eine neuere klinische Studie von Amato et al. zeigt, dass eine Beatmungsstrategie, die auf die Öffnung und permanentes Offenhalten atelektatischer Lungen abzielt und eine Kombination von Hyperkapnie, Einschränkung des Beatmungsvolumens und limitierte inspiratorische Spitezendrücke darstellt, letztlich zu einer höheren Entwöhnungsrate, geringeren Mortalität und zu einem verminderten Barotrauma führt [42].

Die Rekrutierung der Alveolen sollte fast immer innerhalb der ersten 48 h möglich sein. Selbst wenn nicht das gesamte Lungengewebe vollständig für den Gasaustausch rekrutiert werden kann, wie bei konsolidierender Pneumonie, wird diese Beatmungsstrategie eine weitere Schädigumg der wiederbelüfteten Teile der Lunge verhindern [7, 13, 15, 17].

Zusammenfassung

Die grundlegenden Behandlungsprinzipien sind:
- Öffne die ganze Lunge mit dem erforderlichen inspiratorischen Druck.
- Halte die Lunge mit Hilfe von PEEP-Werten, die oberhalb des Schließungsdrückes liegen, offen.
- Erhalte einen optimalen Gasaustausch, bei kleinstmöglicher Druckamplitude, um das Auftreten von Scherkräften zu minimieren.

Mit der strikten Anwendung dieser Prinzipien, steht eine prophylaktische Behandlung zur Verfügung, die darauf abzielt, ventilatorinduzierte Lungenveränderungen und pulmonale Komplikation zu verhindern.

Literatur

1. Lachmann B (1992) Open up the lung and keep the lung open [editorial; comment]. Intensive Care Med 18/6: 319–321
2. Lichtwarck-Aschoff M, Nielsen JB, Sjostrand UH, Edgren EL (1992) An experimental randomized study of five different ventilatory modes in a piglet model of severe respiratory distress [see comments]. Intensive Care Med 18/6: 339–347
3. Sjostrand UH, Lichtwarck-Aschoff M, Nielsen JB et al. (1995) Different ventilatory approaches to keep the lung open. Intensive Care Med 21/4 310–318
4. Kesecioglu J, Tibboel D, Lachmann B (1994) Advantages and rational for pressure control ventilation. In: Vincent JL(ed) Yearbook of intensive care and emergency medicine, vol 15. Springer, Berlin Heidelberg New York Tokio, pp 524–533
5. Lachmann B, Danzmann E, Haendly B, Jonson B (1982) Ventilator settings and gas exchange in respiratory distress syndrome. In: Prakash O (ed) Applied physiology in clinical respiratory care. Nijhoff, The Hague, pp 141–176
6. Ashbaugh DG, Bigelow DB, Petty TL, Levine BE (1967) Acute respiratory distress in adults. Lancet II: 319–323
7. Ashbaugh DG, Petty TL, Bigelow DB, Harris TM (1969) Continuous positive-pressure breathing (CPPB) in adult respiratory distress syndrome. J Thorac Cardiovasc Surg 57/1: 31–41
8. Dreyfuss D, Saumon G (1998) Ventilator-induced lung injury: lessons from experimental studies. Am J Respir Crit Care Med 157/1: 294–323
9. Mead J (1961) Mechanical properties of lungs. Physiol Rev 41: 281–330
10. Hernandez LA, Peevy KJ, Moise AA, Parker JC (1989) Chest wall restriction limits high airway pressure-induced lung injury in young rabbits. J Appl Physiol 66/5: 2364–2368
11. Webb HH, Tierney DF (1974) Experimental pulmonary edema due to intermittent positive pressure ventilation with high inflation pressures. Protection by positive end-expiratory pressure. Am Rev Respir Dis 110/5: 556–565
12. Dreyfuss D, Saumon G (1993) Role of tidal volume, FRC, and end-inspiratory volume in the development of pulmonary edema following mechanical ventilation. Am Rev Respir Dis 148/5: 1194–1203
13. Muscedere JG, Mullen JB, Gan K, Slutsky AS (1994) Tidal ventilation at low airway pressures can augment lung injury. Am J Respir Crit Care Med 149/5: 1327–1334
14. Froese AB, McCulloch PR, Sugiura M, Vaclavik S, Possmayer F, Moller F (1993) Optimizing alveolar expansion prolongs the effectiveness of exogenous surfactant therapy in the adult rabbit. Am Rev Respir Dis 148/3: 569–577
15. Amato MBP, Barbas CSV, Pastore L (1996) Minimizing barotrauma in ARDS: Protective effects of PEEP and the hazards of driving and plateau pressures. Am J Respir Crit Care Med 153: 375 A
16. Mead J, Takishima T, Leith D (1970) Stress distribution in lungs: a model of pulmonary elasticity. J Appl Physiol 28/5: 596–608
17. Taskar V, John J, Evander E, Robertson B, Jonson B (1997) Surfactant dysfunction makes lungs vulnerable to repetitive collapse and reexpansion. Am J Respir Crit Care Med 155/1: 313–320
18. Bond DM, Froese AB (1993) Volume recruitment maneuvers are less deleterious than persistent low lung volumes in the atelectasis-prone rabbit lung during high-frequency oscillation. Crit Care Med 21/3: 402–412

19. Schwieler GH, Robertson B (1976) Liquid ventilation in immature newborn rabbits. Biol Neonate 29/5-6: 343-353

20. Von Neergaard K (1929) Neue Auffassungen uber einen Grundbegriff der Atemmechanik. Die Retraktionskraft der Lunge, abhangig von der Oberflachenspannung in den Alveolen. Z Ges Exp Med 66: 373-394

21. Haendly B, Lachmann B, Schulz H, Jonson B (1978) Der einfluss verschiedener Beatmungsmuster auf Lungenmechanik und Gasaustausch bei Patienten wahrend Respiratorbehandlung. Kongressbericht Anaesthesie 1: 665-678

22. McIntyre RW, Laws AK, Ramachandran PR (1969) Positive expiratory pressure plateau: improved gas exchange during mechanical ventilation. Can Anaesth Soc J 16/6: 477-486

23. Bohm S, Lachmann B (1996) Pressure-control ventilation. Putting a mode into perspective. Int J Intensive Care 3: 12-27

24. Staub NC, Nagano H, Pearce ML (1967) Pulmonary edema in dogs, especially the sequence of fluid accumulation in lungs. J Appl Physiol 22/2: 227-240

25. Wegenius G (1991) Model simulations of pulmonary edema. Phantom studies with computed tomography. Invest Radiol 26/2: 149-156

26. Slutsky AS (1994) Consensus conference on mechanical ventilation-January 28-30, 1993 at Northbrook/IL/USA. Part I. European Society of Intensive Care Medicine, the ACCP and the SCCM [published erratum appears in Intensive Care Med 1994, 20/5: 378]. Intensive Care Med 20/1: 64-79

27. Slutsky AS (1994) Consensus conference on mechanical ventilation-January 28-30, 1993 at Northbrook/IL/USA. Part 2. Intensive Care Med 20/2: 150-162

28. Gattinoni L, Pelosi P, Crotti S, Valenza F (1995) Effects of positive end-expiratory pressure on regional distribution of tidal volume and recruitment in adult respiratory distress syndrome. Am J Respir Crit Care Med 151/6: 1807-1814

29. Amato MB, Barbas CS, Medeiros DM et al. (1995) Beneficial effects of the „open lung approach" with low distending pressures in acute respiratory distress syndrome. A prospective randomized study on mechanical ventilation. Am J Respir Crit Care Med 152(6 Pt 1) 1835-1846

30. Hedenstierna G, Tokics L, Strandberg A, Lundquist H, Brismar B (1986) Correlation of gas exchange impairment to development of atelectasis during anaesthesia and muscle paralysis. Acta Anaesthesiol Scand 30/2: 183-191

31. Rothen HU, Sporre B, Engberg G, Wegenius G, Hedenstierna G (1993) Re-expansion of atelectasis during general anaesthesia: a computed tomography study. Br J Anaesth 71/6: 788-795

32. Hedenstierna G, Lundquist H, Lundh B et al. (1989) Pulmonary densities during anaesthesia. An experimental study on lung morphology and gas exchange. Eur Respir J 2/6: 528-535

33. Tusman G, Do Campo J, Bohm S, Lachmann B (1997) Alveolar recruitment strategy; a new appraoch to improve lungfunction during general anaesthesia. ICU 97 The 7th World Congress of Intensive & Critical Care Medicine, Ottowa, Canada, June 29- Jul 3, '97

34. Gattinoni L, Pesenti A, Avalli L, Rossi F, Bombino M (1987) Pressure-volume curve of total respiratory system in acute respiratory failure. Computed tomographic scan study. Am Rev Respir Dis 136/3: 730-736

35. Housley E, Louzada N, Becklake MR (1970) To sigh or not to sigh. Am Rev Respir Dis 101/4: 611-614

36. Lachmann B, Jonson B, Lindroth M, Robertson B (1982) Modes of artificial ventilation in severe respiratory distress syndrome. Lung function and morphology in rabbits after wash-out of alveolar surfactant. Crit Care Med 10/11: 724-732

37. Dreyfuss D, Saumon G (1994) Should the lung be rested or recruited? The Charybdis and Scylla of ventilator management [editorial]. Am J Respir Crit Care Med 149/5: 1066-1067

38. McCulloch PR, Forkert PG, Froese AB (1988) Lung volume maintenance prevents lung injury during high frequency oscillatory ventilation in surfactant-deficient rabbits. Am Rev Respir Dis 137/5: 1185-1192

39. Froese AB (1997) High-frequency oscillatory ventilation for adult respiratory distress syndrome: let's get it right this time! [editorial; comment]. Crit Care Med 25/6: 906-908

40. Froese AB, Bryan AC (1987) High frequency ventilation. Am Rev Respir Dis 135/6: 1363-1374

41. Hartog A, Gommers D, Verbrugge S, Hendrik E, Lachmann B (1997) Maintaining high lung volume during surfactant depletion attenuates the decrease in lung function. Intensive Care Med 23: S 13

42. Amato MB, Barbas CS, Medeiros DM et al.(1998) Effect of a protective-ventilation strategy on mortality in the acute respiratory distress syndrome [see comments]. N Engl J Med 338/6: 347-354

Deutsche Akademie für Anästhesiologische Fortbildung

BEWERTUNGSBOGEN

zum 26. Kurs zur Weiter- und Fortbildung für Anästhesisten
vom 6.-9. Mai 2000 in München

Referent: J. Radke

Thema: Laborparameter auf der Intensivstation: Was, wann, wieviel?

Wir bitten um Ihr Urteil!

Mit der Bewertung helfen Sie uns, den Wert künftiger Kurse für Ihre klinische Tätigkeit
weiter zu verbessern.

Benoten Sie bitte alle nachstehend aufgeführten Kriterien
(beste Note 1; schlechteste Note 6).

1. Einhaltung des Themas . . . . 1☐ 2☐ 3☐ 4☐ 5☐ 6☐

2. Rhetorik des Referenten . . . . 1☐ 2☐ 3☐ 4☐ 5☐ 6☐

3. Didaktischer Aufbau des Vortrages . . . . 1☐ 2☐ 3☐ 4☐ 5☐ 6☐

4. Qualität der Diapositive . . . . 1☐ 2☐ 3☐ 4☐ 5☐ 6☐

5. Herausarbeiten der wichtigsten Punkte . . . . 1☐ 2☐ 3☐ 4☐ 5☐ 6☐

6. Bezug des Vortrages zur Klinik . . . . 1☐ 2☐ 3☐ 4☐ 5☐ 6☐

7. Das Thema sollte bei einem späteren Kurs
   wiederholt werden . . . . ja ☐   nein ☐

8. Der Referent sollte erneut eingeladen werden . . . . ja ☐   nein ☐

Ich bin im ——— Jahr der Weiterbildung zum Arzt für Anästhesie.

Ich bin Arzt für Anästhesie seit ________________________________

Ich bin Chefarzt für Anästhesie seit ____________________________

Ich bin kein Anästhesist, sondern ______________________________

Bitte benutzen Sie die Rückseite des Bogens für weitere Kommentare, Vorschläge
und Kritik.
Den ausgefüllten Bewertungsbogen geben Sie bitte gleich hier ab oder schicken es an:

Prof. Dr. R. Purschke
St. Johannes-Hospital Dortmund
Johannesstraße 9–11, 44137 Dortmund

Deutsche Akademie für Anästhesiologische Fortbildung

BEWERTUNGSBOGEN

zum 26. Kurs zur Weiter- und Fortbildung für Anästhesisten
vom 6.-9. Mai 2000 in München

Referent: W. SCHLACK

Thema: Anästhesie für nichtherzchirurgische Eingriffe bei Patienten
mit Herzklappenerkrankungen

Wir bitten um Ihr Urteil!

Mit der Bewertung helfen Sie uns, den Wert künftiger Kurse für Ihre klinische Tätigkeit
weiter zu verbessern.

Benoten Sie bitte alle nachstehend aufgeführten Kriterien
(beste Note 1; schlechteste Note 6).

1. Einhaltung des Themas .... 1❑ 2❑ 3❑ 4❑ 5❑ 6❑

2. Rhetorik des Referenten .... 1❑ 2❑ 3❑ 4❑ 5❑ 6❑

3. Didaktischer Aufbau des Vortrages .... 1❑ 2❑ 3❑ 4❑ 5❑ 6❑

4. Qualität der Diapositive .... 1❑ 2❑ 3❑ 4❑ 5❑ 6❑

5. Herausarbeiten der wichtigsten Punkte .... 1❑ 2❑ 3❑ 4❑ 5❑ 6❑

6. Bezug des Vortrages zur Klinik .... 1❑ 2❑ 3❑ 4❑ 5❑ 6❑

7. Das Thema sollte bei einem späteren Kurs
   wiederholt werden .... ja❑   nein❑

8. Der Referent sollte erneut eingeladen werden .... ja❑   nein❑

Ich bin im ⎯⎯ Jahr der Weiterbildung zum Arzt für Anästhesie.

Ich bin Arzt für Anästhesie seit ⎯⎯⎯⎯⎯⎯⎯⎯⎯⎯⎯⎯⎯⎯⎯

Ich bin Chefarzt für Anästhesie seit ⎯⎯⎯⎯⎯⎯⎯⎯⎯⎯⎯⎯⎯

Ich bin kein Anästhesist, sondern ⎯⎯⎯⎯⎯⎯⎯⎯⎯⎯⎯⎯⎯

Bitte benutzen Sie die Rückseite des Bogens für weitere Kommentare, Vorschläge
und Kritik.
Den ausgefüllten Bewertungsbogen geben Sie bitte gleich hier ab oder schicken es an:

Prof. Dr. R. Purschke
St. Johannes-Hospital Dortmund
Johannesstraße 9–11, 44137 Dortmund

Deutsche Akademie für Anästhesiologische Fortbildung

BEWERTUNGSBOGEN

zum 26. Kurs zur Weiter- und Fortbildung für Anästhesisten
vom 6.-9. Mai 2000 in München

Referent: L. Frey

Thema: Anästhesiologische und intensivmedizinische Aspekte
bei Patientinnen mit Gestose

Wir bitten um Ihr Urteil!

Mit der Bewertung helfen Sie uns, den Wert künftiger Kurse für Ihre klinische Tätigkeit
weiter zu verbessern.

Benoten Sie bitte alle nachstehend aufgeführten Kriterien
(beste Note 1; schlechteste Note 6).

1. Einhaltung des Themas .... 1❏ 2❏ 3❏ 4❏ 5❏ 6❏

2. Rhetorik des Referenten .... 1❏ 2❏ 3❏ 4❏ 5❏ 6❏

3. Didaktischer Aufbau des Vortrages .... 1❏ 2❏ 3❏ 4❏ 5❏ 6❏

4. Qualität der Diapositive .... 1❏ 2❏ 3❏ 4❏ 5❏ 6❏

5. Herausarbeiten der wichtigsten Punkte .... 1❏ 2❏ 3❏ 4❏ 5❏ 6❏

6. Bezug des Vortrages zur Klinik .... 1❏ 2❏ 3❏ 4❏ 5❏ 6❏

7. Das Thema sollte bei einem späteren Kurs
   wiederholt werden .... ja❏   nein❏

8. Der Referent sollte erneut eingeladen werden .... ja❏   nein❏

Ich bin im ——— Jahr der Weiterbildung zum Arzt für Anästhesie.

Ich bin Arzt für Anästhesie seit ——————————————

Ich bin Chefarzt für Anästhesie seit ——————————————

Ich bin kein Anästhesist, sondern ——————————————

Bitte benutzen Sie die Rückseite des Bogens für weitere Kommentare, Vorschläge
und Kritik.
Den ausgefüllten Bewertungsbogen geben Sie bitte gleich hier ab oder schicken es an:

Prof. Dr. R. Purschke
St. Johannes-Hospital Dortmund
Johannesstraße 9–11, 44137 Dortmund

Deutsche Akademie für Anästhesiologische Fortbildung

BEWERTUNGSBOGEN

zum 26. Kurs zur Weiter- und Fortbildung für Anästhesisten
vom 6.-9. Mai 2000 in München

Referent: H.-H. Mehrkens

Thema: Blockaden des Plexus brachialis – Neue Zugangswege

Wir bitten um Ihr Urteil!

Mit der Bewertung helfen Sie uns, den Wert künftiger Kurse für Ihre klinische Tätigkeit weiter zu verbessern.

Benoten Sie bitte alle nachstehend aufgeführten Kriterien
(beste Note 1; schlechteste Note 6).

1. Einhaltung des Themas .... 1❑ 2❑ 3❑ 4❑ 5❑ 6❑

2. Rhetorik des Referenten .... 1❑ 2❑ 3❑ 4❑ 5❑ 6❑

3. Didaktischer Aufbau des Vortrages .... 1❑ 2❑ 3❑ 4❑ 5❑ 6❑

4. Qualität der Diapositive .... 1❑ 2❑ 3❑ 4❑ 5❑ 6❑

5. Herausarbeiten der wichtigsten Punkte .... 1❑ 2❑ 3❑ 4❑ 5❑ 6❑

6. Bezug des Vortrages zur Klinik .... 1❑ 2❑ 3❑ 4❑ 5❑ 6❑

7. Das Thema sollte bei einem späteren Kurs
   wiederholt werden .... ja❑   nein❑

8. Der Referent sollte erneut eingeladen werden .... ja❑   nein❑

Ich bin im ＿＿ Jahr der Weiterbildung zum Arzt für Anästhesie.

Ich bin Arzt für Anästhesie seit ＿＿＿＿＿＿＿＿＿＿＿＿＿

Ich bin Chefarzt für Anästhesie seit ＿＿＿＿＿＿＿＿＿＿＿＿

Ich bin kein Anästhesist, sondern ＿＿＿＿＿＿＿＿＿＿＿＿＿

Bitte benutzen Sie die Rückseite des Bogens für weitere Kommentare, Vorschläge und Kritik.

Den ausgefüllten Bewertungsbogen geben Sie bitte gleich hier ab oder schicken es an:

Prof. Dr. R. Purschke
St. Johannes-Hospital Dortmund
Johannesstraße 9–11, 44137 Dortmund

Deutsche Akademie für Anästhesiologische Fortbildung

BEWERTUNGSBOGEN

zum 26. Kurs zur Weiter- und Fortbildung für Anästhesisten
vom 6.-9. Mai 2000 in München

Referent: P. Reinhold, E. Schlüter

Thema: Propofol in der Kinderanästhesie – Medizinische und medikolegale Aspekte

Wir bitten um Ihr Urteil!

Mit der Bewertung helfen Sie uns, den Wert künftiger Kurse für Ihre klinische Tätigkeit
weiter zu verbessern.

Benoten Sie bitte alle nachstehend aufgeführten Kriterien
(beste Note 1; schlechteste Note 6).

1. Einhaltung des Themas .... 1❑ 2❑ 3❑ 4❑ 5❑ 6❑

2. Rhetorik des Referenten .... 1❑ 2❑ 3❑ 4❑ 5❑ 6❑

3. Didaktischer Aufbau des Vortrages .... 1❑ 2❑ 3❑ 4❑ 5❑ 6❑

4. Qualität der Diapositive .... 1❑ 2❑ 3❑ 4❑ 5❑ 6❑

5. Herausarbeiten der wichtigsten Punkte .... 1❑ 2❑ 3❑ 4❑ 5❑ 6❑

6. Bezug des Vortrages zur Klinik .... 1❑ 2❑ 3❑ 4❑ 5❑ 6❑

7. Das Thema sollte bei einem späteren Kurs
   wiederholt werden .... ja ❑ nein ❑

8. Der Referent sollte erneut eingeladen werden .... ja ❑ nein ❑

Ich bin im ______ Jahr der Weiterbildung zum Arzt für Anästhesie.

Ich bin Arzt für Anästhesie seit ________________________________

Ich bin Chefarzt für Anästhesie seit ________________________________

Ich bin kein Anästhesist, sondern ________________________________

Bitte benutzen Sie die Rückseite des Bogens für weitere Kommentare, Vorschläge
und Kritik.

Den ausgefüllten Bewertungsbogen geben Sie bitte gleich hier ab oder schicken es an:

Prof. Dr. R. Purschke
St. Johannes-Hospital Dortmund
Johannesstraße 9–11, 44137 Dortmund

Deutsche Akademie für Anästhesiologische Fortbildung

BEWERTUNGSBOGEN

zum 26. Kurs zur Weiter- und Fortbildung für Anästhesisten
vom 6.-9. Mai 2000 in München

Referent: H. HARKE

Thema: Neurostimulationsverfahren bei chronischen Schmerzen

Wir bitten um Ihr Urteil!

Mit der Bewertung helfen Sie uns, den Wert künftiger Kurse für Ihre klinische Tätigkeit weiter zu verbessern.

Benoten Sie bitte alle nachstehend aufgeführten Kriterien
(beste Note 1; schlechteste Note 6).

1. Einhaltung des Themas .... 1❑ 2❑ 3❑ 4❑ 5❑ 6❑

2. Rhetorik des Referenten .... 1❑ 2❑ 3❑ 4❑ 5❑ 6❑

3. Didaktischer Aufbau des Vortrages .... 1❑ 2❑ 3❑ 4❑ 5❑ 6❑

4. Qualität der Diapositive .... 1❑ 2❑ 3❑ 4❑ 5❑ 6❑

5. Herausarbeiten der wichtigsten Punkte .... 1❑ 2❑ 3❑ 4❑ 5❑ 6❑

6. Bezug des Vortrages zur Klinik .... 1❑ 2❑ 3❑ 4❑ 5❑ 6❑

7. Das Thema sollte bei einem späteren Kurs
   wiederholt werden .... ja❑ nein❑

8. Der Referent sollte erneut eingeladen werden .... ja❑ nein❑

Ich bin im ⸺ Jahr der Weiterbildung zum Arzt für Anästhesie.

Ich bin Arzt für Anästhesie seit ⸺

Ich bin Chefarzt für Anästhesie seit ⸺

Ich bin kein Anästhesist, sondern ⸺

Bitte benutzen Sie die Rückseite des Bogens für weitere Kommentare, Vorschläge und Kritik.

Den ausgefüllten Bewertungsbogen geben Sie bitte gleich hier ab oder schicken es an:

Prof. Dr. R. Purschke
St. Johannes-Hospital Dortmund
Johannesstraße 9–11, 44137 Dortmund

Deutsche Akademie für Anästhesiologische Fortbildung

BEWERTUNGSBOGEN

zum 26. Kurs zur Weiter- und Fortbildung für Anästhesisten
vom 6.-9. Mai 2000 in München

Referent: D. PAPPERT
Thema: Lagerungstherapie bei Intensivpatienten

Wir bitten um Ihr Urteil!

Mit der Bewertung helfen Sie uns, den Wert künftiger Kurse für Ihre klinische Tätigkeit weiter zu verbessern.

Benoten Sie bitte alle nachstehend aufgeführten Kriterien
(beste Note 1; schlechteste Note 6).

1. Einhaltung des Themas .... 1❑ 2❑ 3❑ 4❑ 5❑ 6❑

2. Rhetorik des Referenten .... 1❑ 2❑ 3❑ 4❑ 5❑ 6❑

3. Didaktischer Aufbau des Vortrages .... 1❑ 2❑ 3❑ 4❑ 5❑ 6❑

4. Qualität der Diapositive .... 1❑ 2❑ 3❑ 4❑ 5❑ 6❑

5. Herausarbeiten der wichtigsten Punkte .... 1❑ 2❑ 3❑ 4❑ 5❑ 6❑

6. Bezug des Vortrages zur Klinik .... 1❑ 2❑ 3❑ 4❑ 5❑ 6❑

7. Das Thema sollte bei einem späteren Kurs
   wiederholt werden .... ja❑   nein ❑

8. Der Referent sollte erneut eingeladen werden .... ja❑   nein ❑

Ich bin im ——— Jahr der Weiterbildung zum Arzt für Anästhesie.

Ich bin Arzt für Anästhesie seit ________________________

Ich bin Chefarzt für Anästhesie seit ________________________

Ich bin kein Anästhesist, sondern ________________________

Bitte benutzen Sie die Rückseite des Bogens für weitere Kommentare, Vorschläge und Kritik.
Den ausgefüllten Bewertungsbogen geben Sie bitte gleich hier ab oder schicken es an:

Prof. Dr. R. Purschke
St. Johannes-Hospital Dortmund
Johannesstraße 9–11, 44137 Dortmund

Deutsche Akademie für Anästhesiologische Fortbildung

BEWERTUNGSBOGEN

zum 26. Kurs zur Weiter- und Fortbildung für Anästhesisten
vom 6.-9. Mai 2000 in München

Referent: R. Brehler, A. Heese
Thema: Latexallergie – Was tun?

Wir bitten um Ihr Urteil!

Mit der Bewertung helfen Sie uns, den Wert künftiger Kurse für Ihre klinische Tätigkeit
weiter zu verbessern.

Benoten Sie bitte alle nachstehend aufgeführten Kriterien
(beste Note 1; schlechteste Note 6).

1. Einhaltung des Themas .... 1❑ 2❑ 3❑ 4❑ 5❑ 6❑

2. Rhetorik des Referenten .... 1❑ 2❑ 3❑ 4❑ 5❑ 6❑

3. Didaktischer Aufbau des Vortrages .... 1❑ 2❑ 3❑ 4❑ 5❑ 6❑

4. Qualität der Diapositive .... 1❑ 2❑ 3❑ 4❑ 5❑ 6❑

5. Herausarbeiten der wichtigsten Punkte .... 1❑ 2❑ 3❑ 4❑ 5❑ 6❑

6. Bezug des Vortrages zur Klinik .... 1❑ 2❑ 3❑ 4❑ 5❑ 6❑

7. Das Thema sollte bei einem späteren Kurs
   wiederholt werden .... ja❑   nein❑

8. Der Referent sollte erneut eingeladen werden .... ja❑   nein❑

Ich bin im ⎯⎯ Jahr der Weiterbildung zum Arzt für Anästhesie.

Ich bin Arzt für Anästhesie seit ⎯⎯⎯⎯⎯⎯⎯⎯⎯⎯⎯⎯⎯

Ich bin Chefarzt für Anästhesie seit ⎯⎯⎯⎯⎯⎯⎯⎯⎯⎯⎯⎯

Ich bin kein Anästhesist, sondern ⎯⎯⎯⎯⎯⎯⎯⎯⎯⎯⎯⎯

Bitte benutzen Sie die Rückseite des Bogens für weitere Kommentare, Vorschläge
und Kritik.
Den ausgefüllten Bewertungsbogen geben Sie bitte gleich hier ab oder schicken es an:

> Prof. Dr. R. Purschke
> St. Johannes-Hospital Dortmund
> Johannesstraße 9–11, 44137 Dortmund

Deutsche Akademie für Anästhesiologische Fortbildung

BEWERTUNGSBOGEN

zum 26. Kurs zur Weiter- und Fortbildung für Anästhesisten
vom 6.-9. Mai 2000 in München

Referent: T. WEILER

Thema: Zum Einsatz der EDV in der Intensivmedizin –
sinnvolle Unterstützung oder zusätzliche Belastung?

Wir bitten um Ihr Urteil!

Mit der Bewertung helfen Sie uns, den Wert künftiger Kurse für Ihre klinische Tätigkeit
weiter zu verbessern.

Benoten Sie bitte alle nachstehend aufgeführten Kriterien
(beste Note 1; schlechteste Note 6).

1. Einhaltung des Themas .... 1❏ 2❏ 3❏ 4❏ 5❏ 6❏

2. Rhetorik des Referenten .... 1❏ 2❏ 3❏ 4❏ 5❏ 6❏

3. Didaktischer Aufbau des Vortrages .... 1❏ 2❏ 3❏ 4❏ 5❏ 6❏

4. Qualität der Diapositive .... 1❏ 2❏ 3❏ 4❏ 5❏ 6❏

5. Herausarbeiten der wichtigsten Punkte .... 1❏ 2❏ 3❏ 4❏ 5❏ 6❏

6. Bezug des Vortrages zur Klinik .... 1❏ 2❏ 3❏ 4❏ 5❏ 6❏

7. Das Thema sollte bei einem späteren Kurs
   wiederholt werden .... ja ❏ nein ❏

8. Der Referent sollte erneut eingeladen werden .... ja ❏ nein ❏

Ich bin im ＿＿＿ Jahr der Weiterbildung zum Arzt für Anästhesie.

Ich bin Arzt für Anästhesie seit ＿＿＿＿＿＿＿＿＿＿＿＿

Ich bin Chefarzt für Anästhesie seit ＿＿＿＿＿＿＿＿＿＿＿

Ich bin kein Anästhesist, sondern ＿＿＿＿＿＿＿＿＿＿＿

Bitte benutzen Sie die Rückseite des Bogens für weitere Kommentare, Vorschläge
und Kritik.
Den ausgefüllten Bewertungsbogen geben Sie bitte gleich hier ab oder schicken es an:

> Prof. Dr. R. Purschke
> St. Johannes-Hospital Dortmund
> Johannesstraße 9–11, 44137 Dortmund

Deutsche Akademie für Anästhesiologische Fortbildung

BEWERTUNGSBOGEN

zum 26. Kurs zur Weiter- und Fortbildung für Anästhesisten
vom 6.-9. Mai 2000 in München

Referent: J. A. BAUM

Thema: Lachgas – unverzichtbar?

Wir bitten um Ihr Urteil!

Mit der Bewertung helfen Sie uns, den Wert künftiger Kurse für Ihre klinische Tätigkeit
weiter zu verbessern.

Benoten Sie bitte alle nachstehend aufgeführten Kriterien
(beste Note 1; schlechteste Note 6).

1. Einhaltung des Themas .... 1❑ 2❑ 3❑ 4❑ 5❑ 6❑

2. Rhetorik des Referenten .... 1❑ 2❑ 3❑ 4❑ 5❑ 6❑

3. Didaktischer Aufbau des Vortrages .... 1❑ 2❑ 3❑ 4❑ 5❑ 6❑

4. Qualität der Diapositive .... 1❑ 2❑ 3❑ 4❑ 5❑ 6❑

5. Herausarbeiten der wichtigsten Punkte .... 1❑ 2❑ 3❑ 4❑ 5❑ 6❑

6. Bezug des Vortrages zur Klinik .... 1❑ 2❑ 3❑ 4❑ 5❑ 6❑

7. Das Thema sollte bei einem späteren Kurs
   wiederholt werden .... ja❑ nein❑

8. Der Referent sollte erneut eingeladen werden .... ja❑ nein❑

Ich bin im ⸺ Jahr der Weiterbildung zum Arzt für Anästhesie.

Ich bin Arzt für Anästhesie seit ⸺⸺⸺⸺⸺

Ich bin Chefarzt für Anästhesie seit ⸺⸺⸺⸺⸺

Ich bin kein Anästhesist, sondern ⸺⸺⸺⸺⸺

Bitte benutzen Sie die Rückseite des Bogens für weitere Kommentare, Vorschläge
und Kritik.
Den ausgefüllten Bewertungsbogen geben Sie bitte gleich hier ab oder schicken es an:

Prof. Dr. R. Purschke
St. Johannes-Hospital Dortmund
Johannesstraße 9–11, 44137 Dortmund

Deutsche Akademie für Anästhesiologische Fortbildung

BEWERTUNGSBOGEN

zum 26. Kurs zur Weiter- und Fortbildung für Anästhesisten
vom 6.-9. Mai 2000 in München

Referent: H. Cuhls

Thema: Anästhesie und Intensivmedizin im Internet

Wir bitten um Ihr Urteil!

Mit der Bewertung helfen Sie uns, den Wert künftiger Kurse für Ihre klinische Tätigkeit
weiter zu verbessern.

Benoten Sie bitte alle nachstehend aufgeführten Kriterien
(beste Note 1; schlechteste Note 6).

1. Einhaltung des Themas . . . .   1❑ 2❑ 3❑ 4❑ 5❑ 6❑

2. Rhetorik des Referenten . . . .   1❑ 2❑ 3❑ 4❑ 5❑ 6❑

3. Didaktischer Aufbau des Vortrages . . . .   1❑ 2❑ 3❑ 4❑ 5❑ 6❑

4. Qualität der Diapositive . . . .   1❑ 2❑ 3❑ 4❑ 5❑ 6❑

5. Herausarbeiten der wichtigsten Punkte . . . .   1❑ 2❑ 3❑ 4❑ 5❑ 6❑

6. Bezug des Vortrages zur Klinik . . . .   1❑ 2❑ 3❑ 4❑ 5❑ 6❑

7. Das Thema sollte bei einem späteren Kurs
   wiederholt werden . . . .   ja ❑   nein ❑

8. Der Referent sollte erneut eingeladen werden . . . .   ja ❑   nein ❑

Ich bin im ――― Jahr der Weiterbildung zum Arzt für Anästhesie.

Ich bin Arzt für Anästhesie seit ―――――――――――――――――――

Ich bin Chefarzt für Anästhesie seit ――――――――――――――――――

Ich bin kein Anästhesist, sondern ―――――――――――――――――――

Bitte benutzen Sie die Rückseite des Bogens für weitere Kommentare, Vorschläge
und Kritik.
Den ausgefüllten Bewertungsbogen geben Sie bitte gleich hier ab oder schicken es an:

> Prof. Dr. R. Purschke
> St. Johannes-Hospital Dortmund
> Johannesstraße 9–11, 44137 Dortmund

Deutsche Akademie für Anästhesiologische Fortbildung

BEWERTUNGSBOGEN

zum 26. Kurs zur Weiter- und Fortbildung für Anästhesisten
vom 6.-9. Mai 2000 in München

Referent: B. LANDAUER

Thema: Medikolegale Aspekte der Anästhesie –
Schwerpunkte der neueren Rechtsprechung

Wir bitten um Ihr Urteil!

Mit der Bewertung helfen Sie uns, den Wert künftiger Kurse für Ihre klinische Tätigkeit
weiter zu verbessern.

Benoten Sie bitte alle nachstehend aufgeführten Kriterien
(beste Note 1; schlechteste Note 6).

1. Einhaltung des Themas .... 1❑ 2❑ 3❑ 4❑ 5❑ 6❑

2. Rhetorik des Referenten .... 1❑ 2❑ 3❑ 4❑ 5❑ 6❑

3. Didaktischer Aufbau des Vortrages .... 1❑ 2❑ 3❑ 4❑ 5❑ 6❑

4. Qualität der Diapositive .... 1❑ 2❑ 3❑ 4❑ 5❑ 6❑

5. Herausarbeiten der wichtigsten Punkte .... 1❑ 2❑ 3❑ 4❑ 5❑ 6❑

6. Bezug des Vortrages zur Klinik .... 1❑ 2❑ 3❑ 4❑ 5❑ 6❑

7. Das Thema sollte bei einem späteren Kurs
   wiederholt werden .... ja❑   nein❑

8. Der Referent sollte erneut eingeladen werden .... ja❑   nein❑

Ich bin im ⎯⎯ Jahr der Weiterbildung zum Arzt für Anästhesie.

Ich bin Arzt für Anästhesie seit ⎯⎯⎯⎯⎯⎯⎯⎯⎯⎯⎯⎯⎯⎯⎯

Ich bin Chefarzt für Anästhesie seit ⎯⎯⎯⎯⎯⎯⎯⎯⎯⎯⎯⎯⎯

Ich bin kein Anästhesist, sondern ⎯⎯⎯⎯⎯⎯⎯⎯⎯⎯⎯⎯⎯

Bitte benutzen Sie die Rückseite des Bogens für weitere Kommentare, Vorschläge
und Kritik.
Den ausgefüllten Bewertungsbogen geben Sie bitte gleich hier ab oder schicken es an:

Prof. Dr. R. Purschke
St. Johannes-Hospital Dortmund
Johannesstraße 9–11, 44137 Dortmund

Deutsche Akademie für Anästhesiologische Fortbildung

BEWERTUNGSBOGEN

zum 26. Kurs zur Weiter- und Fortbildung für Anästhesisten
vom 6.-9. Mai 2000 in München

Referent: B. LARSEN

Thema: Periphere Nervenblockaden an der unteren Extremität

Wir bitten um Ihr Urteil!

Mit der Bewertung helfen Sie uns, den Wert künftiger Kurse für Ihre klinische Tätigkeit
weiter zu verbessern.

Benoten Sie bitte alle nachstehend aufgeführten Kriterien
(beste Note 1; schlechteste Note 6).

1. Einhaltung des Themas .... 1❑ 2❑ 3❑ 4❑ 5❑ 6❑

2. Rhetorik des Referenten .... 1❑ 2❑ 3❑ 4❑ 5❑ 6❑

3. Didaktischer Aufbau des Vortrages .... 1❑ 2❑ 3❑ 4❑ 5❑ 6❑

4. Qualität der Diapositive .... 1❑ 2❑ 3❑ 4❑ 5❑ 6❑

5. Herausarbeiten der wichtigsten Punkte .... 1❑ 2❑ 3❑ 4❑ 5❑ 6❑

6. Bezug des Vortrages zur Klinik .... 1❑ 2❑ 3❑ 4❑ 5❑ 6❑

7. Das Thema sollte bei einem späteren Kurs
   wiederholt werden .... ja ❑   nein ❑

8. Der Referent sollte erneut eingeladen werden .... ja ❑   nein ❑

Ich bin im ——— Jahr der Weiterbildung zum Arzt für Anästhesie.

Ich bin Arzt für Anästhesie seit ———————————————————

Ich bin Chefarzt für Anästhesie seit ———————————————

Ich bin kein Anästhesist, sondern ———————————————

Bitte benutzen Sie die Rückseite des Bogens für weitere Kommentare, Vorschläge
und Kritik.
Den ausgefüllten Bewertungsbogen geben Sie bitte gleich hier ab oder schicken es an:

Prof. Dr. R. Purschke
St. Johannes-Hospital Dortmund
Johannesstraße 9–11, 44137 Dortmund

Deutsche Akademie für Anästhesiologische Fortbildung

BEWERTUNGSBOGEN

zum 26. Kurs zur Weiter- und Fortbildung für Anästhesisten
vom 6.-9. Mai 2000 in München

Referent: P. SCHIPPEL, L. WILD

Thema: Analgosedierung und Sedierung
für diagnostische Eingriffe im Kindesalter (Stillhaltenarkose)

Wir bitten um Ihr Urteil!

Mit der Bewertung helfen Sie uns, den Wert künftiger Kurse für Ihre klinische Tätigkeit
weiter zu verbessern.

Benoten Sie bitte alle nachstehend aufgeführten Kriterien
(beste Note 1; schlechteste Note 6).

1. Einhaltung des Themas .... 1❑ 2❑ 3❑ 4❑ 5❑ 6❑

2. Rhetorik des Referenten .... 1❑ 2❑ 3❑ 4❑ 5❑ 6❑

3. Didaktischer Aufbau des Vortrages .... 1❑ 2❑ 3❑ 4❑ 5❑ 6❑

4. Qualität der Diapositive .... 1❑ 2❑ 3❑ 4❑ 5❑ 6❑

5. Herausarbeiten der wichtigsten Punkte .... 1❑ 2❑ 3❑ 4❑ 5❑ 6❑

6. Bezug des Vortrages zur Klinik .... 1❑ 2❑ 3❑ 4❑ 5❑ 6❑

7. Das Thema sollte bei einem späteren Kurs
   wiederholt werden .... ja❑ nein❑

8. Der Referent sollte erneut eingeladen werden .... ja❑ nein❑

Ich bin im ——— Jahr der Weiterbildung zum Arzt für Anästhesie.

Ich bin Arzt für Anästhesie seit ______________________

Ich bin Chefarzt für Anästhesie seit ______________________

Ich bin kein Anästhesist, sondern ______________________

Bitte benutzen Sie die Rückseite des Bogens für weitere Kommentare, Vorschläge
und Kritik.
Den ausgefüllten Bewertungsbogen geben Sie bitte gleich hier ab oder schicken es an:

Prof. Dr. R. Purschke
St. Johannes-Hospital Dortmund
Johannesstraße 9–11, 44137 Dortmund

Deutsche Akademie für Anästhesiologische Fortbildung

BEWERTUNGSBOGEN

zum 26. Kurs zur Weiter- und Fortbildung für Anästhesisten
vom 6.-9. Mai 2000 in München

Referent: H. LILIE

Thema: Eine Sache von Leben und Tod – Was muss der Anästhesist über juristische
und ethische Aspekte des Hirntodes wissen?

Wir bitten um Ihr Urteil!

Mit der Bewertung helfen Sie uns, den Wert künftiger Kurse für Ihre klinische Tätigkeit
weiter zu verbessern.

Benoten Sie bitte alle nachstehend aufgeführten Kriterien
(beste Note 1; schlechteste Note 6).

1. Einhaltung des Themas . . . . 1❑ 2❑ 3❑ 4❑ 5❑ 6❑

2. Rhetorik des Referenten . . . . 1❑ 2❑ 3❑ 4❑ 5❑ 6❑

3. Didaktischer Aufbau des Vortrages . . . . 1❑ 2❑ 3❑ 4❑ 5❑ 6❑

4. Qualität der Diapositive . . . . 1❑ 2❑ 3❑ 4❑ 5❑ 6❑

5. Herausarbeiten der wichtigsten Punkte . . . . 1❑ 2❑ 3❑ 4❑ 5❑ 6❑

6. Bezug des Vortrages zur Klinik . . . . 1❑ 2❑ 3❑ 4❑ 5❑ 6❑

7. Das Thema sollte bei einem späteren Kurs
   wiederholt werden . . . . ja ❑   nein ❑

8. Der Referent sollte erneut eingeladen werden . . . . ja ❑   nein ❑

Ich bin im ——— Jahr der Weiterbildung zum Arzt für Anästhesie.

Ich bin Arzt für Anästhesie seit ————————————————————

Ich bin Chefarzt für Anästhesie seit ————————————————

Ich bin kein Anästhesist, sondern ————————————————————

Bitte benutzen Sie die Rückseite des Bogens für weitere Kommentare, Vorschläge
und Kritik.
Den ausgefüllten Bewertungsbogen geben Sie bitte gleich hier ab oder schicken es an:

Prof. Dr. R. Purschke
St. Johannes-Hospital Dortmund
Johannesstraße 9–11, 44137 Dortmund

Deutsche Akademie für Anästhesiologische Fortbildung

BEWERTUNGSBOGEN

zum 26. Kurs zur Weiter- und Fortbildung für Anästhesisten
vom 6.-9. Mai 2000 in München

Referent: J. Scholz, H.-J. Hennes, H.J. Bardenheuer, F.-J. Kretz
Thema: Postoperative Übelkeit und Erbrechen – Inzidenz, Prophylaxe, Therapie

Wir bitten um Ihr Urteil!

Mit der Bewertung helfen Sie uns, den Wert künftiger Kurse für Ihre klinische Tätigkeit
weiter zu verbessern.

Benoten Sie bitte alle nachstehend aufgeführten Kriterien
(beste Note 1; schlechteste Note 6).

1. Einhaltung des Themas .... 1❑ 2❑ 3❑ 4❑ 5❑ 6❑

2. Rhetorik des Referenten .... 1❑ 2❑ 3❑ 4❑ 5❑ 6❑

3. Didaktischer Aufbau des Vortrages .... 1❑ 2❑ 3❑ 4❑ 5❑ 6❑

4. Qualität der Diapositive .... 1❑ 2❑ 3❑ 4❑ 5❑ 6❑

5. Herausarbeiten der wichtigsten Punkte .... 1❑ 2❑ 3❑ 4❑ 5❑ 6❑

6. Bezug des Vortrages zur Klinik .... 1❑ 2❑ 3❑ 4❑ 5❑ 6❑

7. Das Thema sollte bei einem späteren Kurs
   wiederholt werden .... ja❑   nein❑

8. Der Referent sollte erneut eingeladen werden .... ja❑   nein❑

Ich bin im ＿＿ Jahr der Weiterbildung zum Arzt für Anästhesie.

Ich bin Arzt für Anästhesie seit ＿＿＿＿＿＿＿＿＿＿＿＿＿＿＿＿

Ich bin Chefarzt für Anästhesie seit ＿＿＿＿＿＿＿＿＿＿＿＿＿＿＿

Ich bin kein Anästhesist, sondern ＿＿＿＿＿＿＿＿＿＿＿＿＿＿＿

Bitte benutzen Sie die Rückseite des Bogens für weitere Kommentare, Vorschläge
und Kritik.
Den ausgefüllten Bewertungsbogen geben Sie bitte gleich hier ab oder schicken es an:

Prof. Dr. R. Purschke
St. Johannes-Hospital Dortmund
Johannesstraße 9–11, 44137 Dortmund

Deutsche Akademie für Anästhesiologische Fortbildung

BEWERTUNGSBOGEN

zum 26. Kurs zur Weiter- und Fortbildung für Anästhesisten
vom 6.-9. Mai 2000 in München

Referent: TH. BOULLION, A. HOEFT

Thema: Target-Controlled Infusion (TCI): Verabreichung intravenöser Anästhetika mit computergesteuerten Spritzenpumpen

Wir bitten um Ihr Urteil!

Mit der Bewertung helfen Sie uns, den Wert künftiger Kurse für Ihre klinische Tätigkeit weiter zu verbessern.

Benoten Sie bitte alle nachstehend aufgeführten Kriterien
(beste Note 1; schlechteste Note 6).

1. Einhaltung des Themas .... 1❏ 2❏ 3❏ 4❏ 5❏ 6❏

2. Rhetorik des Referenten .... 1❏ 2❏ 3❏ 4❏ 5❏ 6❏

3. Didaktischer Aufbau des Vortrages .... 1❏ 2❏ 3❏ 4❏ 5❏ 6❏

4. Qualität der Diapositive .... 1❏ 2❏ 3❏ 4❏ 5❏ 6❏

5. Herausarbeiten der wichtigsten Punkte .... 1❏ 2❏ 3❏ 4❏ 5❏ 6❏

6. Bezug des Vortrages zur Klinik .... 1❏ 2❏ 3❏ 4❏ 5❏ 6❏

7. Das Thema sollte bei einem späteren Kurs
   wiederholt werden ....   ja ❏   nein ❏

8. Der Referent sollte erneut eingeladen werden ....   ja ❏   nein ❏

Ich bin im ——— Jahr der Weiterbildung zum Arzt für Anästhesie.

Ich bin Arzt für Anästhesie seit ——————————————————

Ich bin Chefarzt für Anästhesie seit ——————————————————

Ich bin kein Anästhesist, sondern ——————————————————

Bitte benutzen Sie die Rückseite des Bogens für weitere Kommentare, Vorschläge und Kritik.
Den ausgefüllten Bewertungsbogen geben Sie bitte gleich hier ab oder schicken es an:

Prof. Dr. R. Purschke
St. Johannes-Hospital Dortmund
Johannesstraße 9–11, 44137 Dortmund

Deutsche Akademie für Anästhesiologische Fortbildung

BEWERTUNGSBOGEN

zum 26. Kurs zur Weiter- und Fortbildung für Anästhesisten
vom 6.-9. Mai 2000 in München

Referent: R. ERLINGER

Thema: Medikolegale Aspekte der Schmerztherapie

Wir bitten um Ihr Urteil!

Mit der Bewertung helfen Sie uns, den Wert künftiger Kurse für Ihre klinische Tätigkeit
weiter zu verbessern.

Benoten Sie bitte alle nachstehend aufgeführten Kriterien
(beste Note 1; schlechteste Note 6).

1. Einhaltung des Themas .... 1❏ 2❏ 3❏ 4❏ 5❏ 6❏

2. Rhetorik des Referenten .... 1❏ 2❏ 3❏ 4❏ 5❏ 6❏

3. Didaktischer Aufbau des Vortrages .... 1❏ 2❏ 3❏ 4❏ 5❏ 6❏

4. Qualität der Diapositive .... 1❏ 2❏ 3❏ 4❏ 5❏ 6❏

5. Herausarbeiten der wichtigsten Punkte .... 1❏ 2❏ 3❏ 4❏ 5❏ 6❏

6. Bezug des Vortrages zur Klinik .... 1❏ 2❏ 3❏ 4❏ 5❏ 6❏

7. Das Thema sollte bei einem späteren Kurs
   wiederholt werden .... ja❏   nein❏

8. Der Referent sollte erneut eingeladen werden .... ja❏   nein❏

Ich bin im —— Jahr der Weiterbildung zum Arzt für Anästhesie.

Ich bin Arzt für Anästhesie seit ________________________

Ich bin Chefarzt für Anästhesie seit ________________________

Ich bin kein Anästhesist, sondern ________________________

Bitte benutzen Sie die Rückseite des Bogens für weitere Kommentare, Vorschläge
und Kritik.
Den ausgefüllten Bewertungsbogen geben Sie bitte gleich hier ab oder schicken es an:

Prof. Dr. R. Purschke
St. Johannes-Hospital Dortmund
Johannesstraße 9–11, 44137 Dortmund

Deutsche Akademie für Anästhesiologische Fortbildung

BEWERTUNGSBOGEN

zum 26. Kurs zur Weiter- und Fortbildung für Anästhesisten
vom 6.-9. Mai 2000 in München

Referent: M.U. HEIM

Thema: Unter einem Liter geht gar nichts (Einsatz von FFP)

Wir bitten um Ihr Urteil!

Mit der Bewertung helfen Sie uns, den Wert künftiger Kurse für Ihre klinische Tätigkeit
weiter zu verbessern.

Benoten Sie bitte alle nachstehend aufgeführten Kriterien
(beste Note 1; schlechteste Note 6).

1. Einhaltung des Themas .... 1❑ 2❑ 3❑ 4❑ 5❑ 6❑

2. Rhetorik des Referenten .... 1❑ 2❑ 3❑ 4❑ 5❑ 6❑

3. Didaktischer Aufbau des Vortrages .... 1❑ 2❑ 3❑ 4❑ 5❑ 6❑

4. Qualität der Diapositive .... 1❑ 2❑ 3❑ 4❑ 5❑ 6❑

5. Herausarbeiten der wichtigsten Punkte .... 1❑ 2❑ 3❑ 4❑ 5❑ 6❑

6. Bezug des Vortrages zur Klinik .... 1❑ 2❑ 3❑ 4❑ 5❑ 6❑

7. Das Thema sollte bei einem späteren Kurs
   wiederholt werden .... ja❑   nein❑

8. Der Referent sollte erneut eingeladen werden .... ja❑   nein❑

Ich bin im ____ Jahr der Weiterbildung zum Arzt für Anästhesie.

Ich bin Arzt für Anästhesie seit ________________________

Ich bin Chefarzt für Anästhesie seit ________________________

Ich bin kein Anästhesist, sondern ________________________

Bitte benutzen Sie die Rückseite des Bogens für weitere Kommentare, Vorschläge
und Kritik.
Den ausgefüllten Bewertungsbogen geben Sie bitte gleich hier ab oder schicken es an:

Prof. Dr. R. Purschke
St. Johannes-Hospital Dortmund
Johannesstraße 9–11, 44137 Dortmund

Deutsche Akademie für Anästhesiologische Fortbildung

BEWERTUNGSBOGEN

zum 26. Kurs zur Weiter- und Fortbildung für Anästhesisten
vom 6.-9. Mai 2000 in München

Referent: M. FISCHER (Bonn)

Thema: Der schwere Asthmaanfall

Wir bitten um Ihr Urteil!

Mit der Bewertung helfen Sie uns, den Wert künftiger Kurse für Ihre klinische Tätigkeit
weiter zu verbessern.

Benoten Sie bitte alle nachstehend aufgeführten Kriterien
(beste Note 1; schlechteste Note 6).

1. Einhaltung des Themas .... 1❑ 2❑ 3❑ 4❑ 5❑ 6❑

2. Rhetorik des Referenten .... 1❑ 2❑ 3❑ 4❑ 5❑ 6❑

3. Didaktischer Aufbau des Vortrages .... 1❑ 2❑ 3❑ 4❑ 5❑ 6❑

4. Qualität der Diapositive .... 1❑ 2❑ 3❑ 4❑ 5❑ 6❑

5. Herausarbeiten der wichtigsten Punkte .... 1❑ 2❑ 3❑ 4❑ 5❑ 6❑

6. Bezug des Vortrages zur Klinik .... 1❑ 2❑ 3❑ 4❑ 5❑ 6❑

7. Das Thema sollte bei einem späteren Kurs
    wiederholt werden .... ja❑   nein❑

8. Der Referent sollte erneut eingeladen werden .... ja❑   nein❑

Ich bin im ⸻ Jahr der Weiterbildung zum Arzt für Anästhesie.

Ich bin Arzt für Anästhesie seit ⸻

Ich bin Chefarzt für Anästhesie seit ⸻

Ich bin kein Anästhesist, sondern ⸻

Bitte benutzen Sie die Rückseite des Bogens für weitere Kommentare, Vorschläge
und Kritik.

Den ausgefüllten Bewertungsbogen geben Sie bitte gleich hier ab oder schicken es an:

Prof. Dr. R. Purschke
St. Johannes-Hospital Dortmund
Johannesstraße 9–11, 44137 Dortmund

Deutsche Akademie für Anästhesiologische Fortbildung

BEWERTUNGSBOGEN

zum 26. Kurs zur Weiter- und Fortbildung für Anästhesisten
vom 6.-9. Mai 2000 in München

Referent: M. FISCHER (Halle), J. WOHLRAB, W.C. MARSCH
Thema: Dermatosen in der Intensivmedizin

Wir bitten um Ihr Urteil!

Mit der Bewertung helfen Sie uns, den Wert künftiger Kurse für Ihre klinische Tätigkeit
weiter zu verbessern.

Benoten Sie bitte alle nachstehend aufgeführten Kriterien
(beste Note 1; schlechteste Note 6).

1. Einhaltung des Themas .... 1❑ 2❑ 3❑ 4❑ 5❑ 6❑

2. Rhetorik des Referenten .... 1❑ 2❑ 3❑ 4❑ 5❑ 6❑

3. Didaktischer Aufbau des Vortrages .... 1❑ 2❑ 3❑ 4❑ 5❑ 6❑

4. Qualität der Diapositive .... 1❑ 2❑ 3❑ 4❑ 5❑ 6❑

5. Herausarbeiten der wichtigsten Punkte .... 1❑ 2❑ 3❑ 4❑ 5❑ 6❑

6. Bezug des Vortrages zur Klinik .... 1❑ 2❑ 3❑ 4❑ 5❑ 6❑

7. Das Thema sollte bei einem späteren Kurs
   wiederholt werden .... ja❑   nein❑

8. Der Referent sollte erneut eingeladen werden .... ja❑   nein❑

Ich bin im ——— Jahr der Weiterbildung zum Arzt für Anästhesie.

Ich bin Arzt für Anästhesie seit ————————————————

Ich bin Chefarzt für Anästhesie seit ————————————————

Ich bin kein Anästhesist, sondern ————————————————

Bitte benutzen Sie die Rückseite des Bogens für weitere Kommentare, Vorschläge
und Kritik.
Den ausgefüllten Bewertungsbogen geben Sie bitte gleich hier ab oder schicken es an:

Prof. Dr. R. Purschke
St. Johannes-Hospital Dortmund
Johannesstraße 9–11, 44137 Dortmund

Deutsche Akademie für Anästhesiologische Fortbildung

BEWERTUNGSBOGEN

zum 26. Kurs zur Weiter- und Fortbildung für Anästhesisten
vom 6.-9. Mai 2000 in München

Referent: J. J. Haitsma, B. Lachmann
Thema: Das Konzept der offenen Lunge (Open Lung Concept)

Wir bitten um Ihr Urteil!

Mit der Bewertung helfen Sie uns, den Wert künftiger Kurse für Ihre klinische Tätigkeit weiter zu verbessern.

Benoten Sie bitte alle nachstehend aufgeführten Kriterien
(beste Note 1; schlechteste Note 6).

1. Einhaltung des Themas .... 1❑ 2❑ 3❑ 4❑ 5❑ 6❑

2. Rhetorik des Referenten .... 1❑ 2❑ 3❑ 4❑ 5❑ 6❑

3. Didaktischer Aufbau des Vortrages .... 1❑ 2❑ 3❑ 4❑ 5❑ 6❑

4. Qualität der Diapositive .... 1❑ 2❑ 3❑ 4❑ 5❑ 6❑

5. Herausarbeiten der wichtigsten Punkte .... 1❑ 2❑ 3❑ 4❑ 5❑ 6❑

6. Bezug des Vortrages zur Klinik .... 1❑ 2❑ 3❑ 4❑ 5❑ 6❑

7. Das Thema sollte bei einem späteren Kurs
    wiederholt werden .... ja❑   nein❑

8. Der Referent sollte erneut eingeladen werden .... ja❑   nein❑

Ich bin im ——— Jahr der Weiterbildung zum Arzt für Anästhesie.

Ich bin Arzt für Anästhesie seit ______________________

Ich bin Chefarzt für Anästhesie seit ______________________

Ich bin kein Anästhesist, sondern ______________________

Bitte benutzen Sie die Rückseite des Bogens für weitere Kommentare, Vorschläge und Kritik.
Den ausgefüllten Bewertungsbogen geben Sie bitte gleich hier ab oder schicken es an:

Prof. Dr. R. Purschke
St. Johannes-Hospital Dortmund
Johannesstraße 9–11, 44137 Dortmund